U0139984

探尋瘋狂

從天譴、瘋人院到現代精神醫學

IN SEARCH OF MADNESS

A Psychiatrist's Travels Through the History of Mental Illness

布蘭登・凱利 Brendan Kelly——著
顏涵銳——譯

謹以此書
獻給蕾晶娜、艾歐文和伊莎貝兒。

目錄

關於本書用語

本書中若無特別指出，則一律保留過去各種文獻、報告、論文習慣用語和術語。這麼做是為了力求忠實重現歷史資料，不表示本書贊同這類用語在現代普遍使用。尤其是書中「瘋狂」（madness）一詞，完全只會出現在引用歷史文獻時，像一些頂尖精神病史的書籍標題才會用，如羅伊・波特（Roy Porter）的《瘋狂：簡史》（*Madness: A Brief History*, Oxford：Oxford University Press, 2002）、安德魯・史考爾（Andrew Scull）的《文明中的瘋狂：從聖經到佛洛依德，從瘋人院到現代醫學》（*Madness in Civilization: A Cultural History of Insanity from the Bible to Freud, from the Madhouse to Modern Medicine*, London: Thames & Hudson Ltd, 2015）以及邁克・傑伊（Mike Jay）的《瘋狂鋪路：精神療養院和其他》（*This Way Madness Lies: The Asylum and Beyond*, London: Thames & Hudson Ltd, Wellcome Collection, 2016）。

內容警告

本書以相當直接的方式討論憂鬱症、自殺、自我傷害、精神疾病及相關問題，目的是要去除世人對這些疾病的迷思、並一一抽絲剝繭，好讓大家對這些疾病有更好的理解。也因為這樣，可能會讓部分讀者感到不適或心情受到影響。

譯按：本書為延續作者引用早期文獻不更動原始字詞的用意，所以刻意將 insanity、madness 等詞都按中文在歷史上的用詞譯為精神錯亂、瘋子等等。但請注意這些詞語今日都被視為侮辱性言詞，使用上需謹慎且盡量避免為尚。

免責聲明

本書僅供一般指導之用，絕非對個別人士的醫療建議。建議讀者根據自身需求，向醫療專業人士尋求適當的建議與指導。本書絕不能替代您的醫師或其他醫療專業人員所提供的建議與指導。如果您對本書中提到的任何議題感到擔憂，務必諮詢您的醫師。

雖然已盡一切努力確保本書中所含資訊與內容的準確性，但仍可能存在錯誤或遺漏。作者與出版商對本書所提供資訊的準確性、完整性或及時性不承擔任何責任，亦不作任何保證或擔保。

本書中呈現的臨床病例和所有名字皆為虛構，僅用於展示某些精神疾病的常見特徵及其治療，並非基於真實人物或真實事件。歷史檔案中的病例已經匿名處理。

前言

何為精神疾病？

一六八四年，英國都鐸王政復辟時期才華洋溢的劇作家納森尼爾・李（Nathaniel Lee）被送進倫敦的貝瑟冷（Bethlem）一家瘋人院（日後 Bedlam 成了瘋人院的同義詞）。但納森尼爾厲聲抗議：「他們說我瘋了，我也說他們瘋了，可惡的是，他們人多勢眾。」[1]

李在貝瑟冷瘋人院待了五年後號稱「康復」出院。出院三年後，他因飲酒過量致死，但他生前對於被冠上「瘋狂」之名的不滿，在三百年後的今天依然猶在耳際盤旋。誰才算「瘋了」？誰才算正常？誰說了算？

李這番不滿之所以至今適用，主要有兩個原因。首先，人們內心始終對於罹患嚴重精神疾病感到畏懼。多數人內心深處總難免偶爾懷疑自己是否精神正常。每個人都會擔心，是否自己作為人最根本的明智判斷和自主性被精神疾病所把持。身為人，若失去這些，那還是個人嗎？納森尼爾眼睜睜看著自己行使理智的權利遭到傷害、自主權被剝奪，五年後從瘋人院出來後，整個人變得更為安靜，卻完全稱不上是已經治癒。沒多久他就與世長辭。他的人生遭遇駭人聽聞。我是否也會遭遇同樣的命運？

一般人之所以對精神疾病感到害怕的第二個原因是，界定精神疾病的分野始終不明確。像上文納森尼爾的例子，他的死活全掌握在一群所謂的「專家」手上。如今，精神病的診斷以及後續治療，取決於一群由複雜程序選出來的醫生、精神科醫師和精神衛生專家，偶爾還會加入法官的意見。由當代世界衛生組織和美國精神醫學學會（American Psychiatric Association）所發表的診斷手冊，詳述精神疾病診斷標準程序，內容之鉅細靡遺可謂前所未見，但諷刺的是，這卻同時也是最取決於人而沒有固定標準的一套。

至少，在文件上看來，許多診斷決定，都取決於焦慮、憂鬱這種一般人也會有的感受之嚴重程度，結果就是心理健全和精神疾病之間沒有一個明顯的區隔。也就是說，不快樂和憂鬱之間的分界線究竟在哪裡？不快樂要達到多嚴重的程度才算是憂鬱？憂鬱要達到多輕的程度才算只是不快樂？而因為不放心而去檢查家裡門鎖和百葉窗要頻繁到什麼程度，才算得上是強迫症？而對他人的疑心要到什麼程度，才稱得上是偏執型精神病、妄想症和思覺失調症，顯示患者已經和現實嚴重脫節？

換言之，要如何確定誰患有精神疾病，而誰沒有？今天的我算在哪一邊？明天的我又會在哪一邊？

作為一名精神科醫師——專門治療精神疾病的醫生——這樣的問題和取捨我再熟悉不過了。而且這些疑問和爭議也的確不是無的放矢。精神醫學這個領域有太多東西沒有一個固定說法。樣樣都有爭議。

但情況也並非如一般人所擔心的那樣渙散或是隨便。精神疾病之苦是千真萬確，不容否認。看到有人明明飽受精神疾病之苦，且明明是可以醫治的，少有人能夠無視內心想幫助他們的衝動。這些都是千真萬確的。

面對這樣的侷限，精神醫學手法卻依然不改其高度取決於人的做法的原因，在了解精神病學的發展史後，基本上就可以理解了。我們正該從這樣廣的面向著眼，而非單就科學面才是。這樣才對得起患有精神疾病的人。

近數十年來，醫學界對人的大腦有更多的研究，但因為對於人類心智相關科學的知識不足，大大限制了精神醫學得益於神經科學進步。結果就是，儘管窮盡數代研究者的殫精竭慮，近來新發展的神經科學，幾乎無法為多數精神疾病患者經驗帶來任何重大的改變。雖然精神醫學界有些很有效的治療，但社會狀態和文化態度依舊影響巨大。沒錯，神經科學能見度和研究比重逐漸提升，但它並非全部，甚至到現在仍尚未成為主要的部分。

因為這樣，若想更深入且完整的了解精神疾病，就不能只是檢視一八〇〇年代至今的大腦相關研究，也要檢視社會發展的歷史：這一路走來，社會對於精神醫學的期待的轉變；以及這個備受爭議的學科過去充滿爭議的歷史；還有文化和地理在這裡面所扮演角色的演變；以及一系列左右著社會對於精神疾病態度的其他因素。本書要談的就是上述這些。

從某個角度來看，這本書算是旅遊札記。因為為了寫這本書，我踏遍愛爾蘭、英格蘭、比利時、義大利、德國、印度和美國。所到之處都讓我受益良多。

但本書同時也是一本歷史書，回顧了過去和當前，並透過古今來擘畫出將來。當然更重要的是，本書是精神疾病的專書，旨在透過不同個案病例，以及我身為醫師和精神學家的經驗，以求協助精神病患者。

全書最後，我改以宣言來結束。將我遍遊諸國的心得、想法和全書各章的探討，綜合出改善精神疾病患者與其家人經驗的具體方法。

這個做法對所有人都意義重大，而不只是對精神疾病患者或是有心理健康問題的人。我們會受苦、也會好起來，不管在家庭中、在群體裡和在社會上都互相扶持。

我們一定要做得更好。只要攜手合作，我們一定可以做到。

第一章

精神醫學之初：精神病患收容機構的陰影

我第一次見到約翰是在愛爾蘭的一家精神科診所。當時我是新到任的精神科醫師，而約翰則是心理衛生服務部門的老病人。約翰當時已經六十多歲。四十多年前他被診斷出思覺失調症，在當地的「精神病院」住了二十二年。約翰舊的病例記錄中證實了這一診斷的正確性。一開始時他顯然精神上已經患了重病：會幻聽、堅信自己吃的東西裡被人下毒，還堅信收音機的內容都是在講他的事。

十八年前由心理衛生機構所開辦的病患社區之家在他家附近開始營運後，約翰就得以出院來到病患社區之家。打那時起他就一直住在這裡。社區之家允許約翰自由進出。心理衛生機構人員會每周三次定期去電社區之家，詢問入住者是否適應得宜，如果有問題則會協助解決。這些員工和約翰還有其他入住者都很熟。

約翰接受的是每四周注射一次抗精神病藥物的長期治療。在他離開精神病院住進社區之家後，病情就再也沒有嚴重到必須入院的程度。住在社區之家的所有病患也一樣，都沒再入院過。而社區之家同社區的住戶也說那棟樓是整條街最安靜的一棟。

我和同一小組的社區心理衛生護理師討論約翰的情形。她對我說，儘管社工和職能治療師一再鼓勵，但約翰唯一想做的，就是白天在附近街區走走，晚上則到醫院去，和他認識的長住病患以及資深員工喝茶，然後再回到社區之家。偶爾還會說要是還住在醫院裡就好了。

約翰看起來不像不快樂，但他的生活卻似乎走不太出去，部分原因是精神疾病，另一部分則是年輕時長期住在精神病院。雖然約翰一開始的確需要住院，但長達二十二年的院內生活，是否壓抑了他的性格，讓他失去對長期生活規劃的期望？雖然他確實診斷出患有思覺失調症，早期住院治療是否反而加重他的病情？為什麼他會被留在精神病院這麼久？難道除了留院治療，就沒有別的替代途徑了嗎？

那個男孩子很開心。烏溜溜的大眼睛盯著我瞧，露出大大的微笑。應該四歲不到，也不知道我是誰，來意為何，又為什麼站在這裡。但他看到我卻非常開心。他被人放在一輛破舊的摩托車上坐著，一邊吃著一根小香蕉，看著眼前人來人往車水馬龍。這是觀察人的好地方——可能是全世界最適合的地方。

小男孩一家人就搭帳篷住在北印度菩提伽耶（Bodh Gaya）的摩訶菩提寺（Mahabodhi Temple）大門外。菩提伽耶是兩千五百年前佛陀在菩提樹下悟道成佛的所在。

當年的菩提樹依然矗立著。也因為這樣，小小的菩提伽耶擠滿了朝聖客、靈修者和好奇的旅客，這些人魚貫穿過這名男孩和他的家人，以及無數街邊小販，這些旅客的目的地都是佛寺，眾人都想看看自己是否也能在那棵菩提神木下悟道。路中央流浪狗橫行，印度人崇拜的聖牛也四處遊蕩，還有駱駝載著遠方來的旅客，也有人提著鳥籠兜售著要讓人買後放生作為行善獻神的鳥兒——善有善報。整條街上鬧哄哄的、塵土飛楊、卻出奇讓人神往。我愛極了。

我在小男孩身邊停下腳步，因為男孩父親所兜售的木雕佛像跟我以前見過的不一樣。他的佛像瘦骨嶙峋，是即將悟道前的苦修狀態，佛陀想藉著讓自己餓到瀕死狀態求得智慧。這尊佛陀木雕瘦到皮包骨，兩頰凹陷、雙眼無神。佛陀雖然這麼努力，在這個修道初期階段卻還是未能悟道。我用一點點錢就買到這尊佛像，對小男孩笑了笑後就前往下一個目的地。悟道之旅還沒走完，要穿過路障和人聲鼎沸的群眾。

不過，說實話，這趟到印度來為的不是靈修悟道，但如果真能讓我悟道，我當然樂意之至。我此行是為尋找「瘋狂」而來。

這是非常特別的一趟行程。身為精神病學家兼醫師，在醫院治療那些親朋好友無法幫助又受苦受難的病患時，我經常使用到「精神疾病」一詞。過去二十五年間，我接觸過成千甚至上萬這樣的病患，但至今我還是不確定「精神疾病」一詞在許多人心裡究竟代表了什麼意思。

我可以確定的是，儘管這個詞在過去變動不斷——「瘋狂」、「精神錯亂」、「精神疾病」——但病患精神上受苦的事實始終如一。其痛苦是千真萬確的。本書的目標，就是希望能更深入探討精神疾病的痛苦面，並探究在時代環境變遷之餘，對精神疾病了解的差異，希望能夠想出一個更好幫助精神病患的方法。

但當前，我只能坐在菩提迦耶的菩提樹下，等待悟道。但什麼也沒發生。

神、魔和超自然力量：精神疾病的史前史

關於「瘋狂」的史前史可以追溯到最遠古時代。[1]精神疾病始終存在著。每一種宗教傳統都曾在某個階段將人類的「瘋狂」歸咎到神明或是魔鬼，甚至是想要擾亂、禍害人間、冤孽前來討債之類的超自然力量的介入。在古人看來，「瘋狂」有時就是做了什麼缺德的事的報應、有時則是天威難測、有時則只是走霉運。對瘋病患者的看法則從來都不客氣：雖然其中有些號稱有「通天耳」的人僥倖被尊為聖人或是道行高深，但多數人的下場都只是被視為發瘋，遭到迫害、監禁、放逐，或者過著居無定所、孤單、殘破敗落的生活，終至早逝，無法善終。

雖然人們對於精神疾病的態度時有改變，但卻不見得有改善。希臘傳統中士兵偶爾會出現戰爭「瘋病」，這時的文獻中也開始出現癲狂、憂鬱、癲癇之類等疾病的紀錄。但當時一份循希臘醫師希波克拉底（Hippocratesc, 460~370 B.C.）傳統寫成的醫學文獻中出現了轉變，這些希波克拉底的追隨者開始將「歇斯底里」（hysteria）視為女性的一種精神疾病。在文獻中，他們不將此病與神明或不可抗力的命運作弄連結，而將之指向女性的子宮。

希波克拉底和他這些追隨者發展出所謂的四種「體液」說（Humours）：黑膽汁、黃疸汁、黏液、血液。依他們的看法，健康就是這四種液體之間取得平衡，而疾病則是其平衡被破壞。

希波克拉底相當強調腦部在產生情緒、知識、感知和對世界的反應上的重要性：

應知，喜悅、惆悵和哀歎只會從腦而來，除此無他。也透過它，我們以特殊方式獲得智慧和知識，並得以看和聽，並得以辨知什麼是美醜善惡甜苦；有些我們靠習慣辨查、有些則靠其用處得知。還能依季節分辨什麼好吃、什麼不好吃；知道同一個東西隨著季節有味道好壞之別。

但希波克拉底也說，腦部同時也是「瘋狂」的罪魁禍首：

而同一副器官也會讓我們變得瘋狂、精神錯亂、莫名地被恐懼和害怕所侵襲，有些人在夜裡發作，有些人則在白天；這種疾病，有時會發夢並在不該遊走的時候遊走，會過度地擔憂，卻無視於當下狀態，乃至如廢人一般一無是處。這些都是在腦部不健康時會遭遇的疾病，患者要不發燒、要不發冷、要不過於濕潤、或過於乾澀，又或者當腦部受到非自然或不尋常的侵害影響時。

而我們會因為〔腦部〕濕氣而瘋狂。因為這時腦部比正常更潮濕，腦部因此被迫動了起來，而病灶也被迫動個不停，這時患者的視覺和聽覺都無法保持平靜，舌頭也會隨著所見所聞說起話來。

希波克拉底認為，腦部健康的關鍵在於保持腦部「平靜」與激動之間的平衡，以及體液之間的平衡：

只要腦子在平靜狀態，人就能享有理性；但若患有腦疾，問題多出自黏液和膽汁，有疾患的腦子都不乏其中之一：因黏液而瘋狂的人較為平靜，不會大聲喧嘩或吵吵鬧鬧；因膽汁瘋狂的人則會大聲喧嘩、病情不樂觀、也不會安安靜靜的，而是一直在造亂子。要是這樣的瘋病一直不去，原因就在於此。

若患者被恐懼和害怕所侵擾，則與大腦的狂亂有關，而這種狂亂則是因為

> 腦部溫度上升。而溫度上升則肇因於膽汁沿著血管從軀幹送往腦部，此時恐懼會侵擾患者，直到膽汁流回血管並回到軀幹為止，恐懼才會消退。當腦部沒來由地冷卻下來，患者便會陷入悲傷和困惑中，病情也較平常嚴重。這情形是由黏液所造成；在這樣的影響下，患者會變得健忘。

從那以後，精神疾病的原因就逐漸被認為是在身體和腦部，還有體液，而不再是來自上蒼。

但「瘋狂」一旦醫學化，讓精神病的宗教、民俗傳統，像是念咒、施法術、還有下符咒等地方偏方何去何從？大家也知道，文化中的傳統信仰一旦出現，就很難以消除。更何況治療「瘋病」的市場越來越繁盛，成為某些人的既得利益。

古希臘、羅馬對於「瘋狂」的民間傳說和醫學解釋之爭，在其他文化也不遑多讓。中國，常用邪靈附體和天象異變來解釋瘋狂的原因，但同時也存在身體成因像是寒症、濕症和風邪等說法。伊斯蘭傳統中，民俗傳說和超自然療法更充斥於大眾文化之中，但八世紀時的伊斯蘭醫院，就已經為「精神失常」者製作特殊藥方來治療。第一座精神病院據說就於西元七〇五年於巴格達城（Baghdad）落成。[2]早期的瘋狂療法包括泡澡、音樂和職能治療。[3]在許多地方，也使用放血、催吐、灌腸、鴉片和草藥來排出體內造成精神疾病的有毒「黏液」，同時也會採用限制人身自由和毆打的方式來平息患者狂暴的「精神失常」。

這樣混雜的情形——民間療法與「科學」混雜、醫藥結合冷血狠心的社會控制——延續了數百年的時間，即使到了十九世紀精神療養院盛行的年代、乃至二十世紀「精神病院」改革的年代都未曾改變。在我們的年代，對於精神疾病的治療、責任和剝削依然不乏這些惹人爭議的情形，這反映出醫學和社會對於「瘋狂」的態度，始終存在著衝突。而這些在我這趟赴印度的精神疾病歷史探索之旅中，都在我腦海中揮之不去。

我的旅館就在菩提伽耶附近。在旅館時，我在《印度時報》（*Times of India*）上看到一則報導，一名孟買地方的學童因為被指控毆打同學而遭到校方停學，隨後自殺身亡。學童的家長歸咎校長和老師輔導不力，但印度高等法院的判決卻指校長和老師無責。法院指出，雖然自殺一事讓人痛心，卻無證據顯示校方師長有放縱教唆或是助長自殺之嫌。

精神疾病是那麼常見，但是要處理起來卻非常棘手，而且在花費上又非常地高昂。今天，我靠著這份印度報紙上的其他新聞，來轉移自己的注意力：關於印度經濟成功的消息、許許多多社會新創產業的故事、還有談論健康衛生和生活型態的文章。但關於心理健康的議題，始終若隱若現：就連一向風格嚴謹的印度《經濟時報》（*Economic Times*）都闢有一個名為「說話樹」（The Speaking Tree）的專欄，提供讀者心理方面的建議。

我翻到報紙其他頁面，想找些內容較輕鬆的報導。《印度時報》以輕鬆的口吻建議讀者改用天然瓦斯：「因為可以改善空氣品質」。這種環保意識的提升雖稱不上佛陀所謂的悟道，但對我而言，今晚已足夠——伴隨著熱辣的印度料理和一整夜睡不太安穩，不時夢到十九世紀偌大陰森的精神收容所、平靜地餓著肚子的佛陀、以及在神聖菩提樹下悄悄打著瞌睡的駱駝。

收容機構、創新和遺忘

位於印度北部蘭契（Ranchi）的中央精神醫學研究所（Central Institute of Psychiatry）是一個非常壯觀的機構，也是我這趟精神療養院探索之旅的絕佳起點。我不太清楚自己要找的是什麼，但等它出現我就知道了。我找的東西可能就在這裡，蘭契。

十九世紀以前，多數國家對精神病患者大半缺乏照顧，而就算有，也是零零星星，時有時無。印度在這一領域的發展，就反映了全球精神病學發展史的許多面向。正因如此，我才選擇來到這裡。

印度的古老傳統認為疾病與飲食有關，尤那尼（Unani）傳統醫學就包含了被稱為 Ilaj-I-Nafsani 的心理治療。[4] 在某些地區，還有其他種療法給予精神病患不同程度的幫助，甚至在阿育王（King Asoka, 268~232B.C.）時期，還出現了早期的醫院，收治精神病患。日後，英國殖民時期創設了主要收治患有精神疾病歐洲人的精神收容所。印度這套精神收容所制度，隨著時間的推移獲得長足發展，很快成為殖民地治理中棘手卻不容忽視的一部分。

「蘭契歐洲人瘋人收容所」（Ranchi European Lunatic Asylum）是該機構當時的名稱，英國人是在一九一八年五月十七日建立了該收容所，當時，英國人意識到孟加拉（Bengal）博瓦尼波爾（Bhowanipore）和伯漢波爾（Berhampore）兩處精神療養院狀況非常差，而且有越來越多歐洲病人入住，已經人滿為患。一九一九年，英國陸軍心理學家歐文．柏克里．希爾中校（Owen Berkeley-Hill）就任該所醫療主管，他隨後在一九二四年寫道：

「蘭契歐洲人精神病院」（Ranchi European Mental Hospital）是印度唯一一家專門收治有歐美血統病患的精神病院。亞洲或非洲人沒有資格入住。院名中的歐洲人也包括混血兒，即盎格魯—印度人或盎格魯—非洲人，而前者占了病患中大多數。

蘭契這所精神病院是十九世紀末至二十世紀初襲捲全球的精神療養院風潮下的產物。這股風潮由社會對於精神疾病患者的真心關懷、對無依無靠者的善意、再加上一股相信借助科學和醫學力量可以治癒患者的信心所推動。[5]精神疾病被納入醫學中的一個專業領域，既反映了這樣的發展，也助長了這樣的趨勢。如今回顧，會覺得當時人這番熱忱其實滿可悲的，但畢竟其立意良善，也有意改善對於精神疾病患者的不公平待遇，特別是那些已經無家可歸，貧困潦倒又流落街頭的病患。

二十世紀初，蘭契這所精神療養院順應全球趨勢大幅擴建：引進水療等療程，院內也會舉行跳舞和社交活動，而且該院還推出一項非常明顯進步之舉：寄送「福祉徵詢信件」給出院患者，以追蹤患者返家後的情形。[6] 一九二〇年，該院引進「習慣形成表」（Habit Formation Chart），進行早期的心理治療。一九二二年，該療養院創立了印度首個專為精神疾病患者設立的職能治療分部。七年後，院外建起一棟棟小屋，供病患家屬長住，以便他們能夠共同參與病患的家庭治療。柏克里—希爾醫師（Owen Berkeley-Hill, 1879~1944）①對佛洛伊德（Sigmund Freud）的精神分析——了解並形塑人類心智運作的偉大構想——也抱持著熱情。

柏克里—希爾在一九三四年離開蘭契時，寫道：「這座我在一九一九年十月接手管理時情況相當潦倒的瘋人院，現在已經化身為亞洲最佳的精神病院，甚至遠勝歐洲許多精神病院。」[7] 該院的創新醫療，在柏克里—希爾去職後依然持續不斷，當二十世紀的精神治療方法不斷推陳出新之際，蘭契也不斷引進新的療法。一九四七年印度脫離英國統治獨立，隔年該醫院改名為跨省精神病院（Inter-Provincial

①譯注：英國醫師，畢業自牛津大學，於一九〇七年前往蘭契擔任醫師，之後終生都待在印度行醫，除了一戰期間前往東非軍團。他在蘭契開發出來的精神分析治療，是他畢生最知名的貢獻。

Mental Hospital），而且從此所有印度人都可以受益於該院。

如今，蘭契這家精神病院將病人照護與跨領域的臨床與神經科學之教學和研究結合。該院現在屬於政府機構，隸屬印度衛生與家庭福利部（Ministry of Health and Family Welfare）管理。該院院區廣闊，占地兩百一十一公頃，共有十七座大型病舍：其中七座公男性病患使用、六座供女性、還有一座供兒童和青少年、另一座則是有毒癮問題的患者、還有一座是緊急病舍、最後一座則是家庭病舍——這最後一座病舍可以說是柏克里─希爾主張以家庭為治療對象的遺緒。

時至今日，該醫院雖然以歐洲的標準來看還算是相當巨大，但它其實也反映出精神疾病患者在印度和其他國家的處境。在印度，大多數精神病患者不被容於家鄉。有些病患處境遭到忽視、甚至被人鍊起來、乃至毆打。從這個角度看，精神醫學和其所屬機構，是受到整體社會力量形塑而成的。這一點很明顯反映在精神醫學史上，而我也注意到蘭契的許多精神病房，都依精神醫學史上的名人命名，包括十九世紀英國精神療養院界知名醫師：約翰·康納利（John Conolly）。

約翰．康納利：「精神錯亂」的跡象

約翰．康納利一七九四年出生於英格蘭林肯郡的馬基特雷森市（Market Rasen, Lincolnshire, England），成長階段正逢英國和世界各地對於精神疾病的關懷達到最巔峰的年代。十八世紀時，人們對於精神疾病的態度有了重大的轉變，逐漸相信應該由社會來解決精神疾病。雖然並沒有確實證據證明在這段期間罹患精神疾病的比例有所增加，但隨著工業化和家庭結構的改變，的確讓精神病患在許多國家的城鎮和街道上更難被無視。[8] 很顯然，政府必須有所作為加以處理。

因此，十九世紀初開始快速成立大型公立精神療養院以便因應這個需要，雖然這時對於「精神錯亂」的治療還要一些時間才被納入主流醫學教育，但精神病患需要治療這件事不再遭到忽視。在這樣的時代氛圍下，康納利在一八二一年從愛丁堡大學畢業成為醫生，並在七年後被聘為倫敦大學學院（University College, London）的醫學系教授。一八三〇年，他出版了一本為他未來新職涯拉開大門的著作，內容探討當時醫界還不熟悉的題材：精神疾病。

康納利這本著作書名為《精神錯亂跡象探索暨改善保護與照顧精神錯亂者

的建議》（*An Inquiry Concerning the Indications of Insanity with Suggestions for the Better Protection and Care of the Insane*）。[9]該書出版兩年後，康納利共同創立了日後成為英國醫學學會（British Medical Association）且深具影響力的醫學組織。一八三九年，他被指派為西倫敦漢威爾（Hanwell）密德瑟斯郡立療養院（Middlesex County Asylum）的主治醫師，並在這裡首開先例，採行對「精神錯亂病患」「非束縛」性治療。這是對精神病患首見較具人道的革新做法。

康納利卒於一八六六年，但他一八三〇年的大作和對於「非束縛」治療的信念傳頌後世——這些成就讓蘭契的一間病房以他為名。早在他一八三〇年的著作中，康納利就主張精神錯亂絕對屬於「從事醫學者」的領域，儘管當時的醫師對於治療這種病還沒有太多研究、也沒受到太多的教育，也因為這樣，讓醫師都太急於採用便宜行事的收治安置方式：

> 在醫學院學習期間，醫學生幾乎不會見到精神錯亂的病例，只有特殊情況下才得以偶爾一見。對這些學生而言，要去哪間醫院見習都可以，但要去瘋人院卻是不得其門而入；醫學生可以研究所有疾病，唯獨無法研究精神疾病，而

這恰恰是所有疾病中最不幸的。

但在康納利眼中，比起精神病來，醫生對於該病的無知更「不幸」：

然後當他終於在從業後遇到第一個精神錯亂的病例時候，﹝這名醫師﹞這才驚覺：他完全無法區別病患與家庭應享有哪些權利與幸福；到頭來只能一味地採用粗暴而不必要的手法去處置病患；或者就將自己的焦慮和病患一併拋諸腦後，隨手簽下他的醫師診斷，將這名不幸的病患送去瘋人院。

而這樣的情形不僅限於「精神錯亂者」，對一般人也適用：

這件事牽涉每個人的切身利益；因為沒有人能確保自己能夠永遠理性﹝……﹞沒有人能確保不會有那麼一天，明明清楚自己哪裡痛苦、哪裡不對勁，卻被他人視為所有理性和感受都已崩毀，因此被迫與家人分離、無家可歸，就這樣從無辜卻不被外人理解的痛苦掙扎中，被無限期地貶到瘋人院去，與白痴和瘋子一同度過悲慘歲月。

但會發生這種事，不能把罪責全怪到醫療專業人員或是醫院管理階層頭上：社會整體基本上就傾向將精神病患送往療養機構並限制其行動。例如在愛爾蘭，一名國會議員就毫不保留地描述了十九世紀初還沒有療養院時，鄉間精神病患的遭遇：

> 沒有比農家中的瘋病處境更讓人震驚的了，這種農家裡，男性通常都要到田裡務農好養家餬口，主內的婦女料理家事分身乏術，若還有小孩那就更加疲於奔命。這時如果家中出了個身強體壯的青少年或少女患有精神病，家裡唯一的處置方式，就是在屋裡地板挖個洞，上頭加上柵欄，以防他逃出來，但這洞其實深不及人高，僅有五英尺，這可憐的患者就被關在這裡頭吃喝拉撒，通常也就在這裡頭結束了一生。在愛爾蘭我所熟悉的這一帶，所有人類慘狀，都跟這無法比。[10]

在整個十九世紀到二十世紀初，愛爾蘭、英國、法國、德國、美國、加拿大、印度和其他地方，精神療養院如雨後春筍般湧現，這原本都是立意良善，希望能夠在貧困、動盪甚至飢荒的年代，照顧這些窮困潦倒的精神病患。可惜的是，這些療養院全都建立在一個錯誤的認知之上，那就是誤以為住院安置是治療精神病患的首要之選。一八五八年愛爾蘭精神療養院狀況（State of the Lunatic Asylums）調查專員寫道：「最重要的是，將精神錯亂者盡快送往療養院。」[11]這種想法在當時幾乎是舉世皆然，各地專家都認為「隔離」是精神病患（「瘋人」）和智能障礙（「白癡」）最關鍵的解決之道。就因如此，精神療養院在當時大為風行。

然而，十九世紀新建的療養院沒多久就人滿為患，擴增到難以正常營運的地步，其擁擠的程度不利患者身心，完全違背了治療的初衷。有些療養院甚至超收到要人命的地步，肺結核等傳染病定期肆虐各療養院，每年幾乎都會要了一成左右病患的命。面臨這樣的災情，醫生不再有暇顧及病患個人的治療，只能把注意力轉向龐大療養院的管理上，而這些龐大的療養院，一直苟延殘喘到二十世紀下半葉都還在營運，有些甚至更久。

即使在今天，歐洲和其他地方的許多精神病院還是會遭遇到療養院時代的同樣問題，因為事實上，大半輩子都住在療養院、或是不見容於家人和鄰里，不願接他們回家的病患，就很難治得好。一些殘留至今的這類醫院，雖然為病患提供親切且舒適的居所，但這些改變仍無法抹去他們一生中所遭受的各種不公對待。

愛爾蘭也和印度和其他地方一樣，許多患者經歷了長時期的療養院生活，待在類似都柏林葛蘭奇戈爾曼精神病院（Grangegorman Mental Hospital）這類的機構（現已停辦）。這難免會造成許多長期住院患者的經歷與他們長期居住的機構緊密相連。一旦這些醫院關門，雖然有部分患者得以在院外安然度日，但也有患者因為終生住院而無法適應外界的生活。讓人遺憾的是，更有些人是一步也無法離開醫院的，因為經年累月在閉鎖的環境中生活，對於院外的世界已不再熟悉，從而也難以在那裡找到安身立命之途。

瘋子的最有力證明

孟買（Mumbai）機場就是印度的縮影：擁擠、人聲鼎沸、噪音分貝超高。四處都是持槍的士兵，一會兒打量著旅客、一會兒又對著孩子微笑。計程車司機聚集在機場大門口，各國貨幣兌換小販爭搶遊客注意，車輛嘈雜，混亂不堪。[12]

孟買是印度人口最多的城市，全市超過一千兩百萬人，包括外圍的整個都會區則超過兩千一百萬人。來到這裡總不免遭受文化衝擊，但這種衝擊是正面的。孟買洋溢著多采多姿的生命活力和各色對比。美輪美奐和富麗堂皇中夾雜著髒亂和難以想像的貧窮。但真的讓我陶醉其中的，卻是陌生人的熱情：當我笨拙地過街時，街上的孩子們對我微笑；穿著耀眼紗麗的女孩們害羞地咯咯笑，寺廟裡的接待在我把十二號鞋遞給他們時猛搖頭。

還有那些牛。骨瘦如柴、毛髮凌亂的聖牛在車水馬龍、汽車喇叭聲不斷的混亂中悠哉地四處遊蕩，毫無懼色。這當然不是真正的混亂：印度的十字路口就是一場精巧複雜的互相調適和互動，數十人在靈活判斷對向車道騎士的方向和速度後左閃右躲、時快時慢，雙方總能在最後一刻以零點幾毫米的距離閃過對方。就在同一天，我還親眼目睹一家九口共乘一輛機動腳踏車：老祖母坐後座、她光鮮亮麗的紗麗在車後飄啊飄的，宛如色彩繽紛畫布上的一抹螢光顏料。一旁的員警正攔下騎士開單。他怎麼知道要開給誰？在我看來每名騎士都像是違規停車。

此番來孟買市是為了造訪在桑恩（Thane）市郊外的地區精神醫院。我跳上計程車，司機恐怖的開車方式和當地混亂的交通，好幾次差點讓我送掉一條小命，最後來到一扇雄偉的大門前，門前寫著：「精神病院：一九〇一」。一九〇〇年代初期，英國在印度興建這些療養院時，將精神病患送院安置的風潮正值巔峰。桑恩這間醫院就是很明顯的一個例子：多棟建築散落在這廣大的院區，目的就是要讓大量精神病患入住接受治療。

儘管十九世紀英國本土熱衷於興建大型精神病院，康納利卻早在一八三〇年時就已經注意到這樣做的風險：

病人一旦遭到限制自由，這件事就成了一個人已經瘋了的最有力證明〔……〕但對院內所有病患而言，這樣的拘禁有百害而無一益。在此，那些原可能只是一時的病情，被固定了下來，發展成長期，不僅讓病情惡化，也讓一時的激怒或是憂鬱發展成真正的精神錯亂。

康納利在一八三〇年所描寫的英國精神病患住院過程，即使到現在讀來依然讓人深感震撼：

當一位不受控制的病患被送入一般瘋人院時，院方會給他放血、穿上約束衣、剃光頭髮、強制洗澡、限制飲食、關在暗房、並投以強效瀉藥。這些措施通常足以對付處於精神錯亂的人，但要是起不了任何作用的話，醫療手段便告一段落，接下來就會訴諸不給飯菜、監禁、隔離和威脅。要是該院經營者格外積極，還可能會採取非常極端、甚至不人道的實驗性做法，例如把病患綁在平躺的車輪上不斷轉動、灌藥迷昏，或者一些非常古怪的手法來威嚇病患，像是蒙上病患雙眼後推進冷水浴中。最終，病患往往會平靜下來。此時的他們往往已經精疲力竭，或從原本的亢奮轉為所謂的低迷狀態；不然就是他學乖了，開始克制自己的行為。

這麼做讓人感到說不通的地方在於，所謂的「精神錯亂」（要接受治療者）和「正常人」（不用治療者）之間的差異，根本不如一般人想的那麼明確：

如果好好端詳這些機構的精神病入住者，就會注意到，儘管他們都受到精神疾患障礙之苦，心智受到干擾、表達內心的能力也受到影響，但他們之間病癥的輕重和變化卻是各有差異，而且是天差地別：這點與機構牆外的人士無異，這裡頭的每個人都有他們獨特的性格、獨特的思緒、獨特的習慣、各自的夢想〔……〕多數在我們療養院中的病患，都是古怪卻無害的小人物，他們古怪的程度，跟院外的人相差無幾。

康納利更指出，不當的送院安置絕對有害無益：

> 這些病患在絕望多年後，會變得習於院內作息規律，退化成孩童；日久生習，也就安於如此，於是就這樣過下去直到斷氣的那天為止。

但儘管康納利如此先見之明，療養院制度在十九世紀如野火燎原般，在各國大受歡迎，直到二十世紀中葉，許多療養院才逐漸衰退或者進行積極的改革。如今，世上許多國家在這方面都還需要進一步的改革。像在印度這裡，精神病院依然在精神衛生服務領域占有一席之地，但對於長期住院、對照護者的負擔、對精神疾病的污名、研究和教學等方面，都還是需要持續地現代化。[13]要知道，講究醫學證據的照護醫療方式很重要，對於人權的保護也同樣很重要。

我從孟買出發，轉往四小時車程外的浦納（Pune），一座擁有五百萬人口的城市。在這裡我拜訪了耶瓦達（Yerwada）精神病院。該院成立於一八八九年，與一座監獄比鄰（很多精神病院都這樣），耶瓦達精神病院是亞洲最大型的「精神病院」。[14]該院的發展在印度算是相當典型：由英國人興建的大型機構，至今仍收容了一千兩百名患者。早在一八三〇年，遠在英國的康納利就察覺這些患者在醫療照護上的困境，以及其處境的合法問題：

病人是否患有瘋症，只能靠檢測觀察其智力運行的方式來判斷，檢測範圍包括外觀、衣著、已知會伴隨瘋症出現的外在特徵，以及其談吐與行為。這部分屬於醫學上的範圍。其次的檢測則是醫學法律上的範疇，這部分則需視患者是否自我傷害、或傷害其財物、或傷害他人及他人財物的傾向；另外也可從這種傾向的可能性來判斷有些雖然還沒發病、但可能會突然發作的病人。

在康納利為文寫下這些話的兩百年後，全世界各地大大小小的精神疾病收容機構依然面臨著同樣明顯的醫學與法律上的衝突之處。

在這些長住型精神機構中工作的員工通常都非常有愛心，會盡量提升病患的生活品質，即使這樣，這些療養院中許多長久以來沒有處理的問題，依然讓我非常不安。愛心當然是好事，但自由更重要。世上許多長住型醫療機構的精神病患，終生都得不到真正的自由。這既是社會問題，也是醫學問題，同時也是政治和法律上的難處。

「超速前請三思！」

至少安全帶有發揮作用。我們在浦納搭了計程車回孟買，半路上，司機突然踩了剎車。原來路中央擋了一頭驢子正煞有介事地嚼著水果。這一路上我們在高速公路上狂飆了兩個小時，速度快到車開過交通安全標示時，我都幾乎來不及看清：「行車投機取巧是肇事的原因！」「開快車就沒命開車！」「小心！交通意外最傷心！」

我們這位司機車程中大半用馬拉提語（Marathi）這種當地方言在講手機，只用空出來的左手轉動方向盤，右手則拿著手機貼在左耳上。當他講到激動處，往往左手也顧不得方向盤，反倒激動地憑空揮舞著。在這種完全「無手」駕駛的過程中，司機頂多就是用膝蓋夾住方向盤在開車，有時甚至連膝蓋也沒用上。但他卻神奇地像施展魔法一樣，與前車穩定保持十公分的距離，車子時速始終維持在超過（已經相當寬鬆的）速限二十公里的速度，他顯然是把高速公路速限當成最低速限，而非最高速限在開車。

車上大聲播放著印度流行音樂，我們飛馳而過，看見路邊一台燒得精光的車子殘骸、一輛卡車車頂上綁著兩頭活羊、一台翻覆的貨車旁圍滿了看熱鬧的群眾，以及一名男子全身赤裸在路邊走著。他可能是一位苦行僧或當地人眼中的印度聖人，但說實話，他更像是迷失方向、經歷太多糟糕旅程的西方旅客。那名赤裸的獨行者迅速消失在視野中，就跟其他景象一樣模糊掠過。我的一生在眼前閃過，感覺老命休矣。車窗外又快速飛過許多速度警告標誌：「上路沒耐性，進醫院就要等床位！」「超速前請三思！」我不太確定怎樣算「超速」，但我很確定我們這台車肯定超速。

在前往孟買的路上，司機對於線道標示與交通號誌燈一概無視，在無盡的郊區道路上和別台車爭道。然而，他卻突然在一個紅燈前停了下來，讓我們困惑不已——之前的號誌他都不當一回事，為什麼會特別停這盞紅燈？接著車子急煞，全車的人全都往前一傾，這才發現原來已經到了下榻的旅館，而且竟然毫髮無傷。我們付給司機豐厚的車資，謝謝他神奇的駕駛技術沒把我們害死，他也報以爽朗的笑容。

我在孟買參觀了各種現代精神病院和對外門診診所，之後才前往邦加羅爾（Bangalore）。

邦加羅爾省的國家心理衛生與神經科學機構（National Institute of Mental Health and Neuro Sciences, NIMHANS）綠蔭參天，是印度精神醫學研究機關中的翹楚，同時掌管印度的流行病和神經科學研究，從這裡可以看見印度心理衛生服務在治療工作上的巨大落差。[15] 我以醫師和研究者的雙重身分參訪此地，深受啟發。這裡進行許多世界級的研究和醫療，但在該省的偏遠地區，那許許多多的精神病房以及看診機構，顯示出印度在精神疾病方面所遭遇到的挑戰：患者太多，但專業心理衛生從業人員卻太少，相關基礎建設在印度炙熱的陽光下似乎岌岌可危，難以支撐。

在造訪過印度國家心理衛生與神經科學機構後，我停下腳步，暫時沉浸於幾家印度報紙的報導之中。向來直言不諱的《印度時報》報導了一頭六歲的印度豹被人發現陳屍於瓦德基（Wadki）附近的森林中；三家醫院因疑似進行產前性別鑑定和非法墮胎而遭到臨檢；孟買一家中學的女學生贏得谷歌首頁的兒童節塗鴉獎，她畫的是銀河、九大行星和太空船，非常地美。

一如往常，報紙上不乏心理和醫藥方面的報導——又或者只是我自己偏好造成的錯覺。「說話樹」專欄鼓勵讀者要「放下仇恨、為愛而活」（《印度時報》），並且「把自己交給上天」（《經濟時報》）。《孟買時報》（*Bombay Times*）則為一名來信詢問凍卵有效期的女性讀者提供受孕建議（似乎可以保留到五十歲），而《孟買鏡報》（*Bombay Mirror*）則報導一名克拉拉（Kerala）的員警被人發現自殺身亡。而在阿默達巴德（Ahmedabad）這座位於古吉拉特邦（Gujarat）的城市中，根據《亞洲時代》（*Asian Age*）報導，該市一名婦人被診斷出患有「嗜食利物症」（acuphagia），一種會吃金屬的疾病；她的胃中發現一．五公斤的手鐲、鐵釘和其他金屬製物品。為了讓讀者心情平復，該報請一名古典伊斯蘭學者撰寫專欄，談論永恆的愛情。這似乎是明智之舉。

我啜了口綠茶，苦思著世間精神疾病的解決之道：我們該如何超越目前這個不理想的狀態，儘管其做法立意良善，但卻因為過度的住院安置、社會排斥和缺少人道且有效的治療，讓精神病患未能獲得其該有的權利？我在想，印度近期的發展，是否正可以給世界其他國家作為藍圖參考，以解決這些問題。而我之所以這麼期待，有一個很特別的原因在。

新法、新開始

二〇一八年五月二十九日，印度頒布了新的精神衛生法名為「二〇一七精神衛生法」（Mental Healthcare Act, 2017），該法旨在管理印度全國精神疾病患者的醫療行為。印度跟多數國家一樣，過去就已經設有相關法案管理精神衛生照護醫療，尤其是在非志願收治（當病患依法被「強制收治」住院或違反病患意願接受治療）的病患方面，但印度的新法比其他國家走的更前面。我相信他們這超前的遠見，為未來帶來真正的希望。

印度的新法指出「每個人都有權取得由所屬政府開辦或出資經營的精神衛生服務之精神衛生照護和醫療」：

精神衛生照護和治療的權利，應指提供可負擔費用內具有良好品質、數量充足、地理位置上方便前往、不會受到生理性別、後天性別、性傾向、宗教、文化、種姓階級、社會或政治理念、階級、障礙、或任何其他原因的歧視，並且必須以該精神病患與其家人和照護者可以接受之方式提供的精神衛生服務。

這表示，印度一步到位，一舉讓其占全球人口六分之一的十三億人擁有了由法律賦予的精神衛生照護權。這不是嘴上談談的空想、口號、或是政令宣導：而是已經頒布的法令。全球沒有任何國家敢對其精神疾病患者做出這麼大膽、龐大的承諾。

但這一新法究竟意味著什麼呢？該法案特別強調，政府應提供多種包含「及時精神衛生照護服務，如門診和住院病人的服務」；「中途之家、室內收容住居、有支援行為的收容住居」；「提供支援精神疾病家屬的精神衛生服務、或是家庭為主的療養」；「醫院和社區為主的療養機構」；以及「提供兒童精神衛生服務和高齡精神衛生服務」等多種選項。

這一來大約就將所有好的精神疾病照護的元素都放進去了，並且將焦點大部分放在社會治療，而非機構收容治療。該法案接著更直接要求這些服務必須支持「精神疾病患者能夠與家屬同住，並回到社區定居」：

> 將精神疾病患者送往精神衛生機構長期照護的治療方式，只有在特定情境下才能使用，而且為時一定要盡可能短，且只有以社區為主的適當治療已然無計可施之後，才能作為最後的手段。

印度這項二〇一七法案野心之巨大，對任何國家都是一大挑戰。對印度尤然，因為在取得醫療照護上以及醫療品質上，印度排名全球一百九十五個國家中的第一百五十四名，而且其醫療體系跟其他國家相比始終落後一大截，就連一些發展程度落後於印度的國家都比不上。除此之外，印度各邦之間還有非常巨大的醫療量能差異。整體來看，印度每年財政預算只有不到百分之一是撥給精神衛生項目（相較之下，愛爾蘭占百分之五、英國則占百分之十三），而印度國內受過訓練的精神衛生專業人員也遠低於國際水準。

儘管如此，新法案要求印度政府必須致力於改善現狀，並提供足夠的財政和人力資源，以改變印度眾多未能接受治療的精神病患的困境。別忘了，印度多數的精神病患未獲得治療：根據印度國家精神衛生與神經科學機構所做的統計，印度國內精神障礙患者的「醫療落差」大約是百分之七十到九十二之間。[16]這一路上，我聽到印度本地精神科醫師對國家新法能否獲撥所需經費感到懷疑，但仍抱持堅定的決心，勇於迎接挑戰，盡力改善精神醫療。他們的投入和決心令我深感汗顏，他們的崇高目標也讓我深受啟發。

在這趟印度之旅到尾聲時，《印度時報》正好刊出一則報導，夾在該報無數悲劇、災難和劫後餘生的新聞之中。該報導是關於一名精神病患坦承在他停止服用精神病用藥八個月後，手刃親生父親。這則慘絕人寰的新聞，就夾在新種流感病毒株流竄孟買、以及比哈爾（Bihar）一名男性從行駛的列車上躍下時，幸得乘客英勇出手相救而得以逃過一劫兩則新聞之間。但相形之下，這則精神病患的自白特別醒目的原因，在於它證明了精神病患需要更好的照護，也證明了印度的新精神法必須發揮作用的重要性。新法所面臨的挑戰當然很大，但其所擘劃的願景，比新法更為遠大。

「是佛陀就沒問題」

印度真是讓人眼花撩亂。[17] 很可惜今天就得告別，但看到心理衛生改革的前景，讓我精神為之一振。早在一八三〇年，約翰．康納利就已經依據其專業推斷出精神疾病患者將獲得更美好未來的遠景，該遠景可以在印度這項新法中看到，也可以從我在這裡遇到的許多傑出精神科醫師身上看到。因此我們應該好好來讀讀康納利所勾勒的遠景：

> 在為精神錯亂者立法時，有兩件事要納入考量，個人正義和人道，以及大眾福祉。關於個人正義，應禁止強制使用任何非必要之限制手段；第二個人道的考量則要求須行特定法規、包括提供身心不適病患妥善保護〔……〕其所需要的是：
>
> ● 凡非精神錯亂者，不可被視為精神錯亂者對待。
>
> ● 凡精神錯亂者，皆應獲得妥善照顧。

- 凡精神錯亂者的友人，應能立即獲得必要的協助，以支持個案。
- 凡心智健全者應當安心，若不幸精神錯亂，將得到適當的保護；其產業會被妥善保管，其人身安全將免受威脅或惡意對待；他們不會被禁止與朋友以及想要幫助他們回到社會的人接觸；而且保障那些不願見到他們遭到不必要長期監禁的人，能夠常來探視。他們將被定期探訪，不會遭受不必要的長期監禁，或被施以任何非出於保護自身或他人生命財產安全的束縛。
- 任何一種矯治手段，不論是醫療上的、道德上的、精神上的，都必須操之以耐心、不懈不怠、依循科學方法將之施用在患者身上，以求恢復他們健全的心靈。
- 從醫者，有此良機與精神錯亂者共事乃能獲取專業知識，應獲得協助以求設計出更好的治療方法。

六十多年後的一八九一年，愛爾蘭「瘋病管理委員會」（Committee on Lunacy Administration）用更簡潔、但同樣悲天憫人的口吻寫道：「良好的瘋病法律應該是要促進療養院所照護和治療取得容易，但也要讓不必要的拘禁不易進行。」[18]筆者在此祝福印度的新法日後施行時能達到上述的標準。

孟買機場一如往常的極度紛亂卻又交織著驚人的有條不紊。我準備要登機的行李在我進入機場航廈當下就已經被同時掃瞄好了。三名荷槍警衛擠在一個螢幕監視器後，指著螢幕上出現的東西，三人快速地討論著。接著就往上報給主管，主管隨即打了通電話召來兩名著西裝的男性，兩名穿制服荷長槍的女性此時也擠了過來加入他們。這一群人就這樣你一言我一句激烈爭執了好一段時間，過程中全都緊盯著螢幕器，討論我行李中被掃描到的東西。最後其中一人繞過掃描機問我：「佛在裡面嗎？」

我猜他不是在問我心中是不是有佛，而是在問我行李，雖然我其實很想回他，佛只在心中坐。於是我一五一十地告訴他，我行李箱裡裝了尊漂亮的黃銅打坐佛像，並主動表示願意打開行李供他檢查。

「不用了，」他答，「是佛陀就沒問題。」

本章一開始提及那名患有慢性思覺失調症的患者約翰，從年輕時就被人送院收容，住進了都柏林的「精神醫院」。日後他還到社區之家後，讓他擁有更多的自由，但他的視野卻已經被他過久的住院生活限制。約翰和家人失聯多年，因此醫院員工和病人成了約翰唯一經常接觸的對象。

在我認識他五年後，有一天，社區之家的護理師打電話到我辦公室，告訴我讓人非常傷心的消息，約翰在前一天自殺了。

所有人都深受震撼。上周，約翰一如往常接受治療注射，反應也看似正常。約翰前一天也跟往常一樣。早上去散步，下午到醫院喝茶聊天，晚上則回到社區之家用晚餐。

晚餐過後，約翰安靜地回到寢室，就這樣結束了自己的生命。他什麼話也沒對人交代，也看不出有什麼不對勁的地方，也沒留下隻字片語。我們這輩子都無法探知他尋短的原因。

約翰的故事始終提醒著我們，精神疾病是絕對不能掉以輕心的事；而且我們對於精神疾病的了解也相當有限；我們對於精神疾病的治療，影響之巨大，遠非我們所能預測；每一條人命都非常寶貴，必須好好加以保護。對我這樣一位精神科醫師而言，這意味著必須盡力了解我所醫治的病患和我所治療的精神疾病；並從過去和像約翰這樣的病患身上學習；並且廣泛瀏覽和精神疾病及其治療相關的所有研究和學門。這也意味著絕對不要忽略本書所提到的各種憂鬱症、躁鬱症、思覺失調症、以及其他各種精神疾病患者所承受的痛苦。

最重要的是，這也意味著，永遠不要忘了約翰和許多他之前跟他一樣病患，他們都因為住進精神療養院所，而在生命中留下永遠無法抹滅的傷疤。

第二章
憂鬱症：解剖憂鬱

理查神色慌張。在我面前的他，露出來看精神科醫師的些微不自在。但近來，即使他再不願意，也不得不承認自己真的很不對勁。

六個月前，他還在銀行上班，一周去兩次健身房，周末則會去拜會朋友。現年四十歲的他，開始有點擔心這輩子可能永遠也遇不到那個「真命天女」與對方共組家庭，但這倒不是他最在意的事。既來之則安之，一向是他的生活態度。

但就在來找我前四個月，理查的生活起了變化。他的睡眠模式開始毫無來由地變得不正常起來。他變得很難入睡，更糟的是會一直睡睡醒醒。每天總會在凌晨四點醒來，之後再也不能入睡。然後他會滿腦子都是負面思想：擔心工作、擔心未來、擔心一些過去他對別人說過的事。這讓理查深感挫折：為什麼要擔心些很久以前的小事呢？而且還無法克制自己不去

想。

理查變得無精打采，也無心上班。就在兩周前，他忽然反常地連續好幾天沒去銀行上班，對以往常做的消遣也不再感興趣，漸漸變得離群索居。就在來看我的前一周，他開始覺得很孤單、情緒低落，並有了自殺念頭。自殺這事他已經想了有一陣子了，最後決定以服藥過量來結束生命。

就是這時讓理查終於確定自己不對勁。自殺念頭揮之不去讓他心神不寧，於是把這個情況告訴哥哥。兩人討論後認為理查需要專業協助。隔天，他們一同去找家庭醫師，理查就這樣轉診到我這邊看精神科。

看樣子理查的確很緊張又很焦慮。但他是否也有憂鬱的症狀呢？

沒什麼大不了的心情低落是何時變成憂鬱的？為什麼有些會發展成憂鬱症，而有些人遭遇同樣問題時，卻能輕鬆面對，不當一回事呢？

如果你覺得這也太不公平，你說的沒錯：因為就是這麼不公平。有史以來，憂鬱症一直影響著兩類人：一類是煩惱不斷的人（像是喪親、遭逢厄運、天災人禍、或是身體狀況不佳）；另一類則是明明沒什麼困擾，卻還是被憂鬱症纏身的人。為什麼會這樣始終讓人費解，說實話，即使到現在我們仍無法充分了解其原因。

話雖如此，今日醫界對憂鬱症的了解還是比從前多了許多，而且也能予以妥善治療。然而，雖然花了那麼多精力去探討、檢視和研究，憂鬱症始終是人類心智運作中最大的謎團之一。

憂鬱症的故事就跟其他精神醫學中的故事一樣，有著古老的淵源。

倫敦：貝瑟冷

倫敦市機場的大廳擠滿了成列成列的警衛。放眼望去，全都是荷槍實彈、高大威猛的安全人員。這個單位是專挑孔武有力、肌肉發達且表情凶狠的人來擔任警衛嗎？我匆匆繞過這些人身旁。

這座機場非常乾淨、高效，不算大，走道很窄，動線空間也很有限，這樣的地方部署這麼多警力實在不尋常。一群穿著西裝的人井然有序地排隊等著過安檢，他們精通排隊的藝術：每個人都心滿意足地滑著手機，三不五時默默地嘆口氣，一副通勤族認命的樣子。一旁的警衛倒是蠻有禮貌的，樂於助人也很有效率；餐廳裡的侍者也好聲好氣地忍受著顧客的態度；我從飛機落地到通關出機場只花了二十分鐘，非常有效率，但機場那戒備森嚴的陣仗還是讓我嚇了一大跳。

我此行是要前往貝瑟冷皇家醫院，或稱「瘋人院」，這是英國第一家專事照護精神病患的機構。該院成立於一二四七年，至今依然為住院病患提供服務，是「南倫敦和莫斯里國家衛生服務基金會」（South London and Maudsley National Health Service Foundation Trust）的分支機構，該院自一九三〇年以來，就深耕倫敦南區。自成立以來，該院經歷過多次變動，先是在一六七六年從倫敦市城牆外近主教門（Bishopsgate）的原址遷到莫斯菲爾次（Moorfields），之後又在一八一五年遷到南華克（Southwark）的聖喬治住宅區（St George Fields），最後才在一九三〇年落腳現址，位於貝肯罕（Beckenham）的僧侶果園（Monks Orchard）。[1]

如今，該院不僅提供精神療養照護，還是「貝瑟冷心智博物館」（Bethlem Museum of the Mind）的所在地，與「貝瑟冷畫廊」（Bethlem Gallery）共同坐落於一棟裝飾藝術風格（Art Deco）的建築中。該博物館於二〇一五年三月正式啟用，由藝術家葛雷森．派禮（Grayson Perry）主持開幕式。館內收藏了國際知名的各類檔案資料、藝術和歷史文物，對於那些對精神疾病史和其治療有興趣的人而言，是一處擁有無與倫比資源的寶庫。而我就是其中之一。

我從倫敦橋（London Bridge）搭火車到伊甸公園（Eden Park），然後沿著安靜的住宅區街道步行了十五分鐘，經過林克斯路（Links Way）和僧侶果園路。我在醫院周邊地帶逛了一下後，才走到低調的入口大門。博物館就在大門正前方，裡頭的花壇百花爭艷，整個院區瀰漫著一種靜謐而專注的氛圍。工人來來去去，車輛倒車離院，遠處傳來建築工人施工的聲響。松鼠沿著圍牆奔跑，心無旁鶩地忙碌著。

貝瑟冷是個很有歷史的地方。[2]十九世紀中期，該醫院還坐落在南華克時，英國畫家理查・達德（Richard Dadd, 1817~1886）就以那裡為家，達德的畫作充滿了超自然和東方主題，想像力豐富，對於細節非常執著。[3]達德自幼便展現出非凡的藝術天賦，二十歲進入皇家藝術學院（Royal Academy of Arts），但在一八四二年時，他的精神狀況突然惡化，手刃父親後逃往法國。但在前往巴黎的途中，他又出現類似行為，於是被遣返英國，之後就在貝瑟冷的精神病罪犯區度過了二十年，之後被轉到布洛德摩爾醫院（Broadmoor Hospital），並於一八八六年在這裡去世。住院期間，院方鼓勵達得作畫。其作品現就陳列在貝瑟冷心智博物館中，被放在顯眼的位置，其中包含了讓人印象深刻的《描繪熱情的素描》（*Sketches to Illustrate the Passions*）等畫作。在這些畫作赤裸裸、無情的描繪中，可以深刻感受到達德的痛苦。

今日，在貝瑟冷博物館的入口大廳，立著一對由十七世紀丹麥雕刻家凱厄斯・嘉百利・希伯（Caius Gabriel Cibber）所塑的驚人雕像「狂亂與憂鬱的瘋癲」（Raving and Melancholy Madness）。這對雕像原本安置在十七世紀貝瑟冷醫院的大門上，迎接入院療養的病患，後來則迎接那些將觀賞病患當作消遣娛樂的訪客。如今，這對雕像迎接的是試圖深入了解早期療養院中精神病患者命運的我，尤其是那些憂鬱症患者。我穿過「狂亂」和「憂鬱」這兩座雕像，踩著階梯走向畫廊。

消沉和憂鬱是自古以來就經常在書籍上被形容的狀態，聖經中，先知約拿（Jonah）「憤怒到寧可一死」，他求上帝賜他一死：「耶和華啊，現在求你取我的命吧！因為我死了比活著還好。」② 另一位先知約伯（Job）同樣也受此所苦，在心情極度煎熬時他懇求道：「我為何不出母胎而死？為何不出母腹絕氣？」③「我不得安逸，不得平靜，也不得安息，卻有患難來到。」④ 他又哭喊道：「我厭煩我的性命，必由著自己述說我的哀情，因心裡苦惱，我要說話。」⑤

西方醫學之父古希臘醫生希波克拉底以醫師診病的專業清楚形容病患心理和身體症狀，將憂鬱視為一種明確的病症，其客觀冷靜的分析，與兩千年後我們對憂鬱症的了解非常相符。

貝瑟冷的病例紀錄中當然也不乏憂鬱症的資料。科林・蓋爾（Colin Gale）和羅布・霍華德（Rob Howard）兩人在他們二〇〇三年出版的著作《估計可治癒》（*Presumed Curable*）一書中探討了許多該院所記載的憂鬱症，我也在禮品店買到此書。[4] 書中的描述讓人怵目驚心：五十七歲的莎拉在一八八七年入院，她身受妄想的罪惡感所苦，深信自己應該被囚禁，還好幾次試圖自縊。二十五歲的酒保查爾斯老覺得自己的飯菜被人下毒，自己應該不久人世，所以他乾脆上吊。四十八歲的薩福克（Suffolk）農民山繆爾憂鬱到無法思考或說話，不斷地哀嚎，還找好地方要舉槍自縊。這三人後來都進了貝瑟冷，但各自的結局卻不盡相同：莎拉在貝瑟冷一

②譯註：約拿書 4:3。（和合本）。
③譯註：約伯記 3:11。
④譯註：約伯記 3:26。
⑤譯註：約伯記 10:1。

年後，轉到私人療養院；查爾斯在兩年半後出院，但沒有治好，轉由朋友照顧。山繆爾在入院六周後因肺炎死於貝瑟冷。

剖析憂鬱

結束貝瑟冷行程後，我返回倫敦市中心，這座城市似乎陷入無意義的窮忙。當我在咖啡館打下這幾個字的同時，一名小男生正在一旁玩著手機，音樂開得很大聲，不好聽又很干擾人；一位浮誇的侍者在頭上搖晃著信用卡刷卡機，「接收不到無線網路。」他邊搖頭邊對我說，流露出不滿的憤怒。相較之下，貝瑟冷病歷資料和病患藝術品所記載和展現的痛苦，那些關於人類憂鬱症未解之謎的巨大茫然，以及憂鬱症作為世界衛生組織列為全球致病和障礙首因的深遠影響，眼前這一切顯得如此微不足道，不值一提。

數周後，我回到都柏林，再次踏上尋找憂鬱的旅程。這次，我搭乘電車前往愛德華・沃斯圖書館（Edward Worth Library），這裡收藏了都柏林知名醫生愛德華・沃斯（1676~1733）的驚人藏書。[5]該圖書館位於歷史悠久的史蒂文斯醫院

（Steevens' Hospital）內，而該醫院則夾在都柏林利菲河（River Liffey）畔的休斯頓火車站（Heuston train station）和聖派崔克大學醫院（St Patrick's University Hospital）之間。聖派崔克大學醫院是愛爾蘭第一所精神病院，創於一七四六年，該院是因為收到聖派崔克大教堂首席司祭暨諷刺文學家、作家喬納森・斯威夫特（Jonathan Swift，1667-1745）⑥餽贈的遺產而建立的。愛德華・沃斯圖書館安靜祥和，是查閱羅伯特・伯頓（Robert Burton, 1577~1640）關於憂鬱症的經典著作《剖析憂鬱》（*The Anatomy of Melancholy*）第八版（1676）的最佳地點。[6]

伯頓是牛津大學英格蘭學者，他患有憂鬱症和焦慮症，而且他認為這是「黑色黏液」過多造成的。他的代表作《剖析憂鬱》（1621）是一部探討憂鬱症的百科全書式巨著，雖專談憂鬱症，但內容無所不談，駁雜到有些太過。伯頓在書中一再偏離憂鬱症主題，將自己的想法與科學觀察混雜在一起，還經常陷入自言自語的意識流。現代出版社編輯可不會允許這樣嚴重的自言自語。

⑥譯註：就是《格列佛遊記》（*Gulliver's Travels*）作者。

儘管如此，伯頓的書其實相當引人入勝，讓人忘情於書中文字，而且總有神來一筆，更多地是喚起人們對憂鬱的感受，而非解釋憂鬱症到底是什麼。這本書讓人有機會一窺柏頓的心靈，以及憂鬱症不為人知的一面：

> 如果我們的手或腳不舒服了，我們會想盡辦法要治好它；要是身體有了病痛，就會找醫師治療。然而，面對心靈的疾病，我們卻常常置之不理：一邊的腦子被渴望折磨，另一邊的腦子則被忌妒、憤怒和野心吞噬。我們被天性、習性、憂鬱和瘋狂的激情撕扯得四分五裂，但我們之中有多少人會去尋求幫助？又有哪個會承認自己的問題，或者意識到自己生病了？

在伯頓眼中，憂鬱要麼是因為天性，要麼是因為習性：

> 天性中的憂鬱是短暫的，會因為各種小小的哀傷、缺憾、病痛、煩惱、恐懼、哀傷、激情或心煩意亂而時來時去。擔憂、不滿足或憂慮，會帶來心痛、沉悶、沉重和煩躁，任何與快樂、歡笑、喜悅、高興相反的情緒，使我們變得

莽撞或心生厭惡。這種含糊不清和不合宜的情感反應，我們稱之為憂鬱，即沉悶、悲傷、尖酸、遲鈍、頹喪、孤僻、心情不穩定或不高興。

有這樣憂鬱天性的人，得不到自由，也不能動心忍性；既不明智，也快樂不起來；既沒有耐心，也不豁達；心胸狹窄，無法超然於世，更無法擺脫內心的折磨。不管他再怎麼冷靜，或多或少、總有一天，他會受到憂鬱之苦。這樣的憂鬱，其實就是凡人肉身病痛之一斑。

伯頓這本生動精彩的手稿唯一的缺點在於，內容過於廣泛：幾乎把所有事物視為憂鬱的原因，而同樣幾乎所有事物也都成為解藥。更讓人費解的是，伯頓終其一生都不斷在重寫《剖析憂鬱》一書：「為了要躲避憂鬱症的侵擾，所以我要讓自己忙於撰寫憂鬱症。」這一來就讓此書變得十分叨叨絮絮，夾敘夾議，調性不一致。然而，書中也有許多深入、幽默的地方，儘管有時不免讓人心情受到影響。

可惜的是，這本書的原始手稿並沒有保存下來。我在愛德華．沃斯圖書館所讀到的抄本，謄寫於一六七六年，那是沃斯誕生的年份。這一年也是伯頓這本書絕版的年份，直到一個世紀後的一八〇〇年才再次出版。這時，憂鬱症和精神疾病患者的處境，已與伯頓撰寫該書的時候大不相同了。

十九世紀起，世界各地對於照顧精神疾病患者的意識提升，許多國家開始有計畫地興建大型公立精神療養院。很快地，就有其他作家加入伯頓的行列，開始撰寫關於憂鬱症的精神狀態，尤其是探討其成因。焦慮症也成為這時期人們關注的另一個焦點。焦慮症雖然常被視為是現代人的疾病，也常被人視為是憂鬱症的一種，但其實其歷史早從有人類就有了。

探討成因

一八一〇年，科克瘋人院（Cork Lunatic Asylum）一位引領時代先鋒的年輕醫師威廉．桑德斯．哈勒蘭博士（Dr William Saunders Hallaran）出版了愛爾蘭第一本精神病學教科書《精神錯亂患者人數異常增加成因探討，以及透過大量觀察精神錯亂治療行為，從而提出改善精神錯亂公立療養院管理之建議》（*An Enquiry into the Causes Producing the Extraordinary Addition to the Number of Insane together with Extended Observations on the Cure of Insanity with Hints as to the Better Management of*

Public Asylums for Insane Persons），這本書也是當時歐洲最重要的精神病學著作之一。[7]一八〇〇年代初期，愛爾蘭剛經歷推翻英國統治的起義失敗，哈勒蘭將愛爾蘭當時不穩定的政局視為「無法治癒憂鬱症」的原因：

在我接觸過的各種病症中，最令我關注的莫過於那些因近年叛亂事件而被牽連的病患了。我為這些因時代動盪而飽受痛苦的不幸受害者看診的經驗，特別令人難過不安，而且非常明顯地看到這疾病對人類心智的恐怖破壞，尤其是當病患懷著罪惡感、還畏懼遭到懲罰的話；甚至還要忍受喪失本性、財產乃至至親家人。

在哈勒蘭著作問世兩百年後，如今愛爾蘭的政治情勢已經完全改觀，但造成憂鬱症的社會成因依然十分顯著。一方面，憂鬱症與自殺有著強烈關聯；另一方面，貧窮與社會分裂也是重要因素。[8]還有酒精，也與現代的憂鬱症以及自殺息息相關，而哈勒蘭當年便已將憂鬱、罪惡感、絕望和失去生活動力與酒精畫上連結：

因為深自為自己的行為懊悔，心中的黑暗難以面對白晝的光明，這些患者逃避良心的譴責，躲進對過去的遺忘暗處，在退縮中尋找慰藉，「找到最適合靈魂黑暗習慣的所在」。

二十年後，在英國這頭，康納利在他一八三〇年的著作《探討精神錯亂跡象，以及給予精神錯亂者更妥善保護和照顧之建議》（*An Inquiry Concerning the Indications of Insanity with Suggestions for the Better Protection and Care of the Insane*）一書中，也同樣指出憂鬱症如何壓得人喘不過氣：

一名可能是小鎮酒館老闆的男子，偶爾會因為憂鬱症發作來看診。他的主訴症狀是難以忍受的不安，日以繼夜折磨著他；他痛苦到用手敲打著前額，異常亢奮地陳述著自己的痛苦：「我被思緒的大海所淹沒。」[9]

康納利也注意到女性在「坐月子」後（亦即分娩後）會發生包括憂鬱症在內的精神疾病：

女性在產後容易出現暫時性的精神錯亂一事，在醫界廣為人知。但由於醫界對這一疾病的特性所知有限，患者似乎沒有得到良好而專業的治療。這種產後疾病的症狀與一般精神疾病並無不同……病人會坐臥難安、焦躁不安、多話、注意力難以集中、健忘；或者毫無來由地難過起來，情緒表現異常。患者有時會莫名陷入悲傷中，有時則異常興奮。

詹姆斯·福里斯·鄧肯（James Foulis Duncan, 1812~1895），是愛爾蘭知名精神療養院醫生，同時也是醫學心理學協會（Medico-Psychological Association，創於一八七五年）主席，在他一八五三年出版的著作《檢視並揭露關於精神錯亂的常見錯誤》（*Popular Errors on the Subject of Insanity Examined and Exposed*）中，大篇幅提及憂鬱症：[10]

某某先生，之前生過兩、三次病，其病因似乎跟體質有關。幾年前他又再次生病，之後就深為憂鬱症所苦，為此放棄了一份他頗為自豪的工作，這份工作他看重的是其所帶來的肯定而非金錢。他話不多，總是很安靜，對周遭事物不甚關心，只是沉浸在自己的思緒中，總是低聲地喃喃自語。除此之外，他大部分時間都躺在床上，盡可能避免各種體力勞動。這樣的狀態大概持續了三年。

鄧肯也認為慢性憂鬱症與悲傷脫不了關係，不過他認為病情是可以獲得改善的：

另一位W先生已經為憂鬱症、或是這類與悲傷有關的精神錯亂疾病所苦長達三或四年，但醫師採取的治療卻全然不奏效。他認為自己是周圍所有痛苦的根源，特別是覺得療養院其他病患都受他牽連。所以他不斷懇求懲罰，認為只有這樣，其他病患才能重獲自由。他整個人宛如悲慘的化身。但過了一陣子後，他漸漸有了明顯起色。他越來越少自責，越來越常自主去運動，也越來越開朗，開始有了康復的跡象，最後完全恢復並離開療養院。

在一八〇〇年代後期和一九〇〇年代初期，都柏林北部葛蘭奇戈爾曼

（Grangegorman）的瑞奇蒙瘋人院（Richmond Lunatic Asylum）裡，收容了大量來自鄰近救濟院（貧民收容所）的憂鬱症患者和具自殺傾向的病患。該療養院的病歷資料如今被保存在愛爾蘭國家檔案庫中（National Archives）。我前往造訪後才意外發現，這座國家檔案庫的讀書室還真是座世外桃源，裡頭鴉雀無聲，只有偶爾會傳來管理員在協助到訪者搜尋家族歷史時發出的低聲呢喃。

在這家古老療養院的病例資料簿中，我讀到一位三十九歲的女性病患（我稱其為珍）於一九〇〇年代初期被從北都柏林救濟院（North Dublin Union）送進瑞奇蒙瘋人院，她有躁動性憂鬱的症狀。臨床紀錄載明了她入院的原因：「拒絕進食。以頭撞擊地板。說自己想死。」珍是未婚天主教徒，她說自己「從小就被送到救濟院」。病歷上寫她在入住療養院當日「滴酒不沾」且「不反抗，在誘導下還是不願開口說話」。

隔晨，珍以低聲而沮喪的語氣與療養院醫師交談，但神智清楚且相當有組織。醫師離開了一會兒，再回來時，珍卻開始大哭大鬧，不斷擰著手臂反覆說道：「我被詛咒了、我要下地獄了」一周後，珍陷入「極度沮喪」的狀態，「情緒激動且躁動不安」，而且「有時會沒來由脫掉身上衣物」。她深信自己「靈魂已經迷失」，還有「哭鬧、激動、躁動不安」的傾向。

珍在療養院兩年後，憂鬱和哭泣的傾向持續著。更讓人擔心的是，她感染了肺結核，這種病好發於像精神療養院這種衛生清潔不足的大型機構中。珍在入住三年後依然「非常憂鬱」，在這段病歷紀錄寫下兩周後，她就因肺結核過世。

珍的故事可以說是慘絕人寰、無以復加了：她幼時大半時光都在貧民救濟院裡度過，生命最後的三年則被關在瘋人院裡，過著消沉、憤怒、了無希望的生活，最後也在這裡過世。對珍而言，不管是救濟院或是精神病院，都是她終生都沒法逃離的機構。

羅馬：尋找療癒之道

羅馬，永恆之城。放眼望去，盡是華麗建築、雕梁畫棟、金碧輝煌的教堂，以及歷史久遠到沒人知道其真正年份的遺跡，讓人嘆為觀止。

但今天我來羅馬不是為了探訪古代文明、華麗建築或是珍饈美味（雖然三者我都有幸一睹）。我是為了探尋憂鬱症治療的發展史而來的。

對於一九〇〇年代初期住在都柏林瑞奇蒙瘋人院的珍而言，安置收容是治療有自殺傾向憂鬱症的主流方式，但這種療法對她毫無幫助，到頭來只是害她枉送了性命。當時還有許多種專為憂鬱症設計的療法，但都很抽象且各家不同，甚至包含宗教教誨，後者深受約翰・康納利所讚許，在他一八三〇年的教科書中（他用當時的口吻）寫道：

格拉斯高瘋人院（Glasgow Lunatic Asylum）一份報告中，提到一名患有宗教性憂鬱⑦的患者曾下定決心要自殘，但在聽到有人以溫暖且動人的語調誦讀聖經中的一段經文後，他不僅當下打消尋死的念頭，還從此不再有自殺傾向。雖然恐怖的自殺念頭時而浮現，但他也總會想起宗教戒律中所言，凡殺人者「沒有永生」⑧，這使他最終放棄了自殺的念頭。類此情形還不只這一件。

⑦編註：宗教性憂鬱（religious melancholy）指的是由宗教信仰或宗教焦慮所引發的憂鬱症，常表現為對宗教教義、罪惡感、救贖、永生或懲罰等主題過度思考或恐懼。

⑧譯註：此句出自聖經約翰一書 3:15：「凡恨他弟兄的，就是殺人的；你們曉得，凡殺人的，沒有永生存在他裡面。」（和合本）。

儘管康納利對採用聖經所進行的宗教療法讚不絕口，但二十世紀初各家精神療養院的醫生很快就看出，這種療法對憂鬱症或其他精神疾病都沒有實質治療效果。

畢竟，宗教治療本來就侷限於信仰範圍。愛爾蘭在十九世紀蓋的公立精神醫院系統都是由政府營運，而非天主教教會。儘管天主教教會的確涉入大眾健康維護、教育和愛爾蘭許多公共領域甚深，但卻始終沒有系統性地涉入精神病照護的領域。的確是有部分特定宗教團體創立少數獨立運作的「精神病院」，但天主教教會本身則沒有大幅涉入。但也因為這樣，讓愛爾蘭大型精神療養院體系成了愛爾蘭歷史上最讓人不安、最難對付、也最值得探討的一個問題：因為這一來就不能把帳算在天主教會頭上了。[11]

看到珍這類患者的下場，以及都柏林、格拉斯高、美國、印度和其他地區的大型精神療養院的成效後，許多精神科醫師很快就在絕望中轉向採用講究生物生理上的治療，希望能藉此讓那些由他們管理且衛生條件不佳的大型精神院所減少收容人數。這些新式療法中最為人所知的一種，就是至今還在使用的「電休克療法」（shock treatment），後來被稱為「電痙攣療法」（electro-convulsive therapy, ECT）。[12]

電痙攣治療是用電流對腦部放電，藉此讓患者產生抽搐或癲癇般的發作。13這個治憂鬱症的療法乍聽很不可思議，其原理是基於認為癲癇或抽搐對於患有精神疾病的病人有治療效果而來。而這樣的信念則植基於二十世紀初精神醫學界整體開始熱衷生物治療，其中也包含了胰島素昏迷（insulin coma）⑨療法（見本書第五章）。痙攣療法是於一九三四年由匈牙利精神科醫師拉迪斯拉斯．梅杜納（Ladislas Meduna, 1896~1964）正式開始採用的，他當時是靠使用類似樟腦化合物的五亞甲基四唑（pentamethylene tetrazol）之類的化學物質來誘發抽搐發作。

一九三五年，梅杜納發表論文提及實驗獲得正面成效。痙攣治療（使用的是藥物而非電流來引發抽搐）很快就傳播到歐洲和世界各地的精神醫療中心。羅馬大學精神醫院（Rome University Psychiatric Clinic）的義大利腦神經學家烏果．賽雷替（Ugo Cerletti, 1877~1963）從實驗室中使用電擊來麻醉動物得到靈感，認為此法或許可以用來產生當時相信治療精神疾病所必須的「休克」或是抽搐。

⑨譯註：指胰島素休克療法（insulin shock therapy）。

賽雷替於一九三八年四月以動物實驗來測試他的想法，隨後將此法應用在一名在羅馬火車站被發現的思覺失調症患者身上，該名患者出現妄想、幻覺和混淆等症狀。賽雷替的初步實驗顯示出一些成效，於是電痙攣療法很快就獲得廣泛使用。賽雷替日後發表了一百多篇由他主撰的論文，探討一系列包括阿茲海默症（Alzheimer's）、大腦組織、血腦屏障（blood-brain barrier）和梅毒的疾病，但電痙攣療法始終是他畢生最為人知的發明。

今天，為了尋找賽雷替和他的作品，我來到羅馬智慧大學（Sapienza University of Rome）醫學區中心的醫學史博物館（Museo di Storia della Medicina）⑩這是一間研究型大學。該博物館由阿達貝托·帕奇尼（Adalberto Pazzini）創於一九三八年，有著非常豐富的展品，其中最吸引我的就是賽雷替和魯奇歐·畢尼（Lucio Bini）共同發明的第一座電痙攣治療機。

為了前往該校，我在三十七度的高溫下，在全市大眾運輸大罷工之際，徒步跋涉穿過偌大的羅馬市。到達時，博物館已開館一個小時，但只有部分館區開放參觀，其它區域多半一片漆黑。在我說明來意後，一名腳踩螢光色慢跑鞋的熱心年輕人跑上階梯幫我開了幾盞燈。

博物館內充滿驚人的展品：病理標本、解剖模型、舊式顯微鏡、玻璃藥罐、古老的教科書和那些看了讓人很不自在的古代醫療器材。裡頭有一具西元一或二世紀時的兒童骨骸，大約五、六歲大，顱骨被人環切開來，或者該說是鑽了個孔，大概是為了治病鑽的。其他的展品還有嚇人的古代牙醫用椅、枯乾的手臂、死者石膏面具、以及古代煉金術士的實驗室，外加一顆骷髏頭。都是些讓人看了會有些激動的東西。

但我此行主要是為了看陳列在二樓的世上第一部電痙攣治療機。我上了樓才發現，機器並沒有加裝玻璃櫃保護——難道可以摸嗎？我按耐住好奇心。

這部機器看起來很簡單：只有控制電流量大小的樞紐、套在患者太陽穴的頭套（藉此引發抽搐），以及幾條傳輸電流的導線和電線。在展場另一頭，有一個螢幕正播放著賽雷替談論這部機器的訪談影片。離開博物館時，那位熱心的年輕人在我手心塞了幾張印有展品的明信片，其中兩張就是賽雷替的電痙攣機。我很喜歡，想

⑩譯註：又稱羅馬大學或羅馬第一大學。

付錢給他。他說不需要，只要在訪客簽到簿上簽名就好了。我愉快地答應了。

愛爾蘭最早採用痙攣療法時，是使用藥物而非電擊，那是一九三九年七月在科克瘋人院。三年後，約翰・敦恩（John Dunne）教授在都柏林的葛蘭奇戈爾曼引進了電痙攣機，離上文中提及的該院患者珍的年代將近有四十年之久。在當時的愛爾蘭，該療法主要用來治療患有憂鬱症和其他像是嚴重思覺失調症的疾病。電痙攣療法在當時雖然頗具爭議，且在某些地方使用過於頻繁，但在接下來幾十年間，該療法的使用開始慢慢地出現變化。最顯著的變化就是，使用的頻率開始較節制，而且「直接」電痙攣法（也就是無麻醉）換成了修正電痙攣法（也就是有麻醉），這讓該療法得以更限定在特定病症、更為有效、也更為安全。

一九七〇年代，電痙攣法在很多國家的使用率開始下滑，這主要是因為一九七五年的電影《飛越杜鵑窩》（*One Flew Over the Cuckoo's Nest*）中對該療法的描寫讓人感到不安所致，片中的治療方式並沒有先行麻醉（在早期的確是這樣）。但如今，電痙攣療法會配合麻醉和肌肉鬆弛劑施行，和電影所呈現的完全不同。電痙攣療法現在是許多國家在治療難治性憂鬱症患者的主流療法，包括愛爾蘭在內。儘管該療法還是有些爭議，但因為有相當紮實的科學證據支持，相關污名已大幅消除。

二〇一〇年，英國國家臨床醫學卓越研究院（National Institute for Clinical Excellence, NICE）⑪發表了對電痙攣療法有效性的完整評估報告，並推薦當患有嚴重憂鬱症、僵直症（catatonia，會影響身體姿勢和動作的嚴重精神疾病）或是嚴重或長期躁症（mania）的患者，在遇到其病情有危及生命之虞時，或是其他治療方式無效時，可以此療法作為快速、短期改善嚴重症狀之用。[14]這個評估至今依然正確：電痙攣療法的確是安全、合法且必要時可用的療法，但要注意它有一些可能的副作用，比如對記憶力的影響。

那麼，既然電痙攣療法的作用已然明確（雖然科學界仍不清楚其原理），我們就來好好反思一下，這對我們在理解憂鬱症上，意味著什麼。電痙攣療法既然有用——這明顯是一種生理上的治療——那是否表示憂鬱症其實是一種生理上的疾病，而非心理上的疾病？還是說它是兩者皆是？或者兩者皆非？

---

⑪譯註：現更名為「英國國家健康與照顧卓越研究院」（The National Institute for Health and Care. Excellence, NICE）。

上述這種「生理」疾病與「心理」疾病明確的劃分，與醫學史上最深植的錯誤迷思有關，也就是那種沒有經過證明、擅自劃分「生理」與「心理」二元論。[15]而憂鬱症正好就是這種科學謬誤的最佳範例。如果光憑描述判斷，會覺得憂鬱症完全是心理或精神層面的問題：情緒低落、罪惡感、絕望和自殺念頭。但許多重度憂鬱症患者會告訴我，憂鬱症不僅僅只是表面上強烈的不開心，它還有更深層的症狀：它同時也會影響身體狀態，會明顯地變遲緩、沒有力氣，並且影響食慾、睡眠、動作、性生活的活躍程度，以及其他生理功能。也就是說，憂鬱症影響到的是整個生理上的身體，而不只是大腦或是心智。

這一點完全說得通：心理和生理怎麼可能會有一個明顯的區隔。大腦就跟我們的雙臂、雙腿一樣，都是身體的一部分。硬要說生理因素不會影響心理健康，未免太牽強。而心理與生理之間的密切互動，也在當前對於憂鬱症成因的理解中找到明顯的證據，這些證據不僅顯示有心理上和生理上的危險因子，同時也包括社會環境上的因子，這些共同構成了造成這個疾病的風險因子。

生活中壓力不斷經常是導致憂鬱症的前因：童年遭到忽視、失業、財務困難、感情問題、受到各種惡意和暴力相向等都是原因。[16]從生物學的角度來看，可能是因為身體的壓力反應機制在遭遇這些外在壓力後產生的後果，特別是荷爾蒙皮質醇，這種會在慢性壓力下不斷被觸發釋放的荷爾蒙。在這樣的影響下，損害了身體包含大腦在內的所有的器官。而且很顯然，大腦中特定化學物質，像是褪黑激素（serotonin）、正腎上腺素（noradrenaline）和多巴胺（dopamine），在人處於憂鬱狀態時會出現分泌紊亂的情形，我們不知道的只是這情形是否每個人都適用，如果是的話，又意味著什麼。因和果實在很難分得很清楚。

但可以肯定的是，大腦中各種化學物質的變化，與每個人的憂鬱症息息相關，因為每種情緒、每個念頭、以及我們對事物的感知，都伴隨著這些化學變化。但可別因此就認為這些化學物質的改變，已經獲得醫學界充分了解、也已經完全確定其為憂鬱症的成因而非後果，如果這麼想的話，那可就大錯特錯了。而之所以會無法了解，是因為儘管神經科學研究已經相當豐富大量，我們對於人類大腦的運作機制仍無法完全了解，就連正常運作時的大腦都無法洞悉了，更何況是患上憂鬱症或有自殺念頭的大腦了。

大腦太複雜了，我們或許永遠也無法參透。物理學家愛默生・皮優（Emerson Pugh）曾說：如果大腦簡單到讓我們可以參透，那我們也會頭腦簡單到無法參透。[17]

簡言之，現代醫學已經確定，人腦中共有約八百六十億個神經細胞，這些是建構人類生命的生理基石。大腦同時還存在著數不清的其他細胞，作用是供給那些重要的腦神經細胞養分、並提供支援，這所有細胞共同組成這個星球上最複雜、最神奇、也最讓人為之氣結的器官。也因為這樣，大腦成為人類所有進步的根源，卻也成為人類所有苦難的根源。更氣人的是，大腦卻也是部分痛苦的解方。

之所以如此，是因為人類大腦的高度複雜和精密的組織結構。大腦中的八百六十億個神經細胞，會透過不同的化學物質，經過細胞間名為神經突觸（synapses）的小空隙和其他腦細胞交換訊息。這讓大腦中的訊息交換模式變化萬千，因為腦細胞之間所形成的連結多達一千兆到一萬兆，所有連結都以不同方式、不同強度、在不同時間使用不同組合發送訊號。即便是在我們睡覺時，大腦的運作仍令人嘆為觀止。

因此，也就難怪（1）人類至今還是無法理解複雜的大腦；（2）「正常」的大腦本身就千變萬化，當中的運作方式不斷在改變，同一個人都如此了，更不用說不同人之間；而（3）造成憂鬱症的生物學成因又相當複雜，因不同時間而有所不同，而且也可能每個人都不一樣。此外，大腦會隨內部和外部刺激發生改變這件事（即「神經可塑性」），讓問題更加複雜。

雖說如此，憂鬱症似乎確實與某些大腦化學物質的變化有關，雖然不見得全面如此（尤其與血清素相關）。此外，憂鬱症也與大腦皮質醇濃度紊亂、某些特定慢性發炎指標，以及——後面這些比較沒有說服力——大腦組織的微幅改變和從雙親遺傳到的特定基因的影響有關係。目前已知憂鬱症有家族遺傳的傾向，但至今學界只確定某些基因對特定族群有些微影響，因此究竟憂鬱症和其他精神疾病的遺傳機轉為何，依然不為人知。

總之，因為憂鬱症生物學上的成因（腦細胞、神經、荷爾蒙、基因等等）目前尚未被破解，因此目前心理成因更具相關性與說服力，聚焦於童年經驗、慢性壓力、創傷性生命重大事件、認知習慣以及各種會增加憂鬱症風險的心理和社會因素。上述許多因素也會導致自殺的風險上升，這也是憂鬱症最令人擔心的後果之一。

自殺：失去一條生命都嫌多

蓄意的自殘是指刻意對自己造成非致命性的傷害，其方式不一，包括服藥過量和持利器劃傷自己，此類行為通常都是為了緩解一時的「緊張」。而自殺則是蓄意結束生命，這種行為在有歷史記載的社會中均出現過。一八三〇年，約翰．康納利明確指出憂鬱症與自殺之間的聯結：

由於大腦和腦膜在尚不為人知的情況下惡化所造成的疾病，結果導致患者悲慘結束生命，也引起大眾的注意，因此應該好好地討論一番。在此無需特別提醒讀者，我們國內一些顯赫公眾人物的遭遇往往如此，這些在重要職位上擔負著重責大任的人，總是為國事操勞；或者從事大量商業交易的人；凡事放不下、野心太大、憂煩太多的人。

而這些大人物中，有許多人最終走上了這樣的絕路，而其原因，有些明顯可以看出是、有些甚至有證據顯示是因為大腦、或是腦膜的慢性疾病所致。一開始並沒有明顯值得擔心的地方，但卻逐漸發展到影響患者的正常生活，開始出現異狀；或者造成更讓人憂心的情形，並出現極端的焦慮或憂鬱，因而導致患者親手結束自己的生命。

雖然缺乏康納利時代這方面的可靠數據，但今天學界多半認為，全球的自殺率在近數十年來出現了明顯地下降，從一九九〇年到二〇一六年間，大約下降了三成三左右。[18]儘管如此，全球每年還是有將近七十萬人死於自殺，而且非致死性蓄意自殘的人數更高出自殺身亡人數數倍之多。自殺已成為全球十五到二十九歲人口中第三大死因。

身為精神科醫師，我見過許多持續自殘的人，也見過許多試圖自殺的人，更有些人最後真的自殺身亡。我也見過很多因自殺而失去親人的家庭，這些家人事後往往會問同樣的問題：我們有沒有可能提前預料到？答案卻是沒辦法。沒有人能夠針對個案預料他會不會自殺。家屬不太能接受這樣的說法，因為他們總想為悲傷找個出口，但這方面的研究結果卻很明確：自殺是無法預測的。

在這邊，我們應該停下來好好談談這件事，因為這對很多人很重要。沒錯，為了防止自殺和非致死性蓄意自殘的行為，各界都盡了相當的努力，也提供更完善的照護，希望藉此阻止這些事發生。最新的研究顯示，非致死性蓄意自殘的危險因素，包含了出生性別女性、年輕、社會支援匱乏、發生重大生活變故、貧窮、失業、失婚、心理疾病、以及過去有過蓄意自殘行為。[19] 自殺的危險因素則有出生性別男性、社會支援匱乏、重大生活變故、慢性疼痛疾病、家族自殺史、心理疾病、以及過去有蓄意自殘行為。

不管是蓄意自殘或自殺，工具的取得也扮演相當重要的因素（比如說，容易取得過量服用會致死的藥物）。而自殺又與憂鬱（長期自殺風險為百分之十到十五）、躁鬱症或「雙相情感障礙」（bipolar disorder）（百分之十到二十）、思覺失調症（百分之十）以及酒精依賴症候群（百分之十五）等心理疾病有關。會蓄意自殘的人，在未來四年內成功自殺的風險，比一般人高出三十倍之多。

即使早在一八五三年，詹姆斯．鄧肯就已經辨識出多種不同形式的自殺，而其中有些就與明顯的心理疾病有關：

> 比如說，自殺（……）可能一開始只是幻覺，然後是心智器官出了問題的運作；這時患者可能會幻想自己承接天命，要將自己奉獻出來，當作犧牲以保

佑眾生。其他的案例則可能是始於內心錯亂，進而造成患者在這樣的行為中找到滿足、或至少不覺懊悔，但如果換成正常人，可能會斥之為恐怖的罪行。更可能因為是非判斷能力受到壓抑，讓患者對自己的言行失去高度自覺；最後則可能因為自我保護的直覺反應出錯，而在一時衝動之下，不假思索、轉瞬之間鑄成大錯。

但為什麼我們都已經知道有這麼多種不同的自殺型態，也知道其危險因素了，卻還是無法預測自殺行為呢？原因在於，大多數具有危險因素的人最終並不會死於自殺，因為這些因素所帶來的風險增加幅度實際上很小。而且，儘管自殺非常讓人傷心、又影響深遠，但從統計的角度來看，卻屬於相當罕見的事件——而且變得越來越少，這真是謝天謝地。有自殺念頭的人口中，後來真的完成自殺的比例不到兩百分之一。這讓人很難從中預測出究竟是誰會真的自殺。

在臨床上，雖然全世界都將「風險評估」的技術普遍運用在精神科和精神健康服務上，但其實這並不是真正在進行自殺的風險評估。這種評估主要是針對悲傷情緒、以及需要協助程度的全面性評估——因此這種評估不該被視為未來自殺風險或自殘風險參考的統計和精確依據。

也因此，病患和家屬都應該明瞭，即使已經經過審慎臨床評估、「風險評估」、為病患量身打造的治療、以及細心的追蹤，病患依然還是有可能會從事蓄意自殘或自殺行為，有的甚至同一天內發生。這些評估和治療當然應該以適合病患個案的方式來進行，一般而言，這的確有可能會降低發生風險，但真正的後果卻無法預測：不管評估水準再怎麼高，都可能上一秒才評估說風險低，下一秒就發生了，誰都說不準，就連心理健康專家、家屬、甚至最讓人掛心的病患本人，都無法預測。

既然這樣，要是無法預測個案是否會自殺，那有辦法加以預防嗎？這部分倒是比較樂觀。整體而言，好的精神健康照護、有效與病患和家屬溝通、審慎追蹤，都有助於降低自殺的風險。因為這些舉措能夠降低病患痛苦和心情低落的程度，理想的話，也可以減少自殘的風險。由一般科醫師和其醫護團隊所提供的主要照護，對憂鬱症治療獲得成效格外重要。個別的心理疾病都應依個別的方式治療，而有些治療則有可能會降低自殘的風險，比如說以鋰治療躁鬱症（第三章），以及以辯證行為治療（dialectical-behaviour therapy, DBT）來治療情緒不穩定人格障礙

（emotionally unstable personality disorder）。辯證行為治療是採用包含團體治療、建立病患正念（mindfulness）和讓病患發展出在面對情緒不穩定時，取代蓄意自殘的應對策略等技巧的心理治療。這是相當有效的一種療法。

從人口健康的角度來看，大眾教育和限制病患取得自殘工具的規範有助於阻止憾事發生。嚴格規範乙醯胺酚（Paracetamol）銷售對象，就是很好的範例，因為此舉能夠大量減少乙醯胺酚服用過量的自殘行為。在一些常發生自殺的場所（比如橋梁）設置障礙物也同樣有效：許多尋求自殺的人會因此打消或暫緩行動，進而重新思考自己自殺的動機，其中很多人最終不再企圖自殘。其他有效措施還包括提供酗酒以及其他成癮問題的治療、降低遊民數量、改善刑事司法系統、提升社會照護的可得行，尤其是提供住居。

最後，媒體對於自殺的報導是關鍵因素。過於詳細報導自殺手法，往往會造成「自殺模仿」現象——上文提到的鄧肯醫師早在一八五三年就已經注意到這個現象：

> 醫界早已證實，只要一出現自殘事件，尤其是發生在大城鎮中時，就會引

來相當高的關注度，導致其他人起而效尤，造成連鎖反應。所以才會有倫敦知名建築物發生墜樓自殺事件後，許多人在很短的時間內也跟著從該處墜樓身亡的情形，當局因此決定在該樓最高處設置大型鐵欄杆，以防止類似事件再次發生。同樣的情形也發生在巴黎的凡登廣場（Place Vendôme）。在法國君主制末期，有人攀上該廣場中央的大柱，一躍而下當場死亡。此事引起軒然大波。之後的一周，發生了不下四起的仿效事件，警方不得不採取舉措，禁止人們靠近該柱。

現代許多國家都針對媒體報導自殺事件立有規範，目的就是要減少自殺模仿事件，並避免死者家屬受到二次傷害。[20]這些守則是整個自殺防治工作中的一環，我們認為從近數十年間自殺數量的銳減，顯示這份努力已見成效。但光這樣還是不夠。自殺事件就算只有一件也嫌太多。我們應致力於讓世界再沒有人死於自殺。接下來要探討的憂鬱症治療，就是達成這個目標很關鍵的一步。

治療憂鬱症

阿倫群島（Aran Islands）是愛爾蘭西海岸高威灣（Galway Bay）三座由岩石所組成的小島。此刻，我正身處位於三島中間的伊尼什曼島（Inis Meáin）。我是昨天從離高威市只有一小時車程的羅斯阿彌爾（Ross a'Mhíl）搭船過來的。伊尼什曼島只有九平方公里大，人口約一百六十人。全島只有一座酒吧、一座天主教教堂和一間兼郵局的小店。我去了酒吧，又到教堂點蠟燭祝禱，並在小店買了明信片，寄送給親朋好友。

這些小島的位置讓它們在英國人的心目中觀感兩極，而我是屬於喜歡的那一邊。這種嚴峻又與世隔絕的環境，有些人頗能樂在其中，但有些人卻不然。生活中哪件事不是這樣，但在如此變化無常的環境，其帶給人的喜惡卻似乎更為強烈、更為嚴峻、也更清楚。

伊尼什曼島的地面大多由石灰岩所組成，這些岩石地面上會出現十字交錯的裂縫，稱為岩縫（grikes），而這會形成所謂的石灰岩參差面（clints）。這些地質學知識是我在高威的學校學到的，我小時候就念高威灣對面的學校。同樣的地質特色也出現在克雷爾郡（County Clare）附近的布倫（Burren），從地質學上來看，這三座島是相連的。這次，我住在一間很講究環保的旅館，凌晨五點就被湧現的自然天光喚醒。我一向早起，所以這對我沒什麼影響，但對那些習慣趁天還沒大亮而賴床的人而言，則是有點早。

清晨五點半，我邊打字邊看著旅館外那奇異如月球表面的石灰岩地景，還有那一整排朝向高威灣而延伸的岩石，還有遠處克雷爾和高威灣郡，以及阿倫群島另兩座島。昨天在懸崖邊散步時，有人告訴我過往和這些小島有淵源的愛爾蘭作家，包括梅爾亭・歐・狄蘭（Máirtín Ó Direáin, 1910~1988），他出生於三島中最大島伊尼斯摩爾（Inis Mór）、以及劇作家約翰・米靈頓・辛吉（John Millington Synge, 1871~1909），他是《西方世界的花花公子》（*The Playboy of the Western World*）一劇的作者，此劇一九〇七年於都柏林艾比劇院（Abbey Theatre）首演時造成暴動。辛吉一生中很多時候都待在伊尼什曼島上，他常在日記中提到這座島，該日記日後以《阿倫群島》（*The Aran Islands*）為書名，於一九〇七年出版。昨天，我參觀了「辛吉舊居博物館」（Teach Synge Museum, 'Synge's House Museum），導覽員以極具當地特色的風格講述了許多當地歷史、故事和傳說。

今天，我要在這裡研究過去數百年來的各種憂鬱症療法，從一八三〇年被康納利讚譽有加的宗教療法，到一九〇〇年代初珍於葛蘭奇戈爾曼精神病院所經歷的住院治療，再到一九三〇年代的痙攣療法，以及今日的抗憂鬱藥物治療。這個故事中少數始終一致的是合併心理和生理治療的做法，一再被用於憂鬱症和自殺治療中，這顯示長久以來，人們或多或少注意到這些精神疾患中同時存在著「心理」和「生理」的問題。

一八五三年，鄧肯在著作中就說得很清楚，自殘的衝動是出自生理反應，只要施予適當的治療，當能避免自殺發生：

最重要的是讓這個想法盡量為眾人所知，要讓大家知道，患者自殺的衝動，其實多半是由身體上的問題所造成，而這些身體問題只要經過適當治療就可以消除。自殺衝動並非如一般錯誤迷思所認為的那樣，只是單純與身體狀況無關的心理問題。

如果這個想法能被接受，就有可能預防許多這類不幸慘事的發生。患者也會明白，擺脫這些可怕念頭的最好方法就是毫不遲疑地接受專業醫療照護，並積極配合治療。同時，對於那些處在這種不幸狀態下的人，肯定很樂意得知，這種不幸的傾向並不會阻礙他們最終的康復。即便深受嚴重的精神失常所苦，也能像許多有同樣情形的人一樣重拾健康，過上跟一般人一樣的生活。

而今，憂鬱症的治療——至少理論上是這樣——是從生物心理社會（biopsychosocial）三管齊下的方式進行；也就是說既有生理面，或者「生物面」的治療（比如藥物或是電痙攣療法，針對該疾病的「生理」方面），也有心理面（如認知行為療法、亦稱 CBT，針對患者的「心理」治療），同時還有社會面（針對患者發生憂鬱症和自殺傾向的個人和社會脈絡去處理）。理想上，會結合所有方法，並針對患者的具體情況滿足需求，來應對憂鬱症或自殺傾向。[21]

認知行為療法是最常被用來治療憂鬱症的心理療法。這個療法主要是著重在認知策略的發展（亦即與思考模式和思考習慣有關的策略），以及行為策略（亦即與行動和行為習慣有關的策略），以求導正憂鬱性的思想，強化適應策略、降低症狀、幫助恢復健康。病人和心理治療師在這種治療中會找出可以改善其負面想法和行為習慣的方式，並逐步改善其憂鬱症狀。有充分證據顯示認知行為療法對於掌控憂鬱症、焦慮症、恐慌症、社會恐慌症、以及創傷後壓力症候群都極為有效。對於有著中度到輕微憂鬱症的患者，認知行為療法要比抗憂鬱藥物有效很多。

其他心理療法還包括人際心理療法（interpersonal psychotherapy）和正念療法（mindful therapy），這些療法現在特別受歡迎。正念指的是專注於當下，摒除任何想法、完完全全就只在當下，充分覺察自己的想法、情緒和行動，但不加以批判。[22]正念源自佛教修持，為許多人提供心理上和靈性上的幫助。對某些人來說，心理健康植基於靈性的健康。或許，那位孟買機場的安檢人員說得沒錯：「是佛陀就沒問題。」

但在宗教性靈的領域之外，現在也有充分證據證明正念治療對於中度和輕微的憂鬱症、焦慮症、自殘、以及其他許多常見心理問題都有幫助。目前也有證據顯示，正念治療能運用在藥物濫用、強迫症以及飲食障礙（eating disorders）等等。更重要的是，目前已經有許多醫師採用所謂的「八周正念療法」，有效預防憂鬱症復發。

另外，抗憂鬱藥物對許多人來說是有效。許多治療方針都建議採用較新的藥物，例如選擇性血清素回收抑制劑（SSRIs）作為治療中度到重度憂鬱症的第一線藥物，而將上一代的藥物作為後續選項。聖約翰草（St. John's Wort，亦稱金絲桃、貫葉連翹）也是有效的治療藥物，但要注意的是，這種藥物會降低避孕藥的效果，從而增加懷孕的機率。

藥物的選擇端視憂鬱症嚴重的程度、患者個人過去的治療史以及偏好。雖然目前對於大腦運作的方式仍了解甚少，但可以肯定的是，所有這些治療——就像我們吃進去和喝進去的東西一樣——都會影響大腦中的化學物質。這並不是在說憂鬱症的成因單純是來自特定化學物質失衡。如前所述，大腦的化學變化目前所知甚少，而且任何對於憂鬱症的生物解釋，只是更凸顯出我們的所知有限。但可以確定的是，抗憂鬱藥物對大腦中的化學物質有一定的影響，而且大多數患者覺得其藥效有助於減輕他們的憂鬱症症狀。

整體而言，大約有三分之二中度或重度憂鬱症的患者在首次服用抗憂鬱症藥物時有良好反應。這樣的患者應該在症狀消失後持續服用藥物六到九個月。但如果是曾經多次復發的患者，醫學證據建議應該將服用藥物的時間延長至兩年。如果患者在首次服用抗憂鬱藥物數周後反應不佳，可考慮加強劑量、改開其他抗憂鬱藥物，或採用更全面的治療方式。在服用第二種抗憂鬱藥物依然反應不佳的話，那就需要採用其他特殊的治療方式。

抗憂鬱藥物對大部分患者沒有副作用。然而，有些患者可能會出現輕微的副作用，比如短暫的噁心或反胃現象，但如果藥效反映良好，例如情緒有好轉，那就應該持續服用，不應因副作用而停藥。不同的藥物有不同的副作用。此外，有些特定族群（例如兒童和青少年）在服用某些藥物時，需要特殊照護和監看，其出現的副作用也各不相同。最後，電痙攣療法是針對有抗藥性或是有危及生命的重度憂鬱症患者以及特定症狀患者快速且能短期有所好轉的有效療法，但可能伴隨一些副作用，例如記憶問題。

至於社會支持，關於憂鬱症症狀和生活中壓力事件或是缺乏社會支持之間的關係，早已被證實。有助益的社會支持包括經濟援助、增加社會互動的各種方法，以及為那些被孤立、社會融入性差、且有社會失能症狀的人提供陪伴服務。對多數憂鬱症患者而言，考量其社會環境，以及協助其逐步地重新融入社會，是恢復健康的重要步驟。病友同儕團體和自助團體，也有助於患者從這種令人沮喪、讓人失能但其實可以治療的症狀中恢復。

本章一開始時提到的理查，顯然患有憂鬱症。他的情緒低落、精神也很差、睡眠品質不佳、還出現自殺念頭。在進一步會診後，我發現理查的父親也同樣患有憂鬱症，他的叔叔則是自殺身亡。理查覺得自己是不是注定「一輩子都脫離不了憂鬱症」。「因為好多家人都這樣，」他問我，「我能夠有所改變嗎？」

理查能改變的可多了。家族有憂鬱症病史雖然會提高罹病風險，但更有可能是你不會得憂鬱症，而且還可以做很多事來降低罹病風險：吃得健康、杜絕酒類和毒品、多運動、練習放鬆和冥想技巧、保持社會連結、積極參與不同團體：家庭、工作、鄰里、健身房、瑜伽、遛狗群組等等。

理查雖然也做了不少的努力，但最終還是患了憂鬱症，最後還發展成嚴重的危機狀態。但他很聰明地向家人求助，在他們的鼓勵下就醫，之後更來我們這裡接受社區心理健康團隊診治。

在詳細討論後，理查同意在生活型態上做些改變，包括減少工作量、增加運動量和進行放鬆練習。同時，他也去找臨床心理醫師接受治療評估，應該是認知行為療法。我們也討論過服用抗憂鬱藥物，但理查只願意在感到絕對必要時才服用藥物，而目前他覺得還不是時候。我們約他兩周後再見，如果有必要也可提早，然後他就告辭了。

不到兩周理查就回診了，這次他的情況更嚴重。他的狀況再次惡化。之前他向家人求助所帶來的信心沒能撐太久。在來我這邊就診十天後，他的憂鬱症加劇，竟然選擇服藥過量，然後倒在家中地板上不省人事。幸好，他爸爸即時發現，把他送到醫院急診室搶救。

理查不想住院，因此在長談後我們修改了門診治療計畫，把之前雙方同意好的治療做了更動（包括生活型態改變和心理治療），外加服用抗憂鬱藥物，以及接受我們社區精神健康小組的「主動病患協助」，每日前往他家訪視。

理查很擔心自己後續的變化，但還是懷抱著希望。他再次離開，這次他選擇去和哥哥住一陣子，希望能順利度過這次危機。老實說，我也有些擔心。

理查後來康復了。雖然過程很緩慢，但他是我見過最渴望康復的病人。他慢慢且痛苦地硬逼著自己撐過頭幾周最難熬、沒有進展的階段，所幸，他願意相信我們的保證，相信狀況會好轉。三周後，理查開始變得比較樂觀，儘管偶而還是會冒出自殺的念頭。經過兩個月的治療後，理查有了長足的進步，能夠回去上全天班，對自己也更有信心。最後他好了很多。

就精神治療史的進程來看，理查很幸運不是生在十九世紀那個迷信住院治療的年代，也不是二十世紀初，那個將實驗性生物治療用在精神醫學的年代。或許在未來，有更好的治療方式可以提供給像理查這樣的人，但這需要我們對人腦的了解超越現在相當不成熟的程度才行，又或者我們的心理治療能夠比現在更好，而不是現在這樣，效果有好有壞且難以掌握。

但目前，看到這樣的憂鬱症療法對理查大有助益，已讓我心滿意足了。而對理查的家人和他自己而言，能夠看到他沒結束自己的生命，大步邁向未來的人生，也已心滿意足。

第三章
躁鬱症：診斷的根源

「我睡不著。現在就讓我睡著！」席拉幾乎是從候診間另一頭拉開嗓門吼向另一頭的我。席拉這名病人我很熟。她現年五十六歲，以前就來看過診。在聽完她敘述自己的狀況後，失眠這問題發生在她身上顯然並不意外。席拉昨晚整夜未眠，精神出奇得好，還上網給自己擬了好多野心勃勃的計畫，一大清早就給朋友傳訊息，天剛破曉就到沙灘上走了好長一段路，還一邊放聲高歌。

席拉的伴侶陪她在診間，愁眉苦臉地雙手抱頭。他以前也來過，也聽過席拉這些故事，也見過這場景。我也是。席拉也是。

但席拉還是對我們的擔心感到不解：「我只是睡不著而已，」她說。「你們幹嘛全苦著張臉？我只是跟你要顆安眠藥。可以開給我嗎？可以走了嗎？我得走了。還有好多事要做。」

席拉患有長期的躁鬱症，也就是所謂的雙相情感障礙（bipolar disorder）。今天是躁症發作：腦中不斷迸出新的想法，因為精力不斷湧現而讓腦子快轉個不停。她還沒有和現實完全脫節，但她眼中的現實卻是加速、多彩、而且不斷擴張的版本，和我們看到的都不一樣。這讓席拉感到非常沮喪。因為在她眼中我們都太遲鈍了。

這已經是席拉第三次出現躁症或是「輕躁症」（hypomania）發作，輕燥症是躁症中較輕微的一種，或是在雙相情感障礙（bipolar disorder）中所稱的「情感高漲」（elation）。席拉過去曾經歷過一次憂鬱症發作。她目前的輕躁症的主要由壓力引起，壓力導致她增加酒精攝取量，然後逐漸出現輕躁症的症狀。

好消息是，席拉的問題只要治療就會好，她似乎也多少知道這一點。至少她願意來看我這個精神科醫師。

糟糕的是，看診到一半，她突然走出了診間，說自己要立刻離開，因為跟人約好要買船。她的伴侶滿臉擔心地站了起來跟在她後面，然後回頭看著我苦笑說：「看來只好下次再來了，醫師。」

這又再次讓我們面對怎樣才算精神疾病這個問題。歡天喜地的情緒要到什麼程度才算是輕躁症或是躁症？由誰說了算？「輕躁症」和「躁症」到底是什麼？為什麼從文學和療養院早期的紀錄中就已經提及這種病？躁鬱症這種從躁狂到憂鬱，再回到躁狂的循環概念又是從何而來的？

這些問題存在已久，其中更有許多至今都未能獲得讓人滿意的解答。而其中有些可能也無法回答的那麼清楚，尤其是精神疾病患者和正常人之間的分野究竟在哪裡這件事，或者用從前的術語好了，誰是「精神錯亂」、誰又是「沒有精神錯亂」。一八五八年，兩位頂尖的英國精神療養院醫師約翰・查爾斯・巴克尼爾（John Charles Bucknill）和丹尼爾・圖克（Daniel H. Tuke），在他們的經典著作《心理醫學手冊：包含精神錯亂之歷史、疾病分類、描述、統計、診斷、病理和治療，附病例》（*A Manual of Psychological Medicine: Containing the History, Nosology, Description, Statistics, Diagnosis, Pathology and Treatment of Insanity, With an Appendix of Cases*）一書中即指出此點：[1]

> 人類所患疾病種類中，沒有比精神錯亂這個通稱，涵蓋了更多種不同的形

式了。沒有其他疾病呈現出這麼無窮多樣的差異特性，有些是專屬精神錯亂的，有些卻又和其他疾病交互混合，又或者還會受到患者脾性、個人特殊習慣、或者社會位階所影響的；因此，也沒有其他種疾病的診斷，像精神錯亂一樣，這麼考驗醫師的能力和耐性。

精神疾病診斷的問題，同樣也讓「愛爾蘭瘋病管理委員會」（Committee on Lunacy Administration）感到非常棘手。該委員會在一八九一年曾針對此問題詳加考慮，最後決定採用實際的做法，而放棄尋找絕對的事實（可能並不存在）：

遇到像扁平足判定這樣的問題時，我們會傾向不將之視為瘸腿，但別種時候，我們卻又傾向將之視為瘸腿，然後就這麼沿用下去。同樣地，在某些時候，遇到一些心理不健全的類型或程度時，我們傾向不將之視為瘋症，但換作別的情形下，卻又傾向將之視為瘋症，而且就此沿用下去。很明顯就是因為這樣，所以一個國家中紀錄上的瘋症患者數量從來都無法固定下來，相反地，這個數字會因為各種不同的原因而產生很大的變化。[2]

他所謂的這個「數字」在十九世紀愛爾蘭大肆興建精神療養院那個時期變化的最為劇烈，這個時期不管是治療、或是社會對於精神疾病患者（當時稱「瘋子」）、以及智能障礙（當時稱「白癡」）的態度有了大幅的改變。而最重要的可能是十九世紀的精神疾病診斷有了徹底的進步，這影響了之後兩百年間的精神醫學，最主要的是之後對於各種疾病都有了新的描述，像是躁鬱症（日後後稱為「雙相情感障礙」）以及早發性癡呆症（dementia praecox，後稱為「思覺失調症」）。

本章要透過以下這些機構、人物還有病症來討論上述這些問題：愛爾蘭斯萊戈（Sligo）的聖高隆療養院（Saint Columba's）、愛爾蘭精神療養院醫師科克的威廉・哈勒蘭、躁鬱症，以及德國精神療養院的醫師愛彌兒・克雷波林（Emil Kraepelin）。克雷波林常被視為現代精神醫學之父，在躁鬱症診斷的分類上的貢獻無人能出其右。本章同時也要探討二十一世紀對於躁鬱症的了解，包括遺傳學的研究和當前的醫療選項。

但首先，我們要回到十九世紀的精神療養院，看看現代精神醫學真正的開端，關於躁症、輕躁症以及躁鬱症的概念也在十九世紀下半葉逐漸成形。

精神療養院、旅館和會議中心

我坐在愛爾蘭西部斯萊戈市一家旅館後方空曠的會議中心裡。凌晨六點。旅館員工從側門進來，看到竟然有位住客這麼一大早就著筆電勤奮地工作，露出不可思議的表情。該員工快速從我身後走過，急著要到旅館某處去上班。我文風不動，一邊打字一邊想著這座旅館——它原是一座精神療養院，建於一八五五年，於一九九〇年代關閉，改建成旅館經營。這是個奇特的地方，過往歷史和昔日陰影揮之不去。

斯萊戈是座只有兩萬人口的小鎮，孤單地坐落於愛爾蘭西岸最邊緣。此去最近的陸地就只有紐芬蘭（Newfoundland）了。斯萊戈鄰近的區域全為珍貴史前遺跡：新石器時代的圈地、巨石墓，以及幾英里外的納克奈里亞丘（Knocknarea），上面有一座紀念愛爾蘭神話中的偉大戰士梅芙女王（Queen Maeve）的石堆。

斯萊戈擁有天然海港，自古以來即為希臘、腓尼基和羅馬商賈所用，該鎮因此始終保有人口中心和做為內陸農產品集散地的地位。也因為這樣，斯萊戈自然成為十九世紀愛爾蘭眾多精神病院的設立地點之一。

如今，當時在愛爾蘭設立的古老療養院依然不規則地散布在各地鄉間，成為其多變地景上不變的特色：大型灰色建築，設在離主要幹道很遠的地方，被田野、森林和在景氣時期所建的住宅區所簇擁。這些療養院投射在地上的陰影，就如其風氣所帶給後世的影響一樣長遠：那些在十九世紀愛爾蘭盛極一時的大型精神病和智能障礙病患託管機構，雖然在二十世紀後期逐漸凋零，卻還是給二十一世紀的歷史學家、政策制定者和社會改革者留下了讓人不安的遺產。[3]

十九世紀時，這些療養院開始在科克和都柏林等地成立，像這間瑞奇蒙瘋人院，日後改名聖布蘭登醫院（Saint Brendan's Hospital），就在一八一四年啟用，並很快擠身愛爾蘭最大型療養院之列。一八二五年，阿瑪格（Armagh）也成立了類似的療養院，之後十年間，更先後在黎莫里克（Limerick）、貝爾法斯特（Belfast）、德里（Derry）、卡爾洛（Carlow）、波利什港（Portlaoise）、克隆梅爾（Clonmel）和沃特福（Waterford）出現了七間療養院。愛爾蘭精神療養院的時代終於到來。

到了十九世紀末，愛爾蘭的精神療養院機構皆龐大、不講究衛生、人滿為患且資源嚴重不足。一九二四年，愛德華・波依德・貝瑞（Edward Boyd Barrett）就在

《愛爾蘭研究季刊》（*Studies: An Irish Quarterly Review*）感慨外界對這些機構不聞不問：

> 因為大眾對療養院的無視，愛爾蘭的療養院狀況非常慘。人滿為患。工作人員不足，現有人員也缺乏效率〔……〕對於病患基本上也完全不做治療。治癒比例始終非常低。徒然浪費公帑。療養院幾乎是每一個環節都沒能達到其興建的目的。[4]

雖然歷年來不乏療養院改革的努力，包括《一九四五年精神病治療法》（Mental Treatment Act 1945），但是隨著二十世紀過去，愛爾蘭精神療養院的住院人數卻還是持續攀升：到了一九四五年時，愛爾蘭各療養院的住院人數高達一萬七千七百零八人，到了一九六〇年時，更超過兩萬人。[5]在愛爾蘭許多鄉鎮裡，療養院成了支撐當地經濟的唯一來源：一九五一年，愛爾蘭西部小鎮巴林納斯洛（Ballinasloe）全鎮人口五千五百九十六人，其中有兩千零七十八人是住在聖女彼利其特精神病院（Saint Brigid's Mental Hospital）中的病人。[6]而該鎮其他人大多要不是該醫院病患的親戚，就是為其生產作物、用品和服務的人。到了一九六一年，愛爾蘭二十四歲以上的成年人中，每七人中就有一人住在精神療養院中。[7]

愛爾蘭自願和非自願住院病患人數這麼高，背後的原因相當多，包括一貫強調精神病患應住院照護而非只前往門診就醫、欠缺供智能障礙者的個別機構、愛爾蘭本身用住院來解決所有的社會問題，甚至連非精神病患也關進來。基本上，這是立法不周全、社會福利不足，以及社會對精神病患不友善等所共同造成的，迫使大量精神病患、智能障礙者和其他各類問題的人全都擠進了療養院。

一九六三年十月，《愛爾蘭時報》（*Irish Times*）刊載了一系列由記者麥可・維尼（Michael Viney）所撰寫的文章，探討愛爾蘭精神健康照護各類問題，這些文章深具影響力，尤其是在談到精神病院中人滿為患的情形。[8]於是在接下來的數十年間，愛爾蘭政府和健康服務機構展現了充分的決心，想盡辦法要將精神病照護從醫療機構移往民間社區。其做法包含將院內照護移往綜合醫院內的精神科單位，而非讓精神科單獨在一個機構內，同時開設門診和日間精神醫院，並打造社區精神健康服務團隊以便提供病患居家治療，取代院內治療。

到了二〇〇三年，愛爾蘭精神病患的住院人數已經下降到三千七百人，較四十年前減少了超過八成的人數。[9]二〇一七年，這個數字更下降到兩千三百二十四人[10]，目前愛爾蘭境內非自願精神照護（強制住院）人數更只到英格蘭的五成。[11]

雖然愛爾蘭的精神健康服務如今仍面臨巨大挑戰，特別是無家可歸以及獄中的精神病患，但上述這個廢除住院安置的階段的確是相當先進，至少就理論上來說，這讓精神治療從戒護收治轉為社區居家照護。但這個變革帶來意想不到的遺產：那些空掉了的療養院就此矗立在愛爾蘭鄉間揮之不去，該拿它們怎麼辦好呢？其中有些開放部分空間作為健康照護設施，有些則重新開發另做別的用途：葛蘭奇戈爾曼的聖布蘭登醫院就有部分成了都柏林科技大學的學士院所（third-level）。[12]其偌大的院區如今已經恢復一八一四年的榮景：漂亮的草地和保養維修的很好的大樓，空間寬闊且光線明亮。

不過這些昔日療養院再利用的案例中，最具創意的當屬我現在所置身的這間中型旅館，其前身是斯萊戈聖高隆精神病院。該院原名「斯萊戈和雷伊寸地區瘋人療養院」（Sligo and Leitrim District Lunatic Asylum），在一八五五年開始收治病患，這正是愛爾蘭對精神病醫療抱持樂觀和積極態度的年代，其建造經費是五萬三千一百九十九英鎊。該院跟多數療養院一樣，兼採收治和照護兩種治療方式：所有住院病患一開始都是非自願入院，一八八三年後該院廢除對病患的人身限制，允許患者在院內建築和偌大草地上「自由」遊蕩，這些地方如今就成了像我一樣有錢的旅館房客享受的區域。

該院病患人數最多的時候達到一千一百人左右，之後歷經數十年的凋零，終於在一九九〇年代關門大吉，結束其作為精神病院的用途。該院的住院精神治療工作移到隔鄰較小型的醫院，不過名稱依然是聖高隆。二〇二〇年，在斯萊戈鎮中心的斯萊戈大學醫院院內，成立了新的重症精神健康單位。

而大約在這時期，舊的聖高隆療養院原址被旅館開發商收購。開發商大肆裝修整棟建物，但保留了其門面和內牆，最後呈現在大眾面前的是一間明亮而具現代感的旅館。寫這段文字當下的清晨，我就坐在其門廳處，旅館中的會議廳裡擠滿了早上要來開會的代表，中間混雜著在找早餐的旅館房客，以及最晚一批上班的旅館員工，急忙趕赴櫃台上工。

該旅館提供房客泳池、健身房、吧檯、餐廳和戶外家庭迷你高爾夫球場。改裝工程別具巧思地增加了住客的舒適度，卻無法、也不應完全抹除舊日的殘跡。旅館外觀依然保持十九世紀療養院的樣子，這段歷史不該被遺忘。大門入口其實很窄，不像是這種熙來攘往的旅館應有的樣子，通道也都很窄，還保留著昔日療養院那種讓人氣悶的內部。旅館內有些客房很小，也是過去療養院病人房的大小，只是很聰明地和隔房打通，變成了家庭套房。院區裡還有兩座不再供禮拜用的教堂，這原是療養院全盛時期供信奉天主教和愛爾蘭基督教教會的病患和員工禮拜用的。

雖然殘存著過往種種，這座老療養院如今已換然一新，成為賞心悅目的旅館，有現代化的擴建、充足的室內空間和明亮的光線，不同於昔日做為療養院時，病患所看到的那副悲傷黑暗模樣。原本作為放風的外庭，現在成了停車場，漂亮的石砌建築與斯萊戈鎮近在咫尺，四周是愛爾蘭最美的鄉間景致和海灘，鄰近海灘丘（Strandhill）和羅西斯角（Rosses Point）。

對於熟悉該建築過去歷史的訪客而言，在旅館園區走一遭就能感受到這裡的過往——數千名病患和員工曾生活在這裡多年，也曾走在同一塊土地上，放眼同樣的景致。瑟巴斯欽・貝瑞（Sebastian Barry）的小說《祕密手記》（*The Secret Scripture*）以優雅恬靜手法描寫愛爾蘭療養院凋零時期病患生活，搭配上這邊的景致，就非常合適。[13] 貝瑞這本小說背景就設在斯萊戈，全書展現他對於從前精神病院那種複雜而根深蒂固的社會態度。

儘管這棟建築與其庭院如此優美，儘管它被成功改建為旅館，其所保留的懷舊風格還是偶爾會讓人想起那些讓人不安的問題。為什麼當初需要蓋這麼多的療養院呢？當時的病患真的都病得這麼重，非住院不可嗎？他們到底患的又是什麼病症？這裡頭又有誰是患了現在分類中的躁症？而就算真的病了，難道就非得住進療養院嗎？

探尋瘋症的歷史

「瘋人谷」（Gleann na nGealt）這地方並不好找。它坐落於愛爾蘭南方克立郡（Kerry）的偏遠溪邊。要是開車前往，又容易暈車的話，記得帶上暈車藥。不過，騎腳踏車是更好的選擇，因為沿途鄉間風景如畫，景色絕佳。

愛爾蘭長久以來流傳著一個關於精神病患的迷信，認為精神病會讓人身體變得輕盈，因此患病者只要稍稍輕觸地面就能快速移動，基本上就像在飛一樣。[14]「瘋子史威尼」（Mad Sweeney，愛爾蘭語稱為「Suibhne Geilt」）這個傳說人物就是這麼來的，他原是軍中將領，但因詛咒從此終生飛行，在世間四處遊蕩。史威尼因為戰爭而陷入瘋狂，於是遠離人群，隱居荒野與鳥獸為伍。愛爾蘭人從此相信精神病患要是不加以治療，就會變成跟史威尼一樣，最終流浪到瘋人谷。但只要喝了這邊的水、吃了「瘋人井」（Tobar na nGealt）裡的荷蘭芹，就可以痊癒。

如今在瘋人井這邊，路邊擺滿歡迎光臨的手繪招牌，但附近很難停車。（再次建議：騎腳踏車）。井中的荷蘭芹生長茂盛，井水純淨清新。附近有塊石頭，中心凹陷，被稱為「瘋人石」（Mad Stone），還有一條過河的便橋稱為「傻子橋」（Fool's Crossing）。這裡很多傳說，顯然，各種病在這裡都能獲得緩解。

雖然精神病患從十二世紀開始就都聚集到這裡和其他有著類似傳統迷信的地方，但到了十八世紀，大家逐漸意識到，愛爾蘭這些四處遊蕩的「瘋子」應該獲得更有系統的支持和照護。因為精神病患實在太容易就走上無家可歸和入獄的下場，或者被囚禁在自家或農場建築中，受到種種的忽視、虐待和不良治療，完全沒有人去保護他們。

十八世紀中葉，愛爾蘭的精神病患照顧開始出現全面性的變革。都柏林的聖派崔克醫院（Saint Patrick's Hospital）於一七四六年成立，資金來自喬納森．斯威夫特的遺產。但聖派崔克醫院終歸是私立慈善機構，旨在提供少數人高品質的醫療照護，不像日後那種由政府所營運、以一般大眾為對象的精神機構。[15]

在都柏林以外地區，早期也出現過進步的舉措，尤其是由威廉・桑德斯・哈勒蘭醫師創立於一七八〇年代後期至一七九〇年代初的公立療養院，這所位於科克的療養院一開始只限定收治二十四名病患，但到了一八二二年，科克瘋人院（Cork Lunatic Asylum）已擴張至可為三百名以上的病患提供照護。如前所述，哈勒蘭在一八一〇年在其大作《精神錯亂患者人數異常增加成因探討，以及透過大量觀察精神錯亂治療行為從而提出改善精神錯亂公立療養院管理之建議》中，深入談及這些問題。[16]

哈勒蘭這本劃時代大作首先點出的問題就是，「精神錯亂」有些來自「心理成因」，有些則是因為身體上的「器質性」原因，比如外傷所造成。事實上，哈勒蘭該書的一個「主要重點」，就是「指出……可以明顯指為心理成因的精神錯亂型態，從而得以將其命名為『心理性精神錯亂』（mental insanity），以及另一類是可能完全出自器官受損所造成的神經躁動的類型」。感染梅毒就是後者的一種，也是十九世紀歐洲主要精神機構病患收治來源，不過在愛爾蘭這種情形似乎較為少見。[17]

哈勒蘭書中的另一個焦點是探討「愛爾蘭精神錯亂病例的驚人增加」，他將其原因歸咎到與社會動盪、「宗教狂熱的恐怖」以及——最主要的——「濃烈酒精不加節制之飲用和濫飲」等相關行為所造成的「身體」和「心理刺激」。一旦病患養成了「每日買醉的惡習」，他寫道，「外觀就會顯示其身心俱疲的樣態；神智不清且言行荒唐」。他指出「像這樣因為這種原因而必須終生監禁的瘋子，經常出現在我的病歷名單中，實在是讓人難過的事實。」而關於其解決之道，哈勒蘭則認為應該是要改革財稅法、限制酒類的取得、提升飲用酒的品質，而非控制飲酒的量。喝更好的酒，但不用減少飲酒量，這是他的建議。

對於愛爾蘭精神病患人數激增的原因，哈勒蘭並不是唯一一位急著想找出答案的人，但他是少數真正提出治本之道的人。哈勒蘭不僅看到其成因是社會政治的動盪不安、宗教狂熱以及飲酒危害等問題，他同時也預測到遺傳在「瘋症」中的重要性，他寫道：「關於遺傳這一讓人遺憾卻又不容否認的證據，是我們在理智且嚴肅正視其影響之餘，內心不得不跟著翻騰不安的因素。」

哈勒蘭也點出精神病患壽命較短這個問題，他指出那些能夠活過六十歲的精神病患「大部分都是復發間隔時間較長，或者在恢復後維持較長時間未再復發的人」。在哈勒蘭這段文字兩百多年後的今天，思覺失調症男性病患的壽命依然比一般人短十五年，女性則短十二年。[18]這些人的死因都不是非自然死亡或自殺：其主要死因都是心臟疾病和癌症。

而關於復原，哈勒蘭則指出，症狀強烈的病患，也就是那種有躁症的病患，以及那些「有明顯強烈症狀」的病患，往往比那些隱伏症狀的病患有較佳復原機會。他也指出，接近康復前那段期間尤其風險很大，因為病患「這時對剛襲擊過的狀態有了全面的認識」，因此「對於會發生什麼狀況非常警覺：他們經常會鬱鬱寡歡，幾近絕望、非常地多疑」。哈勒蘭這番警語獲得了之後兩百年的精神病觀察的證實：這種「鬱鬱寡歡、幾近絕望」的情況，正和現在被正名為「精神病後憂鬱症」（post-psychotic depression）的症狀一致，這類病人在出院後立刻自殺的機率非常之高。而且至今依然如同哈勒蘭所提醒的，「在這個重要時期，給予再多的關注都不嫌多。」

然而，早期作家和療養院醫生最為關注的焦點莫過於「躁症」的診斷。一八五八年，巴克尼爾和圖克形容「躁症」是「精神疾病中最值得研究且最為人所知的一種形式」。他們也注意到「躁症常出現一種或多種的強烈情緒」，「在急性時，常出現激憤的狀況」：

任誰都不會否認，情緒激動的人往往已被情緒淹沒理性。在這種激動的狀態下，他的言語混亂、判斷力也隨之扭曲。往往一句話沒說完就急著講下一句；他的思緒快過他的言語。雖然躁症在很多時候會長時期呈現激憤狀態，卻也有時候會變得非常可人，呈現出一種亢奮和不可抑制的欣喜，讓人覺得是樂過頭而不是激憤。

躁症患者表現出的興奮、高能量和異常行為，通常很快就會引起醫師和療養院管理者的注意：

這些患者會因為許多的妄想而影響其思緒和行為。要是他相信自己即將改變社會現況〔……〕，便會滿腦子是助人的計畫、點子和想法，全都是為了讓人類更好，而要是我們不好好聽他講完，或讓他無法執行不切實際的計畫，他就會失控，詛咒連連，甚至拳打腳踢，暫時把他的偉大慈善計畫拋諸腦後；而禁閉室就成了這位世界改革者的棲身之所。

他會恨不得將身邊所有東西都砸爛；衣服要是不夠強韌，就會成為他盛怒下的犧牲品；而那些原本他細心擘劃大計的藍圖，寫給皇后和首相的書信，力陳解除全人類病痛的文字，這時則大有可能被撕成碎片。而要是再加上不衛生的習慣或食糞土的傾向，那這些「萬物之靈」在精神疾病折磨下，將呈現出讓人悲傷無比的景象。

危險的暴力行為、毫無意義的破壞、完全不顧衛生清潔和禮節、大聲的咒罵、滿口大聲威脅、說話極快又衝動、聲音尖銳、滿口詛咒、不斷跺腳，這些標誌著瘋狂發作的巔峰。情緒的混亂與道德的崩毀，顯示了精神疾病對人類心靈帶來深刻破壞。

正因為躁症若未獲治療會惹出這麼多事，難怪十九世紀療養院中躁症病患這麼常見，還那麼常被院方以當時最殘酷和強制性的方式對待。

最早使用旋轉療法的精神科醫師

哈勒蘭早在一八一〇年這本教科書中，就明確發出警訊，要大家不要用暴力對待精神病患和躁症患者。哈勒蘭非常詳盡地說明他反對暴力和其他種「療法」的觀點和原因，包括放血療法（venesection）、催吐療法（emetics）以及灌腸療法（laxatives）。哈勒蘭尤其反對放血療法，他說：「並不建議放血，新發病的病患更是完全不允許這樣做」。哈勒蘭對於「用催吐來治療發燒」雖然不反對，卻不贊成用在精神病患身上：「我看過許多因為欠缺適當保護措施而造成的嚴重後果，因此我完全不願在任何病患身上採用催吐療法。」

哈勒蘭同時也指出，有些病患偶爾會表現出「極度的頑固」，這種情形在躁症患者中特別常見。在這種情形下，哈勒蘭會建議採用英國療養院醫師約瑟夫·梅森·考克斯醫師（Dr Joseph Mason Cox, 1763~1818）所開發的旋轉鞦韆（Circulating swing）療法。考克斯的做法是將一張椅子用繩子懸掛在天花板上，將病人安置在座椅上，然後由療養院的員工依特定速度旋轉該座椅，然後病患會持續旋轉一段時間。這種做法在十九世紀為很多歐洲療養院所採用。考克斯認為，這種做法「既符合道德，又符合醫學，可以治療瘋人」。[19]光聽就很恐怖。

哈勒蘭「迅速採納了考克斯醫師的看法」，做了一台類似的鞦韆，「設計得如此巧妙，在必要的時候可以同時綁四個人上去」，並每分鐘旋轉一百下。他將這個「強效療法」用於「最近出現躁症症狀且在治療前已先充分灌腸清洗過腸胃的人」。對於「固執和狂暴」的病患，鞦韆能夠讓他們「產生足夠的恐懼從而服從」；而對「憂鬱」的病患，鞦韆則能激發他們「對生活中的大小事感到由衷關心」。雖然哈勒蘭極力推崇這項療法，他也提醒不可隨意濫用這項療法，強調要在「細心的管理下」使用。

哈勒蘭特別關心對於「固執和狂暴」病患以及「躁症」病患的治療，對此他推薦使用毛地黃（Digitalis）治療，這是一種源自毛地黃花（foxglove）的古代配方。他表示，該藥物「能抑制心臟和血管的過度運動」，也是有效的「抗狂躁的配方，極具價值的藥物」。哈勒蘭同時也盛讚鴉片，認為鴉片「是抗狂躁配方中極適合作為主要藥物的一款」。

哈勒蘭深明「道德對待」在十九世紀病患照護中的重要性。理論上，這個方法是將每一位病患都當成獨立個體，並運用講道理、討論、職能訓練和運動作為自主治療的方法，而非只靠束縛病患行動：

如果醫護人員講究以人道方式對待躁症患者，那就不該以職權壓迫患者，更不該訴諸暴力。如果試圖想靠些好聽話或是編造故事來說動患者，這樣的醫護往往會被其所識破，被嗤之以鼻〔……〕基於這些經驗，我在探視病患時，都會先撥幾分鐘和他們聊天，聊些最能逗他們開心和注意的話題。透過持續的探視和聊天，慢慢卸下他們的心防，終能獲得他們的禮貌與尊重。到那時，他們彷彿把禮貌視為共同的責任，會在我訪視時恰當地表現出來。在我的用心對待下，這些復原中的患者展現出出色的自我克制，從中所獲得的治療效益更是不可勝數。

哈勒蘭這種對於處理躁症病患的堅持，正是面對當時日益氾濫療養院共通問題的正確處理態度：在遇到過於活躍、過於精力充沛、極度不安定、又基本上很難控制的病患該怎麼辦呢？解決問題的第一步就是要界定不同嚴重程度的躁症，並找出其發病原因。在愛爾蘭東南部的「卡爾洛地區瘋人院」（Carlow District Lunatic

Asylum，日後改名聖丁普納醫院（Saint Dympna's Hospital））所保存的一八四八年到一八九六年病例中，證實了「躁症」在當時是極常見的診斷疾病，他們將之分為三類：「重症」、「慢性」或者「宗教引起」。[20]「高齡躁症」（Senile manis）出現在長者，而「酒毒性譫妄」（mania a potú）是因為「飲酒無度」或是「酒精過量」所引起。病例中出現的「單狂」（monomania）一詞則用於描述以單一病症（例如某一妄想或是一再重複的錯誤信念）為主要特徵的疾病。

在卡爾洛瘋人院中，男性躁症的「推測病因」包括「貧窮和飲酒過量」、「中暑」、「心神受到刺激」、「遺傳」、「無法確定」和「未知」。其他躁症「原因」還有身體上的創傷（如「從馬上跌落」、「遭到毆打」）、心理創傷（如「婚姻不如意」、「喪妻」、「財物損失」），以及可能是腦部生病（像是「腦部疾患」、「腦部病變，癲癇」、「童年時患過腦炎」、「腦出血」）。女性的躁症可分為「反覆發作」、「急性」、「慢性」、「局部」、「自殺」、「宗教」或是「產後性」（即分娩後立即出現）。而女性發病病因則包括「遺傳」、「放縱」、「酗酒」、「家庭問題」、「遭逢逆境」、「悲傷」、「失業」、「想離開救濟院」、「脊椎損傷」、「分娩」和「宗教狂熱」。

在斯萊戈的聖高隆療養院中，於一八九二到一九〇一年間住院的四百五十四名病患中，躁症是最常見的診斷病名，占了三分之一住院男性和半數住院女性。[21]「憂鬱症」則是緊追其後第二常見的症狀，住院男性中占了二成八、女性占了二成六。「癡呆」（dementia）⑫一詞也常見於當時許多療養院的概括式診斷通稱，斯萊戈和卡爾洛亦不例外。

十九世紀精神療養院醫師在診斷病名上雖然花招百出，但他們也自知這樣的診斷分類不盡齊全：一些像是「躁症」和「癡呆」的病名都太籠統和以一概全，病患的症狀不時有變化，某一「疾病」並不總是發展成特定狀況。也正因為這種不夠周全的診斷現象，當時的醫師會持續多年追蹤自己的病患，以便從病因、症狀、治療或是病情發展整理出更精確的診斷系統。

他們的努力終究沒有白費。到了十九世紀末，許多醫生發現某些病人的病症之間有共通的模式，尤其是那些被診斷為「躁症」的病人。首先，某些躁症病人會交互出現鬱症和躁症，但也有些病人會比較固定有其中一種症狀，而不會在兩種症狀之間擺盪，而這類患者長期預後也較差。這些觀察促成一八九〇年代後期精神醫學診斷上的大幅演變，由德國療養院醫師愛彌兒．克雷波林所倡導和建立，他後來被譽為現代精神醫學之父。如今醫學界將躁鬱症與思覺失調症清楚劃分的做法，主要也是歸功於克雷波林。

愛彌兒・克雷波林：醫師、健行者、詩人

愛彌兒・克雷波林於一八五六年二月十五日出生於諾伊史崔里茲（Neustrelitz），這是位於德國北部的小鎮，景色優美但沒有太特別之處，在當時這裡還屬於梅克倫堡—史崔里茲公國的領地（Duchy of Mecklenburg-Strelitz）。克雷波林在回憶錄中曾提及自己年輕時家境微寒，卻享受到極大的自由。[22]他從小就熱愛大自然和健行。雖然家中財力僅能糊口，但父親還是讓他從小就接觸文學作品，並開啟他追求知識的熱情。他也在一八七四年進入大學學醫。

進入大學後，滿心學習熱忱的克雷波林對解剖和解剖學特別感興趣。他還

⑫譯註：由於當時 dementia 和現代醫學中 dementia（失智症）的定義不同，所以另譯為「癡呆」。

特別自費向解剖助理買了一顆人腦，親自進行解剖以認識大腦各部位。克雷波林看的書類型很廣：舉凡康德（Kant）、休謨（Hume）、洛克（Locke）、柏克萊（Berkeley）、霍布斯（Hobbes）、叔本華（Schopenhauer）、德・拉・美特里（de la Mettrie）都有涉獵。一八七八年，這位好學的大學生從伍茲堡大學（University of Würzburg）畢業，並通過考試成為合格醫師，他選擇成為精神科醫師，同時矢志要在三十歲前成為精神科教授。

畢業後，克雷波林很快就取得慕尼黑（Munich）市立精神療養院醫師職位，但到任後卻被院內的景象震懾到：心煩意亂、痛苦不堪、精神錯亂的病人完全沒有接受到有用的治療。目睹這一切讓他夜裡輾轉反側，深自懷疑自己是否真的能適應這份工作。

但年輕的克雷波林並沒有因此喪氣，療養院中的恐怖場景鞭策著他更深入探討自己的治療：顯然，還有許多事情需要做。一八八六年，年僅三十歲、留著一臉豪氣大鬍子的克雷波林，在取得醫師資格八年後成為多爾帕大學（University of Dorpat）精神醫學系的教授，該校位於今日愛沙尼亞境內。隨後，他於一八八〇到一九〇四年間在海德堡大學（University of Heidelberg）任教，之後轉調到慕尼黑，在這裡主持德國精神醫學研究院（German Institute for Psychiatric Research），也就是日後普朗克精神醫學研究所（Max Planck Institute of Psychiatry）的前身。

克雷波林終其一生都專注於精神疾病的分類工作，尤其是揚棄過去以症狀作為診斷依據的做法，轉而將精神疾病的模式和進程列入診斷的參考。為此，克雷波林在一八九九年提出精神疾病重症的兩種主要模式：「躁鬱症」（manic depression），病患間歇交替發作躁症和鬱症，未發病時則全無症狀；另一種則是「早發性癡呆」（dementia praecox），發作間隔較短且病症往往有每況愈下的趨勢（因此病名中有「癡呆」一字，「praecox」則意味著「相當早」）。[23]克雷波林很清楚自己這樣的分類，兩種病情之間有相當多重疊的症狀，造成兩者不容易區分，但他仍認為這樣的分類有其可取之處，特別是關於兩種疾病的進程和最終結果。

在一份一九〇四年他的講稿英譯本中，克雷波林強調最能夠看出「躁鬱症」的症狀就是間歇發病現象：

這種病通常每一次發病都是獨立的，每次都不同，但依照形容，可以看到要不是鬱症的狀態、就是躁症的狀態，這種情形稍晚我們會說明得更清楚。這些獨立的發作之間都間隔著沒有症狀的穩定期。[24]

克雷波林為了闡明此點，提出了一位「四十三歲商人的病例，他差不多已經來我們醫院五年了，中間都沒有間斷」：

他首度發病是在二十三歲時，當時他是鬱症發作，一如此病首度發病時的情形；但他的鬱症到隔年時，卻轉為躁症，他也因此被送進療養院。兩年後，他娶了一位身分地位比他低的人，很可能就是在躁症發作影響下做的決定，隨後在轉為鬱症時和對方分開。三十一歲時，可能又因為躁症復發，他被一個拜金女纏上，可是又再次在鬱症復發時被對方拋棄。他的對象總以為他鬱症發作是因為情傷所致。三十六和三十七歲時，他又再次遭遇更嚴重的躁症復發，不得不再次進療養院接受治療。

依克雷波林的看法，這種躁鬱症反覆發作的病情，往往重複出現在同一家族親人之中：

年輕時，患者通常會先出現鬱症，隨後反覆在躁症和鬱症之間擺盪。在經歷多次輕微發作後，通常會出現一次嚴重的發作。在一般人眼中，幾乎不會聯想到是生病，這種情形會反覆一再發生無數次。據經驗得知，這類型患者通常所來自的家庭，也都有親人有精神錯亂的問題。

醫界很快就發現，克雷波林對於早發性癡呆的病情發展過於悲觀（許多病人康復），對躁鬱症則過於樂觀（有些病人惡化），但看在當時許多療養院醫師眼裡，他的描述的確很有說服力，因此直到一百多年後的今天都還是精神疾病診斷系統的重要參考。在克雷波林將這套想法付梓十年後，《心理科學期刊》（*Journal of Mental Science*）一九〇九年一月號（該刊物由英國具影響力的心理醫學協會〔Medico-Psychological Association〕發行）一口氣刊載了不下七篇的論文討論克雷波林此分類，而且大部分是在批評他提出的「躁鬱性精神錯亂」（manic depressive insanity）概念。

愛爾蘭道恩區精神療養院（Down District Asylum）醫學部院長（Resident Medical Superintendent, RMS）諾蘭醫師（M.J. Nolan）在期刊中開了第一槍，他稱自己看不出將患有躁症或鬱症的患者診斷為「躁鬱性精神錯亂」的用處何在。[25] 相反地，他建議何不直接將之診斷為「躁症」或「鬱症」，並將「躁鬱性精神錯亂」一詞保留給克雷波林和諾蘭稱為「混合」發作的患者，亦即在單一發作期同時出現躁症和鬱症現象的患者。同一療養院的助理醫學主任（Assistant Medical Officer）詹姆士・柯特（James Cotter）醫師贊同他的看法，在一九〇七年研究了該院所有住院病患，事後他的報告指出，所有病患均不符合克雷波林「躁鬱性精神錯亂」診斷中的躁症診斷。[26] 對於柯特的研究結果，諾蘭直指克雷波林的分類完全是人為的，沒有實用價值。

另一份一九〇七年在都柏林瑞奇蒙區立療養院針對住院病患所做的研究也得出相同的結論，研究指出該院兩百九十二名住院病患中，只有一名符合克雷波林「躁鬱性精神錯亂」的診斷。[27] 恩尼斯柯西（Enniscorthy）的湯瑪士・德瑞普斯（Thomas Drapes）醫師則認為克雷波林的演說內容流暢清晰，但他也指出克雷波林在「躁鬱性精神錯亂」的分類上沒有可靠的基礎，是判斷上的一大錯誤。[28]

相較之下，克雷波林對於早發性癡呆的看法在當時要比躁鬱症更受到支持。湯瑪士・姜斯頓（Thomas Johnstone）醫師在同一期刊中提出「早發性癡呆」的病例，並主張早發性癡呆是神經系統常見疾病，也是有精神疾病的人中經常有的診斷。[29]埃爾蘭（W.W. Ireland）則討論了支持該疾病有遺傳性的證據（一項研究顯示有九成患者都有家族病史），這點也提供了早發性癡呆作為一種疾病的有力證據。[30]倫敦的米柯爾（W.J. Mickle）則在期刊中撰文討論早發性癡呆的一些亞型。唯一稍有爭論的是該疾病的名稱，特別是「癡呆」一詞，與一般對此詞的用法並不符合。[31]該詞日後被改為思覺失調症（schizophrenia），以消除「癡呆」一詞帶來的誤解。

儘管在這些握有權力的療養院醫生之間並不被看好，克雷波林對於躁鬱症的分類卻在二十世紀初的療養院中扎下了根。畢竟，大家的確見到部分病患符合克雷波林所描述的模式，他的分類也逐漸為人接受。

靠著這個成功的命名，克雷波林的臨床醫學工作有了劃時代的成就，但他仍持續執業行醫、研究與教學，遺憾的是，他也支持優生學（eugenics）這種在當時風行於許多國家精神醫學領域的運動（見第六章）。[32]

更特別的是，克雷波林也寫詩，他的詩作儘管沒有太多（事實上可能毫無）文學價值，但充滿真情，也反映了他終生對大自然的熱愛，這份熱愛源自他在諾伊史崔里茲度過的快樂童年生活：

在遙遠東方的冰川深處，
年輕的溪流茁壯誕生；
歡樂地從水晶之門奔流而下，
自源頭啟程，自由流洩。

青春嬉戲歡快無比；
看它閃耀、冒泡、翻騰——
是否在朦朧中追尋歸宿，
奮力朝向目標奔流？

治療躁症：安靜、鎮靜劑和二十四小時泡澡

隨著躁鬱症作為一種診斷的確立，醫界的焦點於是從如何診斷病情轉移到如何治療。克雷波林在一九〇四年的建議是，「輕微的發病」可以「在沒有任何治療的情況下自行緩解」：

> 但其他較嚴重的病情則須緊急入療養院治療，以防自殺風險，因為在發病初期和接近結束時這種風險最高，原因在於病人在這階段的猶豫往往不足以阻擋他們採取行動的決心。在療養院中需仔細觀察這些病患，一定要執行適當且嚴格的臥床治療。在藥物上，溴化物類的（bromides）鎮靜劑可以單獨使用，也可以合併鴉片或其他合適的催眠性藥物（幫助入睡的藥物）使用，但不可使用過量。長時間的溫水浴有時也能起到良好作用。近親探視和過早出院往往是導致復發的原因。

一九二一年，克雷波林建議經常性的安靜可能有助於預防躁鬱症的發病：

考量到外界刺激經常會引發病情，在受保護的環境下過著平靜有序的生活，尤其是同時避免飲酒的情況下，可能對易發病的病患具有一定的預防的效果。同時，在機構過著平靜的生活，就算發病，症狀也往往相對較輕。[33]

大量的溴化物鎮靜劑「偶爾」會在「預防亢奮出現」方面有成效，但必須在病期過後逐步停用。對於較嚴重的「躁症型亢奮」，住院療養則必不可少：

躁症亢奮的治療首重儘可能預防外界刺激。有鑑於此，應將病患安置在機構中，但一旦患者無法忍受自由受到限制，且病症也不會造成嚴重傷害和不便時，就應該立刻停止住院安置。而因為我們清楚活動往往會讓這類患者變得更為亢奮，所以應該要儘可能減少其工作的壓力，並讓躁動不安的病患臥床，對於身體孱弱且沒精神的患者而言，這更是當務之急。

對於高度重症的患者，還需要更多的措施，包括讓躁症患者浸泡在溫水浴中數小時甚至整晚，或者偶爾噴以冷水以減緩流往腦部的血流：

在極度亢奮的病症中，建議以持續泡浴取代臥床治療。持續泡浴可被視為一種特殊治療方法，其效益和鎮靜作用出奇得好。這種方式幾乎能完全避免或大幅減輕一些令人擔憂的症狀，例如孤僻、骯髒、破壞行為與暴力。若浸浴可以在夜間持續，就不需要其他的催眠和鎮靜藥物；否則，偶而可能需要使用三聚乙醛（paraldehyde）、三乙眠碸（trional）、巴比妥（veronal）、魯米那（luminal）〔鎮靜劑和抗痙攣藥物〕）或類似的藥物。在心臟功能衰弱的患者中，特定條件下可使用少量的咖啡因或者毛地黃。在亢奮期過後，泡浴療法可以和適度的戶外活動結合治療。

「充足、易消化食物」也是急性躁症時需要的，同時還有「心靈療法」（psychic）：

適時提供平靜的友善環境，在患者心情愉悅時更謹慎地去迎合他愉快的心情，並以小心且有耐性的方式引導，能在很大程度上促進交流，並往往能讓那些在缺乏技巧的照護下顯得固執和危險的病患，變得和順乖巧。一旦患者進入平靜的狀態，要特別注意避免外界的刺激和誘惑干擾。

至於鬱症，建議採用溴化物鎮靜劑和「溫柔地勸誘」患者進食，外加安置在「外人不得進入、且日夜持續進行觀察的醫院」。

但令人遺憾的是，即使克雷波林早在一八九〇年代末和一九〇〇年代初就提出如此具遠見的診斷分類，對於躁鬱症的治療方法卻還是跟克雷波林未提出其分類前一樣：強迫泡浴、鎮靜劑、各種未經證實療效的藥物以及安置在療養院。如今泡浴並不被視為精神疾病治療的主流，鎮靜劑使用也受到嚴格規範，住院則被視為某些更全面治療計畫中必要的一環，而非只靠住院就會好。現代精神醫學中的水療法是針對特別身體問題以及放鬆之用，並不會用來治療躁鬱症。

在二十世紀前半葉被使用的其他治療方式也都不是特別為躁鬱症設計的，因為這些治療多半只針對鬱症，亦即第二章提過的痙攣療法；或是思覺失調症，亦即第四和第五章將提到的前額葉切除術（lobotomy）和胰島素療法。

直到一九四九年才有專門針對躁症和雙相情感障礙的治療問世，在治療上向前邁了一大步，而這要感謝《澳洲醫學期刊》（*Medical Journal of Australia*）上一篇不起眼的論文，該文探討「用鋰鹽治療精神異常的亢奮症狀」，尤其是與躁症相關的案例。僅僅兩頁半的篇幅，就為躁鬱症療法帶來革命性的突破。

鋰鹽的故事

聖派崔克大學醫院是一棟低調但外觀設計複雜的建築物，坐落於都柏林火車站附近的有軌電車軌道旁，離流經都柏林市中心的利菲河岸（River Liffey）很近。一到該醫院大門口，便能感受到該建築物的規模：這是一棟有著優雅古典入口的老式建築，幾個世紀以來保持著原貌；主建築物旁則連接著多棟擴建，包括一座新蓋的兒童病房、一家專為高齡精神病患設置的日間醫院，以及幾棟附帶的輔助建築。這地方讓人印象深刻，但仍有些壓迫感，特別是在都柏林天氣陰冷時。

聖派崔克醫院是一所獨立營運的醫院，不為愛爾蘭政府所擁有和管理。一九九六年，該醫院拍攝了一部名為《斯威夫特的醫院，一七四五～一九九五》的宣傳影片，由當時的院長、精神學家兼廣播節目主持人安東尼·克雷爾（Anthony Clare）教授主講。[34]這部短片很好看，開頭簡明敘述十八世紀中葉斯威夫特資助聖派崔克的經過，接著談到一七五七年該院正式成立、之後如何在同一市中心舊址營運至今。該片也邀到多位精神科醫師和工作人員在片中談論治療、院中藝品收藏，以及一九九五年由基金會主席瑪莉・羅賓森（Mary Robinson）主持開幕的大量史料文獻收藏。

不過，該片最讓人意想不到的，莫過於展示醫院實驗室的那一部分。對一所獨立精神醫院而言，畫面中呈現出的實驗室規模之大，令人意外。為什麼這樣的醫院需要這麼精密的實驗室？它又用來進行什麼樣的試驗？若想一探究竟，就要回到一九四〇年代末的澳洲南部，由約翰・凱德（John Cade）這位名不見經傳的第二代精神科醫師發起的躁症治療改革講起。

凱德於一九一二年出生於澳洲維多利亞省一個產麥的小鎮穆爾托（Murtoa）。凱德的父親是一般科醫師，先後在桑柏里（Sunbury）、畢許沃斯（Beechworth）和蒙特公園（Mont Park）三間精神病院擔任醫學部主任。由於凱德從小就跟著父親住在精神療養院內，這裡的所見所聞對他有著深遠影響。之後，他進入墨爾本大學（University of Melbourne）習醫。二戰期間擔任軍醫，戰後則在墨爾本的邦朵拉退伍軍人精神醫院（Bundoora Repatriation Mental Hospital）工作。

凱德在這裡開始研究躁症病患的尿液，並將這些尿液注入天竺鼠體內進行實驗。他清楚過去對鋰（一種鹼金屬）的研究，也深知躁症帶來的坐立難安和痛苦。他在實驗中注意到碳酸鋰（lithium carbonate）能讓天竺鼠比較平靜，於是推測用鋰鹽治療躁症的可能性。然而，在進一步測試前，凱德先自行服用鋰鹽以確認安全性，結果顯示鋰對人體是安全的。

於是凱德就在躁症、思覺失調症和憂鬱症患者身上測試鋰鹽，並將研究結果發表在一九四九年的《澳洲醫學期刊》上。[35]十位接受實驗的躁症患者病情全都獲得大幅改善。雖然鋰在其他兩種疾病患者的身上沒見到同樣療效，但在治療躁症上功效卓著。

研究發表當時，凱德已是維多利亞省心理衛生部（Victorian Department of Mental Hygiene）的高階保健醫師，但不是知名人物。正因如此，他這份研究並沒有立刻廣為人知。除此之外，當時用鋰鹽治療其他疾病的研究並不成功，更讓醫界對鋰鹽興趣缺缺。到頭來，醫界花了好幾年的時間才累積到全面的臨床實驗證據，支持凱德的研究結果。[36]

鋰鹽當然也不是全無壞處：它有些副作用（像是引發顫抖）、對胎兒造成風險、有時會影響甲狀腺功能、病患也必須經常回診接受觀察追蹤，以確保血液中鋰鹽濃度不致過高。儘管如此，聖派崔克等醫院的實驗室很快就採用鋰鹽對病患進行實驗，也很快就見證其驚人功效：鋰鹽確實對許多躁鬱症患者相當有用，可能還是有史以來最有效的精神科藥物。

鋰鹽至今依然是預防躁鬱症發作的首推藥物，有時也會被用在單極躁症（unipolar mania），不過，現在還會同時建議服用抗精神病藥物，例如安樂平（haloperidol）和津普速（olanzapine）。[37] 鋰鹽可能也有助於減少這類患者的自殺行為。最終，凱德因這項重要發現廣受讚譽，升任為皇家帕克醫院（Royal Park Hospital）門診醫學院的主任兼院長，並獲頒許多獎章，更在一九七六年獲頒澳洲政府勳章（Officer of the Order of Australia）。

自採用鋰鹽治療後，數十年來又有其他新的躁鬱症療法問世，但沒有一種能像鋰鹽那樣獲得傳奇般的地位。日後問世的新療法包括用於癲癇的抗痙攣藥物癲通（carbamazepine）、帝拔癲（valproate）、樂命達（lamotrigine）等，還有各種輔助心理治療，包括心理教育、認知行為療法以及人際關係療法（interpersonal therapy）。

用這麼多種不同療法來治療一種疾病，感覺也太複雜，但其實這樣做是有其必要的：這些治療策略是經過數十年的發展演變出來的，中間有很多的機緣巧合、直覺推測以及反覆試驗。對於躁鬱症，要為它專門設計一種治療是不可能的，因為其病因始終無法探知。雖然經過一世紀的推測和研究，我們仍無法解釋為什麼有些人會得躁鬱症，有些人卻不會。雖然有些端倪可以推測，但答案依然成謎。

完全無法破解的謎團：躁鬱症的成因

保留點來說，躁鬱症的成因醫界至今始終未能完全破解。[38] 就跟許多只能靠症狀而非生物測試的疾病一樣，躁鬱症的成因可能因人而異，又或者是不同的危險因子組合，會在不同人身上產生類似但又不盡相同的臨床症狀。或許至今最明確的發現就是躁鬱症往往會遺傳。但這並不是最近才知道的事。早在一八三〇年，約翰・康納利就指出精神疾病，不論是哪一種，通常都會「在整個家族中蔓延」：

我們收治的一名家族成員被診斷出躁症，必須住院限制行動。同一家族中的另一位成員則出現突發的不理性行為，或因意外狀況觸發，或因受到強勢親屬的管控，導致出現無法克制的情緒，只好被收治約束。[39]

約一百年後的一九二一年，克雷波林在論文中也提到，他的躁鬱症患者中，有八成人的家屬中有人患有此病，有些家庭患病的比例甚至相當高。其中一個家庭「夫妻均患躁鬱症，其所生十名兒女中有七人患有此疾；而該家族第三代五名孫兒中，有四名都身染此症」。[40]雖然遺傳很明顯是導致躁鬱症的成因之一，但克雷波林也知道，其他造成躁鬱症的原因始終未明：

躁鬱性精神錯亂的本質究竟是什麼，依然懸而未解。包括經常性的復發，以及在亢奮和沮喪間的奇特擺盪，始終是個謎團。

整整一百年後，這個不解之謎依然未能解開，只是這個拼圖中有幾片比以前清楚了。比如說家族病史好了，我們現在知道要是一等親（你的父母、兄弟姊妹、子女）中有人罹患躁鬱症，那你一生罹患此病的風險會從百分之一到二，增加為近百分之八。此外，一等親中其他親人罹患單極憂鬱症（無躁症）的風險也會增加。

對雙胞胎的研究也證實，遺傳在躁鬱症發病風險的影響。要是你有一名同卵雙胞胎（基因完全相同）罹患躁鬱症，那你罹患此病的風險會遠大於和你基因不完全相同的異卵雙胞胎，或者一般非雙胞胎的一等親。同時，如果雙胞胎其中一人患有躁鬱症，那另一人罹患單極憂鬱障礙的風險也會隨之增加。這些家族性的風險只針對血親、而非收養親屬，由此可見這種風險因素中，血緣或基因的成因是關鍵，而非生長環境。

儘管如此，躁鬱症在親屬間的遺傳機制仍不明確；也就是說，我們還不知道是哪些基因（遺傳的生物單位）會增加血親間罹病的風險。[41] 目前，這部分還有許多研究正在進行，根據現有的證據，此病可能涉及多種基因；此外，躁鬱症和思覺失調症之間可能也有些共通的遺傳性風險；但研究也顯示，致病基因的組合可能每個人不同。

雖然目前已找出一些可能相關的基因，但都還沒有針對躁鬱症的基因做測試，所以無從預測小孩是否將來會罹患該疾病。而且，就算真的有天找到了真正的致病基因，但有一等親罹患躁鬱症的人，其罹患此病的風險也只有百分之八；而就算百分之八這數字遠比一般大眾高（百分之一至二），但家族中有一等親罹此病的人，還是有百分之九十二的機率（例如躁鬱症父母生的孩子）不會罹患躁鬱症。

很明顯，雖然躁鬱症發病有遺傳上的因素，但其他非遺傳、屬於環境的因素同樣重要。比如說，躁鬱症在高收入國家發生率比低收入國家高（可能是因為診斷技術的關係）；分居、離婚、喪偶的人比已婚或未婚的人更容易罹患此病。除此之外，躁鬱症患者自述有較多創傷性的經驗（如童年時遭到虐待）比未罹病的人高，而這可能是促使患者發病的原因。

從大腦化學物質的角度來看，躁鬱症似乎涉及多種大腦化學物質的異常，但目前尚未有明確的鑑定。此外，這種疾病可能與多種荷爾蒙異常有關，尤其是暴露在許多高壓的事件或是持續高壓的事件中，會改變身體壓力荷爾蒙的反應，而讓躁鬱症這類情緒障礙疾病的風險增加。

但不要因此以為既然心理壓力是躁鬱症成因，那大腦化學物質或身體荷爾蒙反應就不是其成因。心理成因和生理成因是互為表裡的。這只是用不同方式來描述這個目前暫時被歸類為「躁鬱症」或「雙相情感障礙」這個大類下的說法。也因為這樣，透過掃描針對大腦構造可能變化的研究，和躁鬱症患者不同認知或思考模式的研究是相輔相成的：身心互相影響的程度是完全無法切割的。

總之，雖然躁鬱症的終極成因仍不明確，但已知遺傳和環境都是危險因子。不同風險的組合可能以不同方式在不同人身上交織，形成千變萬化的躁鬱症臨床表現。有些特殊的發病型態可能肇因於壓力事件、睡眠不足、身體疾病或是生產。

最後，要是你本人患有此病，請務必記得你的孩子和其他一等親雖然罹患躁鬱症略高，但不會發病的機率更是壓倒性地高（百分之九十二）。顯然，造成躁鬱症的不僅僅只有遺傳，正如哈勒蘭、康納利、克雷波林和許多研究先驅所得到的結論那樣。

善心很美好，自由更可貴

我坐在斯萊戈旅館的門廳，這裡過去曾是聖高隆精神病院，在過去數十年間收容了成千上萬的病患，也曾有成千上萬工作人員生活在這裡，他們在此的境況恐怕也沒比病患好上多少。有很多關於這邊員工對病患善心照顧的故事流傳下來，但善心再怎樣也比不上自由。而在這邊的很多病患，就跟其他療養院一樣，一進來就從此再沒有機會享受到外面的自由了。

愛爾蘭這些如今空無一人的精神院所，見證了人類歷史既有讓人不安的一面，又有立意良善的一面；既有不用心到讓人痛心疾首的一面，也有複雜到讓人難以理解的一面。這些精神療養院都有著揮之不去的陰影，立意原是要幫助被自己家人、社區所孤立的人們：精神病患、智能障礙以及許多其實只是「和別人不同」的人。的確，這裡頭有些人是真的在這裡找到了庇護與療養，但其他人在這裡找到的，卻只有冷漠和殘酷，但凡是淪落到此的，都是先見識過外界更加冷酷社會的排擠，而那個冷酷的社會，更樂意將他們隔絕在這療養院的門牆背後，任由他們在這裡度過數十年的光陰、逐漸凋零死去。

如今這些舊時代的療養院都面臨著不確定的未來。或許大家比較想就這樣淡忘它們，任由其淹沒在荒煙蔓草之中，最後乾脆拆掉。但這樣做是錯的，愛爾蘭的精神療養院反映的是我們過去歷史上那複雜而衝突的一頁。那些愛爾蘭和全世界療養院內數以萬計被遺忘的精神病患的痛苦生活，應該被好好審視，反省和牢記。而向他們的苦難致意的方式，就是尊重愛護這些殘存下來的建築，重新賦予社會用途，造福大眾。另外，也應保存這些療養院內的醫學紀錄，這些檔案資料是非常珍貴的教訓，提醒我們就算立意再怎麼良善，但若用錯了方法，也可能導致慘絕人寰的後果。斯萊戈和其他療養院的紀錄，尤其對於了解十九世紀精神醫學診斷的深入探討有幫助，是這些診斷最後間接匯聚成一八九〇年代後期克雷波林所提的診斷架構。這些發展對精神醫學具有關鍵意義，直到今天依然重要，尤其是躁鬱症，儘管仍有許多未解之謎，但在克雷波林的概念提出一個多世紀後，依然是診斷系統與臨床治療中的重要一環。

本章一開始提及的輕躁症患者席拉，同一天下午就回到我診所來了，她眼中泛淚。早上說要去買船的事不如理想。好意的推銷員認為她操之過急，建議她再多考慮考慮。

回程席拉搭的計程車司機也問她是否不舒服，要不要去醫院。「他幹嘛問這事？」席拉尖聲說道，疲累和沮喪的淚水弄花了她臉上的妝。「我好多事情要做！」她啜泣著。

但席拉終究還是回到診所來找我。她心裡或多或少感覺到自己不太對勁。「他們都說我有躁症，但我沒有。對吧，醫師？我有嗎？我有嗎？我

有嗎？」

我決定不要和她討論太多診斷方面的事，而是和她聊聊過去幾天她的作為，以及未來一周她可以做哪些事來讓自己不要那麼煩躁不安和沮喪。席拉同意自己的確喝太多酒，應該要減少酒量。她也同意自己應該暫停工作，並服用額外的藥物。「讓我好入睡，」她這麼說。

席拉和伴侶一同離開診所返家時，她的伴侶很沒把握地說：「我們應該會再來，醫師。我覺得我們最後還是得去醫院。」

但這次他的擔心沒應驗。席拉返家後狀況不錯，並在接下來的一周逐漸好轉。克雷波林在的話可能會說，只是「輕微發作」，雖然可能會把席拉的生活弄得一團亂，但最終一切會平安無事。

躁症和輕躁症打從被注意到以來，對所有病患、家屬和醫生都是一種非常棘手的精神狀態。今天這種病透過臨床治療可以獲得改善，但醫界依然不清楚為什麼有些人會得躁鬱症、有些人不會。或許，這個答案我們永遠無法得知。

第四章
思覺失調症：被誤解的精神疾病

海倫在她的房間裡，海倫的媽媽這麼跟我說，她來到我的精神診所，現在就坐在我對面。海倫已經好幾天沒出房門，很少與家人說話，成天掛在網上。海倫的媽媽感到非常挫敗，在椅子上不斷換姿勢、坐立難安。我仔細聽她述說情況，一邊記筆記，要她多說一點。

其實，海倫媽媽接下來要說的內容，我已經非常熟悉。過去幾年，我們每隔三、四個月就會進行這樣的對談。今天和往常一樣，海倫沒跟媽媽來，而讓媽媽代替她來。現在她們預約我都知道海倫不會親自來，但她媽媽很樂意來一趟。「別人都不能理解，」海倫媽媽身體前傾，靠向桌子對我說。「不能再為海倫多做點什麼嗎？醫師。」

我了解她的困境。十多年來，海倫幾乎沒離開過自己房間幾次。海倫這樣的遭遇雖然讓人不忍，但並非個案。現年三十五歲的海倫，十五歲就被診斷出患有思覺失調症。這一路走來可以說是步步維艱，現在更發展成為慢性思覺失調症附帶明顯的「負性」症狀（negative symptoms）：興味索然、無精打采、缺乏動力和熱情去開創自己的人生。也難怪不只海倫，連她媽媽也感到心如槁木死灰。

海倫二十歲時因為妄想症發作而送醫，堅稱鄰居從窗戶向她發送信號。還說鄰居的信號「算不上是聲音」、「算不上是氣味」，而是「介於兩者之間」。她不斷接收到這些信號，因此感到心浮氣躁。她說不出這些信號究竟是什麼意思，只說自己再也無法忍受這種「對她思緒的干擾」。「完全沒辦法，」她啜泣道。「我無法入睡，無法看電視，無法看窗外，甚至無法思考。」

之後的數周，海倫的妄想症更嚴重了：她說她的電話遭人竊聽，路人可以窺知她的心事，還有「某個東西」即將「引爆一切」。海倫陷入妄想、恐懼與極度痛苦的深淵中。

於是，她被送進精神病院中，接受精神異常治療，之後被診斷出患有思覺失調症。出院後，海倫服用了幾個月的抗精神病藥物，並在我們團隊的社工和職能治療師協助下重建生活。但不知什麼原因，她突然在六個月後中斷治療，不再服藥，因此病情很快就復發。這次，她選擇赴門診接受治療，獲得部分緩解，但卻開始長時間把自己關在房裡，這一關就是十年，幾乎很少走出房門。

這段時間裡，海倫只有偶爾會服藥，一年大約只到精神診所看診一次，但會每月讓我們社區的精神健康護理師到家裡去看她。這段期間，海倫只要有服藥，妄想症就沒那麼嚴重，但卻幾乎放棄了人生。整天只待在家裡，不見朋友，對學校、工作都沒興趣，對人生也沒興趣。被人問及她這情形時，她就只是聳聳肩，說自己就只是什麼都不想做，只想待在家裡。「我沒事啦，」她會這麼回答，然後再次把房門關上。

幾年下來，反倒是海倫這種凡事提不起興趣、什麼都不想做的樣子，讓海倫的媽媽最擔心。「她將來會怎樣？」海倫的媽媽每隔幾個月就會問我。「海倫將來會變成什麼樣子？」

我不知道怎麼回答她。海倫不符合法定的強制精神病院治療的標準，但她也不算完全復原。我在社區精神健康護理師的陪同下，前往海倫家裡

看過她很多次，但每次的結果都一樣：海倫滿嘴答應會按預約時間前來，卻沒有一次真的來過。要不就是她答應會重新開始服用抗精神病用藥，卻只吃一、兩個月就自行停藥，無視那段服藥期間她的確看起來更開心也更有人際互動。一旦停藥，她又躲回自己房裡，來看診的人也會再次換成她媽媽。

今天海倫的媽媽特別擔心：「這會有結束的一天嗎？」她問我，雖然明知希望不大，但還是希望能聽到我這邊有新法子可以「讓海倫重拾往日的樣貌」。我看著眼前的她，但願自己能這樣回答她。

我坐在比利時安特衛普（Antwerp）葛倫廣場（Groenplaats）旁一間標榜以植物做原料的咖啡店。店外有人在等咖啡、有人騎著腳踏車急著去上班。只有我坐在裡面想事情。

這趟來安特衛普是要參加精神醫學會議。現在會議結束了，思緒於是飄向別的事情。我還要待幾天才回國，雖然比利時我不熟，但有些地方我想去看看，正好可以趁這幾天去。

此刻，我正吃著碗裡以植物為原料做成的食物，會來這邊吃是因為我的旅館住房費不包含早餐，出來找地方吃早餐時剛好這家店吸引了我的目光。其實我也搞不清楚現在吃的是什麼東西，但很好吃。反正植物做的總是有益健康，對吧？店裡員工穿著紮染襯衫、寬大長褲，臉上掛著大大的微笑。這地方給我的感覺很好。

葛倫廣場非常有氣氛、歐洲風味濃厚。我手裡端著咖啡，走過廣場前往火車站。我要前往根特（Ghent），離這裡大約要搭一小時火車，同樣是非常雅緻的城市。比利時火車很準時，講求效率且乾淨。一小時的車程飛逝而過。根特市讓人難忘，但我沒在市中心逗留太久。此行是要前往約瑟夫·桂斯蘭街（Jozef Guislainstraat）的「桂斯蘭醫師博物館」（Museum Dr Guislain），我稍微找了一下就找到了。[1]為撰寫此書我造訪的所有地方中，桂斯蘭醫師博物館影響我最深。這家博物館專為精神醫學史開設，所在地過去就是精神療養院，是一棟高雅、華貴而迷人的建築。

約瑟夫·桂斯蘭（1797~1860）在一八一九年通過醫師考試成為合格醫師，之後擔任根特多家精神醫院的院長。他和根特教區的高階教士彼得·約瑟夫·特里斯特（Peter Joseph Triest, 1760~1836）共同為根特的療養院寫下院內規矩，著眼於患者尊嚴的維護和治療上。桂斯蘭和特里斯特特別強調，院內應避免使用暴力，並提倡職能治療。這些原則就成了日後桂斯蘭和艾德瓦・杜克佩提奧（Édouard Ducpétiaux）在一八五〇年提出的「精神疾病治療法案」（Mental Treatment Act），在一九九一年以前，這個法案是根特地區精神療養院奉行的法律基礎。這些原則同時也是這間博物館前身的精神病院設計的依據，當時是找根特市建築師阿道夫・寶利（Adolphe Pauli）負責建築設計。桂斯蘭醫師博物館對該精神病院的歷史毫不掩飾，在「慈善兄弟會」（Brothers of Charity）的幫助下，成立於一九八〇年代。

這座博物館非常引人入勝，裡面收藏許多文物和器材，但也不乏過往的種種殘跡和遺緒。我看到裡面還留著療養院時代的家具、從前的藥物和一系列攝於一八六〇年代的精彩照片。當中有些影像紀錄了過去精神病院中的生活和工作，有些則是記錄疾病、健康和精神狀態。許多照片悲傷到難以言喻，我透過這些影像，得以一瞥那些禁錮在療養院終生的人的樣貌。

穿過這座古老療養院的建築、花園和庭院，我細細探索每一個角落，進入每一個房間，每一個縫隙、每一個凹洞都不放過。這地方的美難以言喻：建築雖老舊，卻毫不破敗；庭院整潔，卻不過於修飾。整個館區恰到好處地平衡了對過往歷史的尊重與作為博物館的參觀功能。館內也不刻意美化過往病患在此的生活經驗：那些用來限制病患活動的物品同樣被展示出來。同時，病患在院內的生活也未被簡化，而是讓我們看到其複雜面向、人性和許多正向的改變和照護。

最重要的是，這片建築也不像許多改裝成功、吸引大量遊客參觀的老建築那樣，過於單一化和現代化。這裡依然維持那種小眾而需要你自行發掘的寧靜之美，一種桃花源一般、不為外界所知的神祕感，甚至有點樸素。這樣反倒比較好。

博物館的咖啡店內冷冷清清。我和另一個人一同坐在滿是落葉的中庭。我可以在這地方待上好幾個鐘頭，聽著鳥鳴，思索過往的時光。

博物館的禮品店完全沒有商業色彩，實在太好了，我買了兩本書：《打破枷鎖兩百年》（*200 Years of Breaking the Chains*），由慈善兄弟會的主持兼博物館的館長何內．史托克曼博士（Dr René Stockman）所著[2]，以及《無韻亦無因：精神醫學史》（*Neither Rhyme Nor Reason: History of Psychiatry*），一本滿是本館資訊以及精神照護史通論的書。[3]我就這樣抱著這兩本書、一堆明信片和有的沒的小東西，在博物館裡逛了好幾個鐘頭，享受著裡面的氛圍。最後才依依不捨地硬逼著自已離開，去趕搭回安特衛普的火車。

當天傍晚，我與一位精神科醫師好友重返葛倫廣場，吃著美味的漢堡（這次可不是植物肉了）。我跟他提到去參觀桂斯蘭醫師博物館的事，又聊到精神疾病的過去和現在，尤其是那可能是最廣為人知的精神疾病，深深影響了海倫與無數人的生活，自桂斯蘭醫師的時代一直延續至今：思覺失調症。

在燦爛的黃昏時分，安特衛普街上人們吃著東西、喝著酒、開懷享受美好時光，而我們兩人卻在談這種事，似乎顯得有些煞風景。但我們畢竟是精神科醫師，這就是我們的工作。

從克雷波林到 DSM

當前醫界對於「思覺失調症」的看法大體上可以追溯至克雷波林，這位我們在第三章提到過的深具影響力、且開創新局的德國精神科醫師。一八九九年，克雷波林提出重度精神疾病有兩個主要模式：第一種是「躁鬱症」，患者會間歇性發病，兩次發病中間則會有相當平靜的穩定期；第二種則是「早發性癡呆」，這種病較少中間的穩定期，而且病症會越來越嚴重。[4]後者日後的名稱就是思覺失調症。

克雷波林一九〇四年的授課內容英譯版中，舉了數個早發性癡呆的病例：

早發性癡呆〔思覺失調症〕往往以憂鬱症的形式開始，一開始可能會被人和某種先前提過的憂鬱症搞混。在這邊我要舉一位領日薪的二十二歲勞工的病例，他是三年前首度來看病。據他所述，他家人精神沒有問題，在學校也表現傑出。在他入院前數周，他出現了恐慌，之就開始心緒紊亂、無法平靜且老是心不在焉，眼神渙散，語無倫次，總是說些罪啦、迫害之類空泛的話。

入院後，對於問話他總是遲疑、回答的很不完整，會加減乘除、也能聽從命令，但卻對自己身在何處感到茫然。很少表達自己的意圖，最多就是吐出一兩個很難聽懂的字詞：比如有戰爭；他吃不下飯，遵奉神的話語生活；窗外有烏鴉想吃他身上的肉，諸如此類。雖然他聽得懂別人說什麼，也可以因此轉移注意力，但對周圍環境毫不在意，對自己在哪裡也沒有意願想弄清楚，既沒有憂慮也沒有想望。通常只是面無表情且僵硬地躺在床上，但常常會爬起來跪在地上，或是慢條斯理地信步走動。

他的動作有點卡卡的，缺少靈活流暢感。四肢就一直固定在同一個地方。要是在他面前快速抬起手，他會跟著做，要是有人在他面前拍手，他也會跟著拍手。這幾種現象，分別被稱為「蠟樣屈曲」（Flexibilitas cerea）、蠟殭（waxen flexibility）、僵直症（catalepsy）和模仿動作（Echopraxis），這些行為在催眠實驗中都相當常見。[5]

憂鬱症和早發性癡呆主要的差別在於「後者初期的憂鬱狀態常伴隨強烈的幻覺或混亂的妄想」，「精神起伏則往往只是瞬間」。但在憂鬱症和躁鬱症中，情緒的轉變是關鍵，不會忽來忽去。

對於早發性癡呆或者思覺失調症的病因在二十世紀變動過很多次，但對這個疾病的想法則基本上沒有改變過。一些關於病因的推測，反映了二十世紀初對於生理精神醫學的強調，以及後來對心理分析學派的重視。較複雜的推論往往著重於家庭成員間的溝通模式，但當出現新的醫學發展並扭轉了醫界想法後，這種推論就被推翻，新的醫學發展包括產生幻覺的迷幻藥物的問世。[6] 打從那時起，任何試圖剖析思覺失調症生理成因的研究都沒能成功，而且投入的研究人數可以說是非常可觀

（見第七章）。目前還有許多地方有待發掘。

因為無法找到思覺失調症的生理辨識特徵以供診斷，所以醫界只能將注意力轉而放在對於症狀的全面分析，以求釐清其定義，讓研究目標更集中。[7] 隨著臨床標準有所進展，二〇一三年時，美國精神醫學學會就制定了非常明確的思覺失調症診斷標準，發表於《精神疾病診斷與統計手冊》（*Diagnostic and Statistical Manual of Mental Disorders*）第五版（DSM-5）。[8]

一如往常，美國精神醫學學會在手冊中提醒讀者，這個診斷標準不能一板一眼地逐項比對，而必須參考病患個人陳述和生活背景。雖說如此，美國精神醫學學會還是建議，根據 DSM-5，關於思覺失調症的診斷，需要符合以下條件：

- 下列兩種或更多的症狀，且每種症狀在一個月內的大部分時間需明顯存在（如果治療成功會更短些）：（a）妄想，指患者堅信的錯誤想法，對患者文化或次文化而言是不恰當的，儘管事實證明與之相反，患者卻堅信不移（例如偏執型妄想）；（b）幻覺，在沒有適當外部刺激的情況下，卻指稱有所感知（例如「聽到聲音」）；（c）講話沒有組織，很可能就是因為思想障礙；（d）極度混亂沒有章法或僵直行為，像是身體僵硬固定在同一個姿勢，或其他神經肌肉失調問題（如克雷波林所描述），且（e）負性症狀，像是無精打采、缺乏動力（像海倫那樣）。患者必須至少符合上述兩項症狀，且其中一項必須符合（a）、（b）或（c）。

- 首度出現症狀後，大部分時間病患在一個或更多方面的功能明顯比過去下降（比如人際關係、工作或自我照護）。要是初次症狀出現在青春期或童年，在念書、工作或是人際功能方面沒有達到往常的水準。
- 症狀必須持續至少六個月，其中至少有一個月症狀明顯（若治療成功則可能少於一個月）。可能出現前驅症狀（發作前）或殘留症狀（發作後），例如較輕微的妄想或幻覺，或是「負性症狀」。
- 需要排除其他精神疾病的可能，例如情感性思覺失調症（schizo-affective disorder，一種情緒障礙和思覺失調症的混合病症），憂鬱症或是帶有精神病特徵的雙相情感障礙。評估是否有鬱症和躁症的症狀，可以幫助釐清病症。同時，也應確定病患的狀況不是其他疾病或是藥物、毒品濫用等物質造成的生理效應。

- 最後，要是患者有自閉症類群障礙或自幼就有溝通障礙，就必須要當事人還出現明顯妄想或是幻覺（以及其他做為思覺失調症必要的症狀），且維持至少一個月（如果治療成功也可以較短）時，才可以再加上思覺失調症的診斷。

這些準則是思覺失調症診斷很有用的指導方針，特別是在一般人中會出現包括幻覺在內的各種不同症狀。[9]但是，這個準則的使用必須有相當彈性，患者個人的生活背景必須被納入參考。因為人人都不同。

雖然有這些準則，但思覺失調症依然被嚴重誤解，也被冠上錯誤的看法。這部分是因為一個比這份DSM-5、也比克雷波林在一八九九年為早發性癡呆命名更古老且廣泛問題。其實，我們有充分證據證明，自古以來，精神疾病就一再遭到誤解，有時甚至是刻意的，這往往是因為不熟悉、恐懼和不願接受不同而造成。這是精神病史上的一大悲劇，值得我們深思。

幾個世紀以來，許多作家試圖導正公眾和專業人士對精神疾病（包括思覺失調症）的誤解，儘管他們的努力各有成效，但往往隨時間推移而逐漸被遺忘。然而，療養院醫師和精神科醫師所提供的解釋與糾正，對我們的討論仍具有重要意義，因為這反映了當時的知識與時代氛圍。其中最值得注意的，就是都柏林的詹姆斯・鄧肯在一八五三年所撰寫的《檢視並揭露關於精神錯亂的常見錯誤》。[10]

導正誤解

我站在芬拉斯（Finglas）一條不起眼的雙線道馬路 R135 路邊，天空正飄著小雨，這個都柏林郊區景致不算頂美。許多車疾馳而過，趕赴機場。這條路特別難走。路邊行人寥寥無幾，除了我還有一名已經快受不了的朋友，他很好心要陪我一同進行這趟精神醫學故事之旅。雨越下越大，我們只好躲進一戶人家的門廊下躲雨，對面是一棟小型建築，與這條馬路和一旁的新開發案相比，顯得格外矮小。今天空氣又濕又悶，但這邊不常如此。

這棟站在馬路對面像是農舍一般的小屋，如今是物理治療診所，和周遭建築格格不入，像是被人硬塞在繁忙的馬路邊一樣。但在過去，這裡是法爾能之家（Farnham House）門房小屋，法爾能之家由約翰・麥斯威爾（John Maxwell）建於一七六〇年，他是第一代法爾能伯爵，這裡是他的宅邸。麥斯威爾卒於一七六八年。該棟建築則在一八一四年改為精神療養院，並很快就成為都柏林首屈一指的私立精神病院。一八九九年，該院一則廣告毫不吝於宣揚其優點，包括「寬敞的土耳其浴池」：

本機構共由兩棟相連但各自獨立的屋舍組成——法爾能之家供男性使用、梅莉薇爾（Maryville）則供女性使用——兩棟房子所在地都非常著重入住者的健康、通風良好、還有完美的排水系統。

供用餐、白天活動和臥室的空間充足，病患的健康則由多變化且大量的菜色來照顧，還有細心的醫療和有愛心的照護。院內寬敞的土耳其浴池更是隨時可供使用。

戶外的娛樂設施有木球場、擲圈環（套中木棍）、槌球和馬車運動；室內則有撞球、桌球、西洋雙陸棋、西洋棋、音樂、紙牌等等；還有許多書籍、雜誌、報紙。病患的精神需求則有不同教派的牧師負責照顧，每周日早上，教區牧師也會在本機構的私人教堂中主持禮拜。這裡環境非常健康，院區開闊，足足有四十畝，都柏林群山和四周鄉村景致盡入眼底。

法爾能之家這份一八九九年的廣告和我們現在拜訪的這個荒蕪又默默無名的地方可謂相差十萬八千里，唯一還保留當年光景的，就只有一九五九年拆毀醫院時唯一保留下來的這間門房小屋。法爾能之家在當年極盛時期，是棟雄偉壯觀的建築，由詹姆斯・鄧肯（1812~1895）這位和藹可親又學識淵博的人物坐鎮，他也是鄧肯家族最後一位擁有這棟醫院的後代。鄧肯是個很有意思的人物，也正是我和我這朋友今天會拜訪這裡的主要原因。

鄧肯的母親在他小時候就過世了，所以他是在父親撫養下在這棟法爾能之家精神療養院長大的，那是一八二〇年代。[11]鄧肯家族的人都和病患一起用餐。他早年受的是拉丁文、數學和科學教育，這些都是由療養院的病患傳授他的，鄧肯日後更稱這些人是我輩中最高貴的一群人，讚美他們非凡的知識學養。鄧肯在一八三七年畢業於都柏林三一學院（Trinity College），之後執業行醫，表現非常出色。他曾擔任愛爾蘭皇家醫學院（King and Queen's College of Physicians in Ireland）校長（1873~1875），以及醫學心理學會會長（1875），他同時也在法爾能之家執醫。

十九世紀愛爾蘭的多數「精神病院」都是公立療養院系統所管轄，但法爾能之家卻是代代相傳的私人機構。因此，鄧肯既是醫院院長，也是產業所有人。此外，他還是醫學院的研究人員兼論文審核。同時，他也在都柏林派崔克．鄧爵士（Sir Patrick Dun）和辛普森（Simpson）醫院擔任醫師，並身兼多項其他工作。

鄧肯參與很多社會活動，並抨擊十九世紀諸多現象，像是以機械取代人工，以及工廠聘用童工所造成的家庭連結喪失等，他都非常不以為然。他主張年輕人應有更好的醫學教育和道德教育，認為這樣才能預防精神疾病。他尤其致力於對抗大眾對於精神疾病的誤解，一八五三年更為此寫了一本書。鄧肯所著《檢視並揭露關於精神錯亂的常見錯誤》一書至今都是出色文獻，其文字充滿熱情、鮮明的觀點與堅定的論述。[12]

鄧肯從書中一開始就清楚闡明自己的意圖：

> 多數與精神錯亂相關的書籍的寫作目的，都是為了提供專業醫師閱讀；因此其內容對醫學專業從業人員非常易懂，卻無法為一般大眾所理解，更無心導正社會上對精神疾病的錯誤刻板印象。如果希望讓這樣的著作廣為傳播，就該

採用不同於現今教科書的寫作方式，而且要特別寫給那些希望讓他們受益的人。

鄧肯認為，想寫關於精神疾病的書籍，就該有實際關於這方面的經驗和知識（而非純然理論），而醫師又是這一領域的專家：

訓練有素的醫師，憑藉其敏銳的觀察力，若能有充裕時間和機會仔細檢視病患狀態，或許有辦法察覺在健康外表下，患者身體裡藏著危險疾病的徵兆，而這是一般人所不能觀察到的。

對於「精神錯亂」的正確認識，對所有人都很重要，而不僅僅是對醫生或直接受到精神疾病影響的人：

沒錯，身為醫生，當然要對所要治療的疾病比其他人有更深入的了解；因為大家都知道，治病的責任就落在他們肩上；但若以為只有醫師才需要對疾病有正確知識，那就大錯特錯（……）

也就是說，身為患者的朋友，在他發病初期病症還不明顯的時候，這些朋友也該對其疾病有所了解，才有助於他們覺察到這種疾病的本質，並協助提供合適的治療。對於病患本人而言，其重要性更是難以衡量。

鄧肯緊接著在書中連續破解好幾個十九世紀常見對於精神疾病的誤解，包括「精神錯亂」「是肇因於超自然影響」；「所有精神錯亂都與劣行有關」；「所有犯罪行為都是精神錯亂的產物」；以及「精神錯亂」反映了「思想中的靈性原則的病態狀況」而非「大腦生病了」。鄧肯一一破解這些謬誤，並強調「精神錯亂」有著生理上的本質，並堅決否定「精神錯亂不過心智調節失衡」這種想法。在鄧肯看來，「精神錯亂」是一種大腦疾病，儘管其生理的源頭在當時無從探知（至今依然）。

那麼一般大眾該怎麼做呢？首先，教育是促進心理、精神健全的重要途徑，鄧肯這麼說：

由平衡調節的心靈所創造出來的平和性情，最是有幫助；不該讓年輕人失去任何獲得如此寶貴妙方的教育機會。

對成年人而言，一份收入良好的工作有益心理健康：

我所謂的擁有職業有益身心健康，指的不必然就是體力勞動；重要的是適合這個人的性情，讓他有興趣、又能有實質幫助的。要是人們充分認識到這件事的重要性，我相信他們會更努力去實踐這一建議，並發現自己的身心獲得提升。

至於已經患有精神疾病的人，康復並非不可能：

最重要的是，大眾必須充分了解到，精神錯亂和其他疾病並無二致，對於人體而言，都一樣是只要早日接受正確的治療，就有可能完全康復。

接著鄧肯提到好幾個康復的案例，雖然跟他許多同時代的醫師一樣，他對於究竟用了哪些藥物三緘其口，只是一味提到病人的生活背景和治療的所在地（例如病患是否入住療養院）：

在適當的環境下，只要及時行動，只消少許的治療，有時就足以移除疾病病灶（……）我可以舉出許多例子來佐證此一論點，但下文這病例在當年給我留下最深刻的印象。

一位女士請我去探視一名在她家中工作一段時間的女僕，由於這名女僕出現了精神錯亂的症狀，她不得不將其辭退。她請我來的目的，是希望我開立所需相關證明，以便將她送進瑞奇蒙瘋人院（位於都柏林葛蘭奇戈爾曼）。我抵達時，發現這位患者住處簡陋、情緒低落、安靜少話，並有自殺傾向；她拒絕進食，整晚無法入睡。發病原因不詳。

她的症狀很明顯，我毫不猶豫地為她簽署證明。然而，當我準備離開時，那一家的主人問我在等待入院的期間，能否為她做些什麼？因為他們對她的情況感到擔憂，也對照護感到有些負擔。我說我倒是可以給她開些藥物，但也強調，由於患者的居住環境不是很理想，服藥的效果可能有限。

總之，好心的女主人讓藥師依我的處方配了藥，在瘋人院還沒來得及空出床位前，這位可憐的患者就已經完全恢復健康了。

鄧肯也承認「入住療養院」有時的確有其必要，但他反對「採行處罰」，這是當時許多人會對精神病患做的事：

對於這些負責照顧病患的人，對他們的要求是要能不輕易動搖、同時又溫柔善良。一定要有權威、但不能讓人望之生畏，而是讓人產生信賴感。

一百五十年後的今天再讀鄧肯這本書，當時人們對精神疾病的誤解以及對於精神障礙的生理病因等看法，可說古今幾無二致。這些爭議從鄧肯時代以來從未停止過，現在依然爭論不休。

如果將時間快轉到一八五三年《檢視並揭露關於精神錯亂的常見錯誤》一書出版的一百年後，就能找到另一本出版於一九五二年類似的著作《當代精神醫學》

（*Psychiatry Today*），由英國精神科醫師大衛・史泰佛—克拉克（David Stafford-Clark）所著。[13]史泰佛—克拉克是當時知名的廣播人兼媒體名人，他是傳統精神醫療的捍衛者——跟百年前鄧肯一樣。不過他和鄧肯不同的是，他的聲望後來越來越低，肇因於他曝光過度的關係。[14]這很可惜，因為一九五〇和一九六〇年代大眾對於精神醫學大幅改觀，而且精神醫學也面臨了被要求應更有條理、可信的挑戰。

大眾對於精神疾病、精神醫學和精神機構的態度，一向是社會整體價值觀的寫照。在鄧肯的時代，療養院和精神機構被視為是解決精神疾病患者問題的地方，若沒有這些療養院，這些患者就只能淪為階下囚、在街頭遊蕩，或者因為營養不良、乏人照料和病痛而早逝。精神疾病患者在當時越來越常出現在小鎮和城市裡，且明顯需要協助；社會對這種現象的回應，就是創立許多的療養院，好收容——理想上——照顧這些病患。

這之後的百年間，精神醫院如雨後春筍般不斷出現。到了一九五〇和一九六〇年代，精神病院人滿為患和照顧不良的問題逐漸被人們看到，而這正反映了同一時期人類社會全面性的變革。一九六一年有三本書同時問世，都在質疑精神疾病的真實性、歷史和處置等問題的概念：匈牙利裔美國籍精神科醫師湯瑪士・薩斯（Thomas Szasz）所著《精神疾病迷思：個人行為的理論基礎》（*The Myth of Mental Illness: Foundations of a Theory of Personal Conduct*）[15]、法國哲學家米謝爾・傅柯（Michel Foucault）的《瘋癲與不理性：古典時期瘋癲史》（*Folie et Déraison: Histoire de la Folie à l'Âge Classique*）（二〇〇六年時英譯書名為《瘋狂史》〔*History of Madness*〕）[16]，以及加拿大社會學家鄂溫・葛夫曼（Erving Goffman）的《精神療養院：精神病患和其他入住者的社會狀況》（*Asylums: Essays on the Social Situation of Mental Patients and Other Inmates*）。[17]隔年，一本批判精神醫學、撼動世人的著作問世，那就是美國作家肯・凱西（Ken Kesey）的小說《飛越杜鵑窩》（*One Flew Over the Cuckoo's Nest*）。[18]

凱西這本小說將美國一家精神病院中的病患生活毫無保留地披露出來，院中那些不當的囚禁、員工對病患任意拳打腳踢的殘暴行為、宛如酷刑般的電痙攣療法、和慘絕人寰、搞得人不像人鬼不像鬼的前額葉切除術等全都出現在他的描述之中。一九七五年，該暢銷小說又被麥羅斯・佛爾曼（Milos Forman）改編為同名電影，進而贏得當年五座奧斯卡金像獎主要獎項：最佳影片、最佳男主角、最佳女主角、最佳導演和最佳劇本。可以說，《飛越杜鵑窩》這個故事本來就該廣為世人所知，它的影響力甚鉅。

重讀凱西的小說《飛越杜鵑窩》並再次觀看電影時，我深感電影與小說既有相似之處，也有不同之處。兩者都極為細膩地呈現了精神病院患者經歷的複雜性：許多患者是「自願入院」而非被強制送入，即使有機會「逃脫」，他們也選擇留下。有些患者因家庭問題而被迫留在院內，因此拘禁他們的並不總是醫院本身，而是廣泛的社會。另外，在小說中，院內精神科醫師和病患的不幸體驗大致上無關，書中的史匹維醫師（Dr Spivey）有好幾次是站在壞脾氣的病患麥克莫菲（McMurphy）這邊，而不是和蕾契護理師（Nurse Ratched）一鼻孔出氣。史匹維醫師由狄恩．布魯克斯醫師（Dr Dean Brooks）飾演，他本人現實生活中是奧勒岡州立醫院（Oregon State Hospital）的醫師，該院也是本片拍攝的地方。

該片與原著有許多地方有出入。片中把病患一次釣魚出遊改成了病患大膽逃院的經過，但在原著中，這其實是院內批准的外出旅遊，院內還有一名醫師跟著一起去釣魚。片中同時也把電痙攣療法用很負面的方式描寫，但書中卻還是出現一個角色稱讚這療法很有用，他甚至說前額葉切除術也對部分病患有益（請見本書第五章）。

麥可·道格拉斯（Michael Douglas）和索爾·岑次（Saul Zaentz）共同擔任本片製作人，前者回憶當初製作和發行時所遭遇的難處：

電影拍攝超出預算、進度落後，但索爾卻大膽在原本估計的兩百萬預算之外，加碼投資〔……〕他的合夥人指責我把他當冤大頭，但我們兩人都知道這是部好片——沒有一幕戲是矯揉造作。在找發行片商時，我們投了每家大片廠，這部後來獲得九項奧斯卡提名、並一舉拿下最佳影片、最佳導演、最佳男主角、最佳女主角和最佳改編劇本獎的好片，竟然找不到一家大片商願意發行。此片上映後，越來越多精神病患大膽走出來承認自己的疾病。是這部電影讓他們得以被當成人看待。[19]

《刺胳針》（*The Lancet*）醫學期刊在一九七六年刊登愛爾蘭精神科醫師安東尼·克雷爾（Anthony Clare）所寫的本片影評，他在文中點出片中一個被人忽略的關鍵點，是凱西原著小說、佛爾曼同名電影，甚至是精神醫學的核心。[20]克雷爾指出，整部片中，真正對病患造成重大威脅的，其實並非濫用電痙攣法和精神外科手術，而是那些從事精神醫學的專業人士，對自己的權威和能力太有自信，認為自己的判斷絕對沒有問題。[21]克雷爾指出，這才是精神醫學最大的問題所在：太過自以為是。

若要改善這個情形，就要重新檢視精神醫學，效法鄧肯和史泰佛—克拉克，糾正大眾對精神疾病的誤解和治療。克雷爾在他一九七六年的著作《對精神醫學的異議：精神醫學界具爭議性議題之省思和做法》（*Psychiatry in Dissent: Controversial Issues in Thought and Practice*）一書中就做了這件事，[22]同樣這麼做的還有湯姆・伯恩斯（Tom Burns），他在二〇一三年的著作《必要的陰影：精神醫學的本質與意義》（*Our Necessary Shadow: The Nature and Meaning of Psychiatry*）中也做了類似的論述。[23]這兩位精神科醫師在書中不約而同提到的一個主題，就是思覺失調症，這個病的確需要再三強調、澄清和解釋。所以接下來就讓我們來談談思覺失調症。

治療精神病

思覺失調症是可以治療的病症，但其治療非常複雜。有時候治療思覺失調症最難的一步在一開始的診斷。更精準地說，是在判斷診斷是否適合病患，且對他有幫助。「思覺失調症」這一診斷對患者的種種症狀是否具有解釋意義？能否幫助我們更好地理解病情？是否能為治療提供明確的方向？能否最終促進患者的康復？

我在精神醫學界執業超過二十年，卻還是對思覺失調症病患所呈現的多樣面向感到意外，也因此感到自己專業的不足。有些病患出現時明顯非常痛苦：幻聽、妄想，真的是痛苦不堪。這種情形精神醫學特別派得上用場，可以減輕患者的焦躁，改善其激烈的症狀。

但不是每名思覺失調症患者都這樣。有些人的症狀一開始較為隱匿，可能幾個月甚至數年後才逐漸發展成顯著的病症。這時，病患會對家人講些非常古怪不尋常的話，或者被朋友注意到他們有些古怪的行為。或者有人報警，因為患者的行為變得太不可預測，或者對他人或自己構成威脅。

另外也有些人，首次精神病或思覺失調症發作是因為藥物引發。這時接受治療可以減緩症狀，但患者可能會從此與該症狀並存，甚至日後還會再次發病，就算不再使用該藥物也會。大麻是我治療過精神病中，最常誘發病症的非法藥物，因此趁此機會來好好談一下這個藥物。

大眾對於大麻的看法往往莫衷一是。要是鄧肯的《檢視並揭露關於精神錯亂的常見錯誤》一書是今天才寫，他肯定會專闢一章來談大麻。問題在於，關於大麻的兩個問題常常被混為一談。第一，大麻對心理健康有害嗎？第二，如果大麻對心理健康有害，我們應該怎麼做？這兩個問題雖然相互關聯，但在幾個重要方面又是各自獨立的。

關於上述第一個問題，有壓倒性的證據證明大麻的確有害精神健康。二〇一七年，美國國家學院（National Academies of Sciences, Engineering and Medicine）檢視了所有關於大麻和精神病關聯的證據（包括正面和負面的）後，所下的結論是，大麻用量越高，罹患思覺失調症和其他精神病的風險就越大。[24]愛爾蘭精神科醫師學院（College of Psychiatrists of Ireland）在檢視了更多關於大麻的證據後，在二〇二一年發表了一篇題為《大麻與你的精神健康》（*Cannabis and Your Mental Health*）的論文中總結道：

大麻會讓既有精神疾病惡化。大麻會誘發新的精神疾病，也就是說，有時候患者是在首度使用大麻後不久精神病發作。愛爾蘭境內因大麻相關診斷而被收治精神病院的人數，從二〇〇二年以來已經增加了三倍。[25]

該學院指出「大麻與精神病有關聯……大麻使用者比非大麻使用者發作精神病的數量高出三到四倍」。除此之外，「大麻還會讓憂鬱症惡化，也會誘發憂鬱症」：

> 患者開始使用大麻的年紀越輕，發展出重大憂鬱障礙的風險越高。大麻使用障礙與雙相性情感疾患發作的較高風險有關連，而且也會造成再發病的頻率增加〔……〕大麻會造成焦慮症惡化。青少年大麻使用者有更高風險發展出焦慮症，尤其是使用高劑量大麻的人。

最後，「使用大麻也與自殘和自殺等行為有關」：

> 經常抽大麻的年輕人，嘗試自殺的風險比從未使用大麻的人高出三倍。長期大麻使用者聲稱自己出現自殺念頭的機率比非使用者高。二〇一八年，大麻

是愛爾蘭十五到二十四歲自殘男性最常使用的非法藥物。

我可以用自己臨床看診的經驗證實上述的數據：大麻對精神健康有著全面性的風險。只要停止吸食大麻，病症通常會有所改善，但不表示停止吸食後，症狀不會復發。要是復發了，那原因究竟單只是因為大麻，還是不管有沒有用大麻都會復發，大麻只是一開始的誘發因子而已？思覺失調症會被大麻誘發，或者只是加速其到來？就個案而言，這些問題很難回答，但整體研究很明確：大麻和精神病以及其他心理疾病有密切關聯。大麻對精神健康有害。

關於大麻的第二個問題則有點不同：既然大麻有害精神健康，那該如何減少大麻對社會造成傷害呢？究竟該將大麻列為違法、還是該除罪、合法化呢？這是一個持續的公共辯論話題，涉及多方面的平衡：醫學證據、保護弱勢群體的必要性，以及公民自由的價值。不管如何，應該要儘量減少大麻使用，降低大麻的傷害，大麻造成的傷害我在臨床工作中每一周都會目睹。而當務之急是加強大眾教育。

沒錯，濫用藥物只是導致精神病發作的諸多因素之一。思覺失調病症之多樣，以及病因之林林總總，讓人不免質疑「思覺失調症」真的只是一種病嗎？「思覺失調症」這個病名是否真的對應於一組穩定的症狀和病徵？或者思覺失調症比較像是「發燒」和「高體溫」，是許多不同病症的表徵呢？要是有些思覺失調症病例與大麻使用有關、有些無關；有些人有家族病史、有些人卻沒有；臨床症狀每個人又差那麼多，那到底「思覺失調症」是什麼？這是生理上的綜合症狀嗎？這樣的籠統概念有用嗎？被診斷為「思覺失調症」能幫到病患嗎？

在思考這些問題時，不要忘記思覺失調症就跟所有精神疾病一樣，並不是靠生理跡象來界定的：既沒有辦法驗血，也無法掃描大腦來確定是否罹患思覺失調症。其診斷完全仰賴症狀，所以有一種可能是，有許多生理上的問題，最後都會被診斷為我們現在所謂的思覺失調症。這些生理上的問題可能有許多種不同的遺傳因子、環境因素、創傷、藥物毒品和其他未知的事物所組成。可能每位病患都有其獨特的思覺失調症組合成因，這包含了在生命中不同時期的不同風險因子。很可能有多少思覺失調症患者，就有多少種不同的組合成因。天知道？我本人是真的不知道。

終歸來說，最好將「思覺失調症」視為一個籠統的概念，涵蓋著許多種不同的症狀。要是有一天能對精神病生理成因和其他成因有更好的理解，尤其是如果因此可以幫助到治療的話，那思覺失調症這個詞就可以廢棄不用了。但目前，「思覺失調症」依然是相當有用的一個概念，可以對診斷、研究、理解和治療提供相當的架構和一致性。縱然這個診斷分類難稱完美，但我們現在就只有這個。所以也只能暫時將就著用。

思覺失調症的治療是件既讓人覺得有成就感，又充滿挑戰的事。像上文提到的海倫，一定要採用團隊合作的方式來治療，這裡面參與的人包含了醫師和護理師團隊、職能治療師、臨床心理醫師、社工以及其他適合的協同團隊。每位思覺失調症患者都不同，但只要接受治療就能對多數病患的病情大有幫助。所採用的治療則都會包含生理、心理和社會等方面，並且是依病人病情各階段的變化調整。下文先從藥物談起。

抗精神病藥物並無法治癒思覺失調症，但可以大幅改善症狀，並且加以控制。[26]藥物也不是一直都對所有病患有幫助，且可能還有副作用，但只要處方得當，抗精神病藥物在治療思覺失調症和其他精神病，例如重度憂鬱症和雙相情感障礙，有著關鍵的作用。

但就跟所有精神醫療用藥一樣，抗憂鬱症藥物的使用時有爭議。有時，爭議源自於我們對思覺失調症的生理面向不夠了解所致（請見第七章），也就是許多這類藥物的開發和引進到精神治療是靠著「嘗試錯誤」得來，[27]以及某些醫師和製藥產業之間引人詬病的關係。[28]面對這些弊端，很重要的就是關注獨立且以證據為基礎的指導方針，像是英國國家健康與照顧卓越研究院所提供的指引。[29]該研究院位在英國，其功能是要建立以科學與證據為中心的健康與照護決策，來促進國民健康和福祉。該院所提出的健康建議可以在網路上找到，對於想要獲得明確、沒有偏頗的思覺失調症協助指引的人，是很重要的參考來源。

英國國家健康與照顧卓越研究院對於思覺失調症的建議，特別著重在初次發病的早期治療、使用藥物以及像是家族治療（family interventions）和個人認知行為治療等心理治療等。[30]該研究院建議，藥物的選擇應由病患和醫護專業人員（如果情況需要，包含照護者）共同決定。在決定過程中，需將使用該藥物可能的優缺點，像是體重增加、行為問題（比如躁動不安），以及對於心臟和荷爾蒙的可能影響（比如泌乳激素濃度升高）等可能的副作用都考慮進去。[31]

第一種真正對治療思覺失調症有療效的藥物是穩舒眠（Chlorpromazine），這種藥在一九五〇年代開發出來，之後又有數種相關藥物接連被開發出來（有些是錠劑、有些是針劑），這些藥物讓一些長期病患得以離開大型療養院，在外過著更獨立的生活。上述藥物包括氟芬那辛（Fluphenazine）、富祿靜（trifluoperazine）、盼寧舒（Flupentixol）、安樂平、康朗舒（Zuclopenthixol）、斯邁爾／舒復寧（Sulpiride）、匹莫齊特（pimozide）等等。

但是患者和精神健康專業醫護沒多久就發現，這些藥物可能有相當大的副作用，像是行動障礙（如坐立難安和帕金森氏症相關症狀）、口乾舌燥、嗜睡、便祕、對心臟的影響（增加猝死風險）以及其他副作用（如不舉、暈眩）。於是，醫界又引進一些方法來處理這些副作用。新近研究也專注於開發其他治療方法，以求既能得到臨床療效又能減少副作用。

醫界開發並引進了新一代的「非典型」抗精神藥物，結果就是現在有了非常多種不同的抗精神藥物被用來治療思覺失調症，每一種都有各自的效益與副作用。目前常用的非典型抗精神藥物包括理思必妥（Risperidone）、思樂康／康停（Quetiapine）、安立復（Aripiprazole）、首利安（Amisulpride）、哲思（Ziprasidone）、思維佳（Paliperidone）等。

那麼實際上的運用如何呢？通常思覺失調症第一次發病的精神異常現象會用非典型抗精神藥物來治療，不過偶爾也會使用傳統的抗精神藥物。在治療幻覺和妄想上，這些新型非典型藥物的效用與傳統藥物一樣有效，而且只要依照建議量使用，還能有較少的副作用。尤其能減少行動異常、降低思緒混亂的問題。但其副作用包含體重增加、葡萄糖耐受性降低、導致糖尿病，以及口乾舌燥、嗜睡、可能影響心臟、陽痿和暈眩。

跟所有抗精神病藥物一樣，這些藥物也會引起抗精神病藥物惡性症候群（neuroleptic malignant syndrome）。這種副作用很罕見（特徵為高熱、神智不清），但一旦發生就必須送醫院治療，要是未加以妥善處理，可能會喪命。對所有病患而言，在開始使用藥物前，建議應先進行心臟檢查（例如心電圖）、量測體重和其他生理數據，並進行基本的血液檢查，包括血糖等。而且這些項目要持續追蹤觀察。

治療初期，應進行為期六周的非典型藥物最佳劑量測試，並結合適當的社會治療和心理治療。如果效果不理想，就該重新評估治療方式，並與病患討論，可以的話也和家屬討論。很重要的是，要確認病患是否因任何原因未服用藥物，有的話，那就要探討並針對其原因加以改善。若仍無效，可嘗試其他抗精神病藥物測試（口服或注射），並進行另一個六周療程。

若這些步驟都未見起色，可以考慮使用可致律（Clozapine）這種藥物，但這必須是在有專門精神健康服務下進行（而非一般性的治療）。可致律這種抗精神病藥物可以大幅改善患有較難醫治的思覺失調症的病患，但只能用在已經出現抗藥性或抗治療性的情況下，原因是這種藥會影響病患的白血球數量。一旦白血球數量下降到一個程度，病人就容易因感染致死，因此可致律通常要搭配很謹慎的驗血計畫。可致律的其他副作用還包括體重增加、便祕、心臟問題、癲癇和唾液分泌問題。雖然有這些副作用，許多病患都得利於可致律，尤其對難治型思覺失調症病患，更是有著前後判若兩人般的效果。

治療有用嗎？

我不是《ELLE》雜誌的讀者，幾年前我才首開先例買了一本，因為當期有篇文章寫得非常好，內容講的是抗精神病藥物的副作用，該文就刊載於二〇一一年的《ELLE》上。[32]這篇文章由蘿倫．史雷特（Lauren Slater）所撰寫，標題為「為救心靈不惜傷害身體」（Killing my body to save my mind）。文中她談及自己治療帶有精神病症狀的憂鬱症的情形。而且，她詳細論及抗精神病藥物津普速的影響。這篇文章非常值得一讀，我都會推薦我指導的精神科醫學生和實習醫師去讀。

史雷特的觀點相當持平且具洞見，而且最難得的是，加入了她個人的親身體驗。她罹患重度精神病性憂鬱症（psychotic depression），文中提到津普速確實具有療效。醫師在她的處方中加了津普速後，她的病情在幾天內就有所改善。史雷特因此非常明確的強調：津普速救了她一命。

但史雷特在其他方面也同樣毫不保留：津普速導致她體重上升。這其實在很多患者身上都發生了，不只史雷特。史雷特文中強調，這種副作用讓人苦惱的不只是體重增加，還帶來健康上的風險。我在臨床工作中就經常看到這種情形：病患因為服用特定藥物而體重增加，之後費了很多力氣想要瘦下來。在飲食上下功夫外加運動有助於控制體重，但卻不能完全解決問題。想減重的人都知道，這不是件容易的事。

那該怎麼辦？史雷特對這項治療的利弊權衡看得非常清楚：儘管津普速有副作用，她還是對能夠擺脫精神病性憂鬱症的症狀感到感激萬分。她至今依然持續服用津普速。

但同樣的權衡不是只有發生在她身上，許多患者也都面臨了，這讓我不禁思考，有些精神病藥物的副作用是否已經超過其所帶來的好處，尤其是在思覺失調症方面。我們知道抗精神病藥物對於減輕思覺失調症的症狀有效，也降低了復發率，因此能提升患者生活品質。[33]但患者的生活質量呢？說白一點：要是抗精神病用藥會導致體重增加、增加罹患糖尿病和高膽固醇的風險，那會不會也增加罹患心臟病的風險或是導致壽命減短？要是真有這些副作用，是否會壓過這些藥物治療抗精神病藥物的益處呢？

這確實是一個值得深究的大問題。抗精神病藥物的優點無可忽視，因此，針對這一問題，特別是在抗精神病藥物最常用於治療思覺失調症的背景下，已有許多研究進行探討。這些藥物的效益是否能超越它們可能帶來的風險？

二〇一三年，凱西・克朗普（Casey Crump）和其研究團隊在《美國精神醫學期刊》（*American Journal of Psychiatry*）上發表了一篇論文，詳細記錄超過六百萬名瑞典成年人的七年追蹤研究，其中包括八千兩百七十七位思覺失調症患者。[34]研究檢視了這兩組人在此期間的死亡風險：一組是思覺失調症患者，另一組則是未患該病的人。研究發現，平均而言，思覺失調症男性患者的壽命比起一般男性短十五年，女性患者則短少十二年。而這一壽命縮短並非由於非自然原因的死亡：主要死因為心臟病和癌症。乍看之下，這似乎證實了我們最擔心的事：會是抗精神病藥物導致思覺失調症患者因心臟病死亡的風險增高嗎？

克朗普的研究團隊卻在研究資料中注意到相當有趣的事：資料中的這組人，反倒是因為沒有接受抗精神病治療，而提高了死亡率。也就是說，不服用抗精神病藥物與七年研究期間死亡風險的增加有關，這一結論對任何死亡原因都適用，尤其是癌症相關死亡率。

這看起來與我們之前的預期完全相反。雖然某些抗精神病藥物確實存在副作用，但根據這項為期七年的研究，抗精神病藥物似乎不僅沒有增加死亡風險，反而降低了風險。真的是這樣嗎？如果是真的，那抗精神病治療藥物還有更廣泛益處這件事，就獲得強而有力的支持了。

二〇二〇年，另一份來自芬蘭更大型的研究進一步釐清了這個問題，並帶來好消息。[35]研究人員追蹤了六萬兩千兩百五十名思覺失調症患者長達十四年，分析抗精神病治療與罹患疾病以及死亡風險之間的關係。他們的分析非常嚴謹，將其他可能影響死亡率的變因都考慮進去了，例如年齡、性別、罹患其他疾病、服用其他藥物等。研究結果非常讓人震撼，而且非常有力地支持了克朗普團隊的研究結論。服用抗精神病藥物的患者在其服藥後這十四年間的死亡風險比起未服藥者低了一半。這還包含了心臟病死亡和自殺風險都大幅降低。這樣的好處尤其在服用可致律的患者中最為明顯，這是用來治療已經產生抗治療性的思覺失調症患者的抗精神病藥物。

這個支持抗精神病藥物的證據實在太有力了。換句話說，芬蘭這項研究顯示，在追蹤十四年後，患有思覺失調症卻未服用抗精神病藥物的患者其累積死亡率是百分之四十六、而有服用任何不特定抗精神藥物的患者死亡率則是百分之二十六，至於服用可致律的患者死亡率則是百分之十六。這些差異相當顯著。正如研究作者所總結的，這些結果表明，長期服用抗精神病藥物不僅不會增加死亡風險，反倒會大幅減少思覺失調症患者的死亡率，尤其是服用可致律的患者。

總結來說：抗精神病藥物能有效減輕思覺失調症的症狀，儘管存在副作用，但它能降低因身體疾病（如心臟病）或自殺所導致的早逝風險。然而，這並不意味著所有人對抗精神病藥物的反應都相同：某些藥物對某些人的效果可能更顯著。同樣地，副作用因人而異，且因藥物種類不同而有所差異，同時還取決於個人對藥物利弊的認知與評估。要讓醫病充分獲取相關資訊後達成用藥一致態度，需要有良好的研究資訊以及病患和醫療團隊之間緊密的醫病關係。要讓醫患雙方在充分了解資訊後就用藥達成共識，除了需要可靠的研究數據外，還需建立病患與醫療團隊之間緊密的治療關係。此外，隨著時間推移，個人的狀況會發生變化，其心理健康需求亦會隨之改變。因此，若要充分發揮藥物等治療工具的最佳效果，醫患之間保持良好的溝通與對話至關重要。

若有必要，除了藥物之外，還有其他的治療工具可以使用、也應該使用。心理和社會照護是思覺失調症治療中不可或缺的部分，這一點與大多數精神疾病相同。忽視這些方面對治療極為不利。

關於心理治療，病患和家屬接受心理教育有助於增加他們對於疾病和治療的了解，並增進病患、家屬和醫護提供者之間在治療上的合作協調。目前已經證明有療效的其他心理治療途徑包括了認知行為治療、家族治療（family interventions）、藝術治療（特別是針對負性症狀）、自助團體和病友互相鼓舞打氣。這些治療和資源不見得每個區域都有，但如果可以取得的話，會對病情照護起很大幫助。

對於部分思覺失調症患者，認知行為治療特別有益處，有助於讓他們可以面對持續出現的妄想和幻覺；在思緒、感受、行動、症狀和功能之間建立連結；並在他們面對相關症狀時，能夠重新評估其他人的觀感、看法或解釋。認知行為治療可能包含觀察自己與症狀相關的念頭、感受或行為；鼓勵不同的對策；降低難過的感受；改善功能。認知行為治療運用得當可以有相當的療效。

社會治療對思覺失調症也相當重要。社會治療的步驟要看患者個人的狀況而定。治療方式包括評估社會和職能需要，提供資訊和訓練、以及針對財務和有關住居、職業和社會功能等提出建議。許多思覺失調症患者在居住上特別不容易，很難有地方可以給他長期定居。這方面很重要的一點是要確保居住處適合患者的需要，而且沒有不可預防的社會心理壓力源阻礙患者接受治療或影響其康復。

職能治療對許多思覺失調症患者具有很重大的意義，尤其是那些精神病反覆復發的患者。教育、訓練和獲得聘僱都能幫助患者從發病狀態復原，也有助患者長期維持良好的精神健康。日間醫院和日間照護中心提供許多患者一個有益的去處，也提供他們機會接受詳細的臨床評估，並得以與家族和照護者建立良好關係。社會工作會給予這些治療支持，並且幫助家庭和照護者找到壓力源並化解壓力，因為這在思覺失調症治療中是很大的問題來源。

這些治療——藥物、心理照護和社會支援——都證明對於思覺失調症和其他精神疾病有效。然而，許多迷思與誤解依然存在，就像鄧肯時代一樣。我每天花大量時間傾聽人們對思覺失調症的看法、擔憂和疑慮，然後努力引導患者及其家屬了解這種疾病的事實、最佳治療方式，以及在此時此刻，對於這位患者和其家庭最適合的行動方針。

從全球的角度來看，思覺失調症治療所面臨的最大難題在於病患如何取得醫療服務，這一點即使在富裕國家也不例外。美國精神科醫師富勒·托瑞（E. Fuller Torrey）在他二〇一四年的著作《美國精神疾病：聯邦政府如何摧毀精神疾病治療體系》（*American Psychosis: How the Federal Government Destroyed the Mental Illness Treatment System*）中，就探討了這個問題。[36] 托瑞在書中指出，一九五五年，美國每十萬人可以分到三百四十張公立（州和郡）精神科病床。但到了二〇一〇年時，每十萬人卻只能分到十四張公立精神病床，而且各州都還在持續刪減病床。結果呢？一九七〇年代，大約有百分之五的監獄受刑人患有嚴重精神疾病。但在二〇〇七年和二〇一二年間，這個人數卻躍升至百分之二十至四十。在密西西比州的漢斯郡立監獄（Hinds County Jail），約三分之二的受刑人都在服用抗精神病藥物。

托瑞認為之所造成這個情形，是因為在沒有完好妥善的社區精神照護之下，各醫院就擅自讓數十萬的重症精神疾病患者出院。他說的沒錯——許多出院的病患其實都患有思覺失調症。而造成這個情形的箇中原因，就是美國社會不肯正視重症精神病患存在的事實（比如思覺失調症），也不願承認美國社會需要精神病照護的事實。我會在本書結語中再進一步探討這個問題。暫且先簡單總結於此：精神病的治療是有效的，但需要投入努力和資源——包括住院資源和為長期照護設立的門診醫療架構。不幸的是，即使是在富裕國家，思覺失調症患者仍常常無法取得這樣的支援。

艾德里安．普拉斯基特（Adrian Plaskitt）醫師是澳洲的全科執業醫師，他在二〇二一年於《衛報》（*Guardian*）撰文呼籲提供精神病患更好的醫療服務：

當患者罹患的是重症精神病時，會被列入「重症名單」。過去，我曾被通知前去與當地精神健康單位合作治療這樣的病患。一旦病患度過危機，就會從名單上除名，卻沒有安排他們和已熟知其病情並已建立醫病關係的臨床醫師進行後續追蹤。整體而言，在新堡（澳洲新南威爾斯城市）罹患思覺失調症等重症的精神病患，除非經濟能力許可，否則通常無法持續接受精神科醫師的跟進治療。[37]

普拉斯基特對此提出哪些解決方案呢？毫不意外地，他的解方中頭兩項並非從醫療著手，而是從社會層面：「提高失業救濟金」以幫助更多人走出貧窮，以及「提供資金充足的公共住宅」。普拉斯基特也建議應改善重症者的精神健康醫療服務，提供年輕爸媽高品質的育兒支援和兒童照護，改善高需求族群⑬入讀學校的就學補助，開發勉強度日家庭的深入社會救助治療方法，為受毒品影響的人群和監獄受刑犯提供適當的治療計畫，並採用遠距精神醫學治療，以便讓治療的範圍更廣更遠。

普拉斯基特的建議是正確的：除了傳統的精神醫學治療外，這些措施同樣不可或缺。他的建議同樣適用於美國以及其他許多國家，包括愛爾蘭和印度（正如我們在第一章所見）。如果想要全面解決思覺失調症和其他精神疾病患者所面臨的許多問題，不只是核心症狀，還包括失業、無家可歸、被社會排斥的高風險等。所有的精神醫學治療都離不開社會面。

本章一開始，我們提到三十五歲罹患慢性思覺失調症的海倫的母親替她來看診，她本人則是把自己關在房裡，過去十年大多數的時間都是如此。此刻，海倫的母親坐在診間裡，抱著一線希望，盼望我能提出一個幫助海倫的新方法。我絞盡腦汁思考接下來可以嘗試的方式。在此之前，我已經為海倫提供過多種藥物和其他形式的治療（但她都未能持續），我們團隊成員也都接觸過她（為了找到一位能讓海倫比較接受和傾訴的人），數年下來也開了無數次家庭會議（海倫幾乎從未出現），但效果始終有限。

海倫母親對於非志願精神病患入院的法條規定相當清楚，她也知道女

⑬編註：High-needs population 指的是需要高度關注或特定資源支持的人群，通常因健康、社會或經濟狀況而面臨重大挑戰。這些人群通常需要綜合性的支持，例如醫療照護、心理支持、住房援助和社會服務，才能有效地解決他們的問題。

兒海倫不符非志願住院的嚴格標準，可是她還是問我能否通融讓海倫住院，看看能不能對其病情有所幫助？我不能這麼做，但我也了解她真的已經走投無路的心情。看到自己女兒就這麼和外界隔絕，她心都碎了。

最後，我同意再次前往海倫家拜訪，這次會帶著我們新任的社區心理健康護理師。或許這次敲她房門時她會願意和我聊一聊，雖然她已經一再拒絕跟我們醫院的精神科醫師見面，也拒絕服用那些曾對她大有幫助的抗精神病藥物。或許這次新的護理師可以打開海倫的心防，同意每周見一次面，聊聊近況。誰知道呢？總之我們會不斷嘗試的。

海倫媽媽嘆了口氣，然後說：「我叔叔也有思覺失調症，是住進了精神病院後才見好轉。」

「他在醫院住了多久？」我問她。

「住了三十年，最後在院內過世，」她答。

「讓海倫在家不是更好嗎？」我問道。「就算她現在這狀況不是你或我希望她有的樣子，就算她大部分的時間都關在房裡不肯跟外界接觸，但這總比關在精神病院裡一輩子，最後在院內終老好多了吧？」

海倫的母親直視著我說：「我不知道。」她頓了頓，補充道：「我真的不知道。」然後，她穿上外套，離開了診所。

第五章

治療：過去處理精神疾病的方法

我在一九九〇年代後期認識詹姆士，當時他已經將近一百歲，還是活蹦亂跳的。當時我在都柏林擔任實習醫師，詹姆士則是長期在當地精神醫院門診看診的病患。詹姆士患有情感性思覺失調症（schizo-affective disorder），這是思覺失調症和躁鬱症（雙相情感障礙）的混合型。他已經有好幾十年沒進過精神病院了，只靠低劑量的抗精神病藥物和社區精神健康護理師的支持就可以。

我初見詹姆士時，他住在老人安養中心，看起來非常開心。他終生未娶，多年前的一次爭執也使他與原生家庭漸行漸遠，但究竟為什麼而吵現在已不可考。因此，除了安養中心的其他老人、那邊的員工、以及我們精神健康團隊成員外，他跟外界沒什麼聯繫。每次來診所時，詹姆士都喜歡聊天，我也很樂意聽他說。

詹姆士經常提起他前半生住在精神病院的種種經歷。在五十歲以前，他患有反覆發作的精神疾病，表現為行為異常、妄想和自殘。他好幾次都被送進精神病院，往往都是警察送去的。

詹姆士當時住院的時間時長時短，有時對他有幫助、有時則沒有；有些治療起了作用、有些則帶給他心靈創傷。他幾乎經歷過所有的治療手段：行為暴力時被強制約束身體、憂鬱發作時接受電痙攣療法，還服用過各種針對妄想症的藥物。同樣地，有些治療有效、有些沒效。

我很喜歡聽詹姆斯講故事，但心中對一個問題特別感興趣：他的病情後來是怎麼穩定下來的？他怎麼會突然在五十多歲以後就沒再住過院了呢？

當我提出這個問題時，他大笑說道：「就沒再復發過了啊，那是一九五二年的事，在瑞奇蒙醫院。」他指的是現在已經歇業的瑞奇蒙外科醫院（Richmond Surgical Hospital），就位於都柏林市中心，離葛蘭奇戈爾曼精神病院（日後更名為聖布蘭登〔St Brendan's〕精神病院）不遠。當年詹姆士精神病發作時，就會被送往這裡安置。

「一九五二年在瑞奇蒙發生了什麼事，對你幫助這麼大？」我好奇追問。「我就是在那裡接受了前額葉切除術，」詹姆士回答。「這是我這輩子遇過最好的一件事。」

一隻黑貓在太陽下一絲不苟地舔著自己的尾巴。牠攀在一座漂亮紅磚建築外的牆上，牆後就是過去瑞奇蒙外科醫院的舊址，離都柏林的利菲河不遠。我素來愛貓，這隻貓極美，毛黑得發亮，大大的眼睛很迷人。貓咪輕輕地喵了一聲，直視著我。

這棟美得讓人屏息的建築所在地，原是由本篤會（Benedictine）修女在一六八八年建成的修道院舊址。一八一〇年，這裡成為都柏林收容窮人的救濟院。一九〇一年，原址建了眼前這棟絕美的紅磚和赤褐色的建築，並在日後轉型為瑞奇蒙外科醫院。該醫院在營運了八十六年後，於一九八七年停業。歇業後該建築一度短暫成為法院，後來被改建為辦公大樓，會議中心——如今，似乎成了這隻貓的家，牠現在就在我腳邊磨蹭，跟我撒嬌。牠找對人了，我陪牠玩了一會兒。

瑞奇蒙外科醫院離葛蘭奇戈爾曼精神病院很近，就在同一條路上，因此當前額葉切除術這種現在備受批評的手術在一九四〇年代首度引進愛爾蘭各「精神病院」時，瑞奇曼外科醫院自然就成為進行這種手術的地方。詹姆士在一九五〇年代從前額葉切除術所獲得的正面經驗，可以說完全是特例而非常態，但他的遭遇卻讓我們看到精神醫療歷史演變過程中相當重要的一點：在精神醫療史上，任何新出現的治療方法的早期階段，醫界往往不確定究竟是否有效，也不清楚這些治療在不同病患之間會不會產生巨大的差異。治療無法一概而論，往往要耗費許多年才能弄清楚哪些治療適合哪些病患，又有哪些治療完全不管用。

因此，各種想得到的治療方法——甚至許多無法想像的——都曾被用來治療精神疾病。前額葉切除術只是其中之一，這些治療方法初引進時大家都爭相採用，但隨著副作用漸漸浮現，這些新興的治療方法隨即遭到冷落。[1]本章就要來探討精神醫療史上一些廣為人知的治療方法，這當中有些治療手法聲名狼藉，包括了住院安置（十九世紀到二十世紀初）、瘧疾療法（一九二〇年代）、胰島素療法（一九三〇年代），以及前額葉切除術（一九四〇年代）。

回顧這些治療的演變，不禁讓人感到怵目驚心。最初對新療法懷抱過度樂觀和不切實際的希望，使得醫生與療養院管理層在急於清空療養院的壓力下，失去了應有的判斷力。但隨著原本的樂觀轉為絕望的同時，許多療養院的工作人員開始緊抓住任何看似有效的療法，即便效果有限，只要能讓長期住院患者出院，他們便會一直使用下去。即使是在近百年後的今天，這些治療及其所帶來的教訓，仍然值得我們深入檢討與反思。

剛才那隻黑貓在瑞奇蒙外科醫院舊址後方閒逛，對於這裡層層堆疊的過往，牠一無所知。隨後就靜靜地消失在灌木叢中。剩下我一人在這裡。

安置入院

精神疾病早期的治療方法既多又雜，而且大家都對其療效抱持相當樂觀的態度。一八五八年，精神療養院醫師約翰・查爾斯・巴克尼爾（John Charles Bucknill）和丹尼爾・圖克（Daniel H. Tuke）在其合著的《精神醫學指南》（*Manual of Psychological Medicine*）中總結了「古代醫學著作對於精神錯亂治療的看法」：[2]

據我們所知，音樂是最早被記錄下來治療瘋症的方法。古時的樂師，據說能模仿天體和聲彈奏樂器，「以手彈奏豎琴；掃羅[3]因此精神一振，得以被治癒，邪靈從他身上被驅走」。亞斯克雷琵雅德斯（Asclepiades）似乎就非常推薦音樂治療。

畢斯尼亞（Bithynia）的亞斯克雷琵雅德斯是西元前一世紀的希臘醫師。他在羅馬傳授醫術並從事希臘醫術，希望能以「最安全、最迅速且最舒服的方式」治癒所有的疾病。亞斯克雷琵雅德斯的治療方法主要是透過飲食、運動和沐浴，讓患者身心重獲均衡。他主張「一名醫師若不能針對每種疾病提出兩到三種的療法，就不算是好醫師」。

亞斯克雷琵雅德斯對於「精神錯亂」特別有興趣，他堅信音樂能對精神疾病患者起到維持其「精神平衡」的作用。他為不同的精神疾病開出不同的音樂處方，但不建議使用笛子，因為笛子的音樂太過激昂。最好是溫柔的音樂，能夠舒緩心靈並恢復心靈平靜。

第一章中提到過，在那之後的好幾百年間，「精神錯亂」治療出現了許多非常讓人不舒服的療法，同時間從古希臘到中國、古羅馬到伊斯蘭國家，不論是民間傳說或是醫學，都對「瘋症」有著千奇百怪的解釋和看法。許多地方採用過放血、催吐、通腸、鴉片和草藥等療法，外加毆打和限制行動等。監禁和行動控制似乎和照護以及治療密不可分。雖然一路走來不乏有許多人自稱開明，但精神病治療卻始終是那麼殘酷、不留情，最終療效也差強人意。

這過程中唯一維持不變的療法是與社會隔絕。十八世紀末，大多數精神病患不是被關在家中或監獄裡任其自生自滅，就是長年無家可歸，遊蕩於鄉間或城市街道。他們被社會完全忽視，生病也無人照顧。進入十九世紀後，精神療養院逐漸興起，試圖改善精神病患被家庭拋棄的困境，同時緩解這些病患對社會造成的問題。為了實現這一目標，新興的精神病院開始採用新式、更人道的治療方法，一般稱此為「人道護理」（moral management）。

人道護理主要是要將每位病患個別對待，強調理性、充分討論、運用職能和運動等由病患主動參與的治療方式，而非約束其行動。這原本是非常好的理想，但如第一章所述，如雨後春筍般出現的精神療養院卻將針對病患個人化的治療焦點移往對於機構的管理。於是安置病患入院成了唯一的治療選項。到頭來其他治療都不重要了。安置住院取代了一切治療。精神療養院主宰了十九世紀醫學思想這件事，可以在喬治・菲爾丁・布蘭佛（George Fielding Blandford）的著作中清楚感受到，布蘭佛是位思想相對開明的醫師，相當關心精神病患的困境，致力於改善他們的照護，但也未能免俗地受到精神療養院的迷惑和吸引。就連他這樣的自由思想家都抗拒不了療養機構的魅力。

布蘭佛於一八二九年出生於威爾特郡（Wiltshire），就讀聲名卓著的拉格比私人寄宿學校（Rugby School），隨後進入牛津瓦德漢學院（Wadham Collge），並在倫敦聖喬治醫院（St George's Hospital）學醫。他於一八五七年取得醫學學位，就學期間發展出對精神疾病的興趣。從一八六五到一九〇二年，在聖喬治學院擔任心理醫學課程講師。

布蘭佛於一八七一年出版題為《精神錯亂與其治療：論精神錯亂病患治療、檢查及其合法性》（*Insanity and its Treatment: Lectures on the Treatment, Medical and Legal, of Insane Patients*）的著作，此書為他打開事業大門。[4]這本書是當代最出色的精神醫學寫作，讓人看到十九世紀精神療養院醫師和其思想的極限所在，也讓人看到其所身處的黑暗精神機構越來越見不得人的內幕。

該書有數十年時間深具影響力，書中布蘭佛建議應在個案還在「非常有希望治癒」的初期階段就加以治療：

精神錯亂在發病初期是非常容易治癒的疾患；但在身邊人一再阻攔下，導致患者一再錯失最佳治療良機，拖了很長一段時間始終沒有採取醫療手段，等到患者被送到我們面前時，病情早已根深蒂固、沒有治癒希望，這時就只能靠照護、而非醫治了，並在限制中度過餘生。

一八七一年，布蘭佛逐漸意識到精神療養院都未能符合人道照護的理想，他指出「將一個人關進療養院幾乎不能稱為道德治療（moral treatment）」。基於這個觀察，他於是建議家屬和朋友應先嘗試讓患者在精神機構外接受治療，最理想的狀況是使用相當和緩的治療方式：

不論是在自家，或者友人家中，或者與家人在旅途上，不論有無他人隨伺在旁，都應讓患者休息並接受治療，基本上會希望病患聽從這些建議，只要嚴格遵守建議，那康復指日可待。

但若病患未能好轉、反而惡化——若他未能遵從醫囑，不配合治療，除非在強迫下才願意接受——一旦幻覺出現，且越發嚴重，那麼你的責任就是向他的家人，而非患者本人（因為這毫無用處），說明依法將其管束的必要性；這樣才能及時保護他的安全……

布蘭佛認為，到了這個階段，患者被管束在哪裡對患者本人而言已經無所謂了，因為「如果患者處於狂躁不安的狀態，他不會在乎自己身在何處；如果他極度憂鬱，任何地方對他來說都是一樣的」。但「毫無疑問，最理想的治療，應該是將患者安置在其他院友皆正常、沒有精神錯亂問題的療養院」。但因為沒有這樣的療養院存在，適當的「道德治療」會是最好的方法，這種治療特別強調肢體運動，這種治療在十九世紀越到後期就越受到推崇：

在道德治療的範疇下，應包含勞作、運動和娛樂等項目；沒有比這三種更重要的了，不僅對長期病患如此、對新進病患的治療亦是。這三種治療都是必要且不可或缺的，但不是每位病患所需要的程度都一樣。

對某些病患而言，運動尤為重要。例如，對於非重症但煩躁不安且失眠的躁症患者，增加肌肉運動可以幫助他們入睡，其鎮靜效果甚至優於藥物。對那些思緒長期困於憂鬱悲傷之中的患者，劇烈運動則能有效分散他們的注意力。我曾見過一位男性患者，整天在花園裡挖洞又填洞，反復進行這種活動後，他的病情得到了改善。

在公立療養院中，比較有機會提供院友體力勞動的工作，留置家中的病患就沒這些機會了，因此很難讓他們的運動量充足，尤其是女性病患。許多女性如果能像在公立療養院中那樣從事體力勞動的話，會有機會好起來；但這些人除了走走路，幾乎沒辦法提供她們別的運動。

男性病患則比較幸運：他們還可以選擇騎馬、玩板球、撞球、木球。然而，與短暫而激烈的球賽相比，持續時間較長的規律性勞動和運動對病情的改善更加有效。

布蘭佛對於道德治療的信念相當強，但也過於樂觀到近乎天真。隨著時間過去，一些他推薦的療養院逐漸淪為冷漠且殘酷的監禁場所。布蘭佛和一些精神科醫師同業所抱持的這個浪漫理念，終歸敗在過度擁擠、不講究衛生的精神機構的殘酷現實面前。到了二十世紀初期，人們清楚意識到必須做出改變，精神療養院不能再以當前的形式運作下去。

布蘭佛在一九〇九年退休，兩年後與世長辭。他沒能親眼見到他們一干人衷心擁抱的精神收容機構所留下的意外遺產：醫界開始盲目地接受任何新的治療方法，以求讓病患得以出院——而這樣的盲目，導致一些最需要安置住院的重症病患承受了難以言喻的傷害。精神醫學史上有許多這類治療的案例，其中最值得一提的就是前額葉切除術，之後會提到。這些療法所翹首盼望的，都是要瓦解布蘭佛及其同僚曾積極創建並維持的大型「精神病院」。

二十世紀初，療養院爭相採用創新治療方法的風潮中，前額葉切除術這類惡名昭彰的治療方法不過是較為人知的冰山一角。在此，我們暫且先談談該風潮中另一種較罕為人知的治療：實驗性外科細菌學（experimental surgical bacteriology）療法。這種療法也許是精神醫學史狂熱追求新治療手段過程中最令人震驚的一幕。這段讓人不安的歷史幾乎完全圍繞著一個人展開——美國精神科醫師亨利・安德魯斯・卡騰（Henry Andrews Cotton, 1876~1933）。

卡騰曾赴歐洲隨克雷波林和阿洛伊・阿茲海默（Alois Alzheimer）等人習醫，在約翰斯・霍普金斯大學（Johns Hopkins University）則是追隨阿道夫・梅耶（Adolf Meyer），三人都是全球醫學界該領域的佼佼者。頂著名師光環，卡騰的事業自然也就平步青雲，並在一九〇七到一九三〇年間擔任特倫頓（Trenton）新澤西州立醫院（New Jersey State Hospital）的醫學部主任。這段期間，卡騰逐漸形成一種看法，認為精神疾病是放任身體發炎未加以治療的結果。基於這個理論，他和他的團隊進行了實驗性外科細菌學療法。[5]這種療法包括移除病患部分或全部的牙齒、扁桃體、脾臟、結腸、卵巢或其他器官。卡騰深信這樣的治療會奏效，而療養院中的同事則要麼同意他的見解，要麼就是覺得自己無力辯駁。

卡騰在公眾和專業領域都聲名卓著，病患和家屬紛紛懇求接受卡騰自稱治癒率高達百分之八十五的療法。但他的療法，根本沒有經過正當的外部檢驗、沒有經科學界同儕審議同意支持、也沒有客觀分析其實驗結果。這種情況持續了好多年。

所幸，不是所有精神科醫師都同意卡騰對於精神病是發炎誘發的理論。一九二五年，新澤西州立法機關下令調查卡騰的療法，逐漸拼湊出一幅嚇人的畫面：卡騰執意要減輕病患痛苦，瘋狂著迷於發炎是導致精神病的理論，在他管理的一家大型精神療養院中，出現各種缺牙、進食困難、說話困難的病患。進一步分析後更發現，百分之四十五的病患在手術後死亡。於是，這些手術被叫停。

實驗性外科細菌學療法在當時完全沒有獲得證據就驟然實施，今天看來更顯得野蠻，但卡騰並非心狠手辣的惡人。他在特倫頓期間，針對該療養院做了許多正向的改革，包括廢除機械式的綁縛、創辦護理學校、引介職能治療、聘僱社工以及裝設火災警報器。[6]

既然如此，他又怎會有如此行為？他怎會放任實驗性外科細菌學療法進行這麼長的時間未加以制止？為什麼都沒有人站出來反對呢？

原因在於卡騰對於其他同業那種悲觀態度，以及二十世紀初精神療養院人滿為患的情形極度不滿。當時醫學界在細菌研究上正好有許多重大發現，這讓卡騰為之嚮往。當他對於發炎導致精神病的推論成形後，他就沉迷於找到一種療法的狂熱中，這讓他開始進行實驗性外科細菌學療法，並將之發揮到完全不理性且非常危險的地步。偏偏當時醫界又沒有一個良好的機制，可以真正挑戰卡騰這種療法：身為醫學部主任，讓他擁有極大權力，院中同仁又剛好跟他一樣，迫切想要找到一種神奇的療法。

實驗性外科細菌學療法的故事讓人不寒而慄。這是追求療效過了頭、加上欠缺評估病患接受治療成果的機制所造成。但在精神醫學史上，這可不是唯一的一樁，差別只在其他類似的情形不像卡騰這個療法，只有一個人在進行。其他新式生物療法更為廣泛地被精神醫學界接受和應用。接下來，我們將探討其中最重要的三種治療。首先，就來談談其中最讓人感到不可思議的一種：瘧疾療法。

瘧疾療法

都柏林科技大學（Technological University Dublin, TU Dublin）是一所新成立的愛爾蘭大學，位於葛蘭奇戈爾曼的校園非常美麗，離都柏林市中心很近。該校是愛爾蘭第一所科技大學，提供種類繁多的課程，不僅涵蓋科技領域，還包括藝術、商業、科學、工程等學科。該校擁有約兩萬八千五百名來自愛爾蘭和世界各地學生和研究人員。校內非常熱鬧：學生騎腳踏車去上課，學者抱著筆電跑來跑去，鄰近居民也帶著孩子穿梭在校園草地上。繁忙又平和的景象，我很喜歡。

在現代看到這場景，不知情的外人可能不會注意這座占地七十三英畝的偌大校園，其實就蓋在愛爾蘭最古老的「精神病院」舊址上，過去這裡先後有過瑞奇蒙瘋人院、葛蘭奇戈爾曼精神病院和一九五八年後成立的聖布蘭登醫院。本章一開始提到的詹姆士在一九三〇和一九四〇年代就經常被送進這裡，直到一九五二年在瑞奇蒙外科醫院接受了前額葉切除術後，才不再因精神病發作而送院。

該院前身瑞奇蒙瘋人院成立於一八一四年，以精神病醫院的形式營運了近兩個世紀的時間，直到二〇一三年該院附近成立了鳳凰照護中心（Phoenix Care Centre）後才停收病患。停業後，醫院舊建築和院內空地經過大幅翻修，成為歐洲最大型的高等教育發展計畫的校地。這份發展計畫如今已將近完成，舊療養院也完全轉型成讓人驚豔的現代建築，同時——對於那些細心觀察的人而言——它也尊重並展現了這片土地複雜的過往。

我坐在校內的咖啡館中，看著一棟棟精緻的石造建築，周圍是開闊的空間、步道和遊憩區，給人一種寬敞又親切的氛圍。許多昔日精神病院的建築被巧妙地改造成教學和研究用途，設計上善用光線與空間，十分精緻。我記得這些建築在改裝之前的樣子和現在截然不同。我從二〇〇五年開始，就在附近的聖母大學醫院

（Mater Misericordiae University Hospital）擔任精神科醫師，因此經常來這邊探視病患，那時這邊還是聖布蘭登醫院。當時，葛蘭奇戈爾曼醫院已日漸衰敗，許多建築都破破爛爛。彷彿被時光吞噬的淒涼之地，處處縈繞著過往的幽魂。

奇妙的是，都柏林科技大學創辦後，卻是把該院區的昔日風采重新帶了回來，恢復了該瘋人院在一八一四年草創時期的樣貌：綠意盎然的草地、明亮通透的室內空間和俐落乾淨的磚造建築。兩個世紀以來，這座療養院的圍牆內住過數萬條生命，病患和療養院員工在這裡經歷了漫長的兩百年，這裡見證了康復、監禁、照護、勝利和絕望、生命和死亡。

喝完咖啡，我和一群吱吱喳喳的大學生一起走出校園，這才想到這些圍牆過去曾見證過精神醫學史上最讓人興奮、最不可思議、卻往往最悲慘的一幕幕情節。自創院以來，這所位於葛蘭奇戈爾曼的精神病院就站在療養院照護制度追求創新治療手法的最前線，從十九世紀初的人道照護到二十世紀初的實驗性生物療法，皆採用過。而這些創新療法中最讓人感到不可思議的，大概就是瘧疾療法，這種療法令人難以置信，卻一度相當流行，其發明者尤里厄斯．伐格納—姚瑞格（Julius Wagner-Jauregg）甚至因此獲得一九二七年諾貝爾醫學獎。

伐格納—姚瑞格於一八五七年出生於上奧地利省（Upper Austria）的費爾斯鎮（Wels）。他於一八七四年到一八八〇年間赴維也納大學習醫，開始執業後，他主要的興趣是發熱療法（pyrotherapy），這是透過讓病人發燒或高體溫來治療精神病的方法。一九一七年，伐格納—姚瑞格嘗試將瘧原蟲注射到因後期梅毒侵襲腦部導致精神錯亂全身性麻痺（general paresis）患者的身上。在當時，精神錯亂全身性麻痺是精神療養院中常見的病症，通常會導致死亡。

在考量到精神錯亂全身性麻痺的問題太嚴重，再加上當時已知可用奎寧來治療瘧疾，瘧疾療法的風險在當時被認為是可以接受的。此外，療養院的醫生對任何可能緩解那些擠滿療養院、似乎無法治癒的患者痛苦的方法，都極為渴望嘗試。就因為這樣，瘧疾療法給療養院帶來一絲希望，恨不得此法可以讓人滿為患、又非常不衛生、且快要撐不去的二十世紀初精神病院清空病患，此療法因此一時大受歡迎。

一九二〇年代中期，葛蘭奇戈爾曼也在約翰・鄧恩（Dr John Dunne）醫師的率先使用下，開始進行瘧疾療法。鄧恩是位備受推崇且充滿傳奇色彩的療養院醫師，在一九二二年被指派為該院的助理醫師[7]，後來在一九三七到一九六五年升任為首席醫療長，並成為二十世紀愛爾蘭精神醫學史上的重量級人物。鄧恩在一九二五年一次醫學會議上聽說了瘧疾療法，並在一九二六年七月的《心理科學期刊》（*Journal of Mental Science*）上撰文提到他在葛蘭奇戈爾曼使用該療法。[8]

當時，鄧恩已經在三十五位病人身上使用瘧疾療法，但在論文中他只提及其中二十五位患者的實驗結果，其餘十位則因為還看不出成效所以未納入。二十五名患者中，大部分已經在葛蘭奇戈爾曼精神病院住了很長一段時間，身上的全身性麻痺已經發展到末期。一開始，鄧恩從都柏林海關官員那邊要到蚊子，想藉此讓病患得瘧疾，但愛爾蘭氣候太冷蚊子不肯叮咬人，所以他就改用倫敦送來的瘧疾血漿。接受此治療的二十五名病患反應不一：八名獲得大幅改善（兩名更因此出院）；七名小幅改善；五名不見改善；五名死於肺炎、癲癇和全身性痲痺本身。

這個實驗結果並不特別突出，但鄧恩畢竟是拿病情最末期的病患來實驗，這些人本來就已經被認為無藥可醫。鄧恩的結論是，只要及早施行瘧疾療法，或許能夠成為全身性痲痺治療的一線希望。到一九二九年時，葛蘭奇戈爾曼精神病院死於全身性痲痺的死亡率竟然從施行瘧疾療法前的每年三十五位降到施行該法後的每年五位。[9]前後的差距不容小覷。

同樣的功效也在其他醫院出現，跟鄧恩一樣熱衷於嘗試新療法（但相當謹慎）

的醫師並非少數。一九二七年，伐格納—姚瑞格憑此發明贏得了諾貝爾醫學獎。接下來數十年間，各家精神療養院中的全身性痲痺患者出現重大轉變。瘧疾療法在當時似乎確實降低了該病的死亡率，並提高了出院率，據某些資料顯示，該病的緩解率甚至提升到了百分之四十六。[10] 這些成效促使包括葛蘭奇戈爾曼在內的多家精神病院的全身性痲痺患者人數穩步下降。其中最令人驚訝的成效，莫過於隨著早期梅毒治療的改善，新增全身性痲痺病例數量也大幅減少，進而連帶降低了晚期病患的數量。儘管如此，全身性痲痺治療風潮的反轉卻是以讓人完全沒想到的方式出現。

一九四〇年代中期，倫敦知名的默思禮醫院（Maudsley Hospital）兩位頂尖精神科醫師威廉·沙根特（William Sargant）和艾略特·史雷特（Eliot Slater）在其合著的《精神醫學之身體層面療法導論》（*An Introduction to Physical Methods of Treatment in Psychiatry*）一書中，對瘧疾療法提出了一番相對理性的評估。[11] 兩人指出伐格納—姚瑞格為精神醫學成功打開了生物療法的新領域，但他們也不諱言瘧疾療法的治療功效源於在人體製造高燒，而非瘧疾本身的任何特性。既然這樣，要讓人體發燒大有遠比注射瘧疾更好的其他方法。此外，他們也強調，現代醫學在梅毒初期治療上的進步，已經足以讓患者不至惡化到全身性痲痺的地步。新的全身性痲痺病例越來越罕見，正要歸功於這種進步。這麼看來，對抗這種讓人害怕疾病的戰役終於獲勝了。

伐格納－姚瑞格因瘧疾療法而聲名大噪之後的人生有什麼樣的變化呢？這位奧地利醫生進一步用各種荷爾蒙去治療精神疾病，並在晚年支持納粹黨，儘管其第一任妻子巴爾賓內・富倫金（Balbine Frumkin）是猶太人。伐格納－姚瑞格跟同時代很多人一樣，支持優生學運動，並認同對罪犯和精神病患進行強制節育的手段。他卒於一九四〇年，一生致力於幫助精神病患，但同時也擁抱納粹的政治意識形態，另外他也有著他那時代精神科醫師追求新療法的熱忱，而這種熱忱有時忽略了對實驗性療法進行嚴謹檢驗的必要性。瘧疾療法在當時會這麼受歡迎這件事，至今仍是廣泛討論的話題。

到了一九五〇年代，曾在一九二〇年代喧騰一時的瘧疾療法已然淪為精神醫學史上讓人好奇的旁註。這是一種為了治療傷害力極強的疾病而採取的極端手法，而這種疾病如今則大致上可以預防了。距瘧疾療法在葛蘭奇戈爾曼開始使用近一世紀後，我參與了「葛蘭奇戈爾曼歷史」（Grangegorman Histories）這項計畫，要在一系列活動、出版和學習中讓大眾看到葛蘭奇戈爾曼病院這塊美好土地上及其鄰近社區的過往。[12]這間精神病院的過去乃是這項計畫中的主要一環，同樣重要的還有在該醫院開幕至今超過一百九十九年的時間裡，患者在這裡接受各種治療的故事，瘧疾療法就是這裡面的一項。

「葛蘭奇戈爾曼歷史計畫」由葛蘭奇戈爾曼開發局（Grangegorman Development Agency）和皇家愛爾蘭學院（Royal Irish Academy）共同領軍，並協同都柏林市議會（Dublin City Council）、愛爾蘭政府衛生服務執行局（Health Service Executive）、愛爾蘭國家檔案庫（National Archives of Ireland）、都柏林科技大學和本地社區居民等共同推動。「葛蘭奇戈爾曼歷史計畫」作為大眾歷史項目，著眼於研究並分享葛蘭奇戈爾曼這塊土地上的種種發現，在這塊土地上，過去曾有過貧民救濟院和監獄，外加精神病院。對我而言，最感興趣的當然是精神病院，但其他三個機構也和精神病院密不可分。許多被安置到精神病院的病患，都是從貧民救濟院送過來的，而過去，許多人都因錯綜複雜、說不清楚的原因，被主管機關在精神病院、貧民救濟院和監獄之間推來推去。這些住院者的歷史有許多我們還不知道的黑暗過去。

身為一名醫師，對我來說最重要的教訓或許是精神醫學對於新治療方法的高度熱忱，以及這樣的熱忱所帶來的禍與福。關於瘧疾治療的價值、影響，尤其是道德上的問題，至今都還有待商榷，尚無定論。雖然瘧疾療法帶來的部分效益顯而易見，但其真正的死亡率卻始終沒有確定。許多其中的秘辛和遭遇都還未見天日，幾乎可以確定的是肯定有人死於這種治療。儘管如此，綜觀相關數據，雖然讓人覺得不可思議，但瘧疾療法在二十世紀初精神療養院在面對晚期梅毒所衍生的眾多問題時，確實發揮了關鍵作用。我們或許永遠無法確切了解其真實價值。無論如何，瘧疾療法為隨後幾十年間精神醫學中各種生物療法的發展鋪了前路。這些療法包括同樣引人注目的胰島素療法，以及我那位病患詹姆士極力推崇的前額葉切除術。接下來，我們先探討胰島素療法，然後再深入了解前額葉切除術。

胰島素療法

我在陽光普照的紐約市吃著貝果。這座城市綻放著光彩：熙攘的人群、川流不息的車輛和不絕於耳的喧囂聲。對面長椅上坐著一名高雅的老婦人，正餵著裝在她手提袋裡的那隻小型犬吃爆米花。在我左側則是一名穿著西裝的男子，靜靜地望著遠處。他在想些什麼呢？四周是一群參加校外教學的孩子，他們嘰嘰喳喳地玩鬧著，充滿活力與興奮。我吃完了貝果。接下來該做什麼呢？

我要在紐約待一個禮拜。昨天我去了中央公園、參觀時代廣場，逛了好多店。我最喜歡的地方是百老匯和第十二街交叉口的「河岸書店」（Strand Book Store），店中陳列的書真是琳瑯滿目、精挑細選，本本讓我流連忘返。前一晚，我去百老匯看了演員艾德・哈里斯（Ed Harris）在亞倫・索金（Aaron Sorkin）改編自哈波・李（Harper Lee）一九六〇年的小說《梅崗城故事》（*To Kill a Mockingbird*）的同名舞台劇中飾演艾提克斯・芬奇（Atticus Finch）一角。出色的演員們使出渾身解數，演出充滿活力。真是太奇妙了。

昨天我則去大都會歌劇院看了普契尼經典歌劇《蝴蝶夫人》，內容描述年輕的日本藝伎堅信美國海軍軍官口頭上的承諾是正式婚約，但事實並非如此。大都會歌劇院美輪美奐，其製作更是華麗，觀眾則是形形色色，猶如世界的縮影，從衣著優雅的紐約文化愛好者到像我這樣背著背包的普通遊客都有。演出結束後，我滿懷陶醉地在城市中漫步，沉浸於紐約迷人的夜色之中。

或許在這最讓我感到高興的事是最簡單的一件：早晨在一間熱鬧的當地小餐館

裡，一邊喝咖啡一邊讀《紐約時報》。這個日常儀式幾乎包含了所有你能想到的紐約場景，但我依然樂在其中，看著道地的紐約人匆匆走進來，點上一杯（非常講究的）咖啡，抓起一個貝果，並如老友般向咖啡師打招呼。我感覺自己彷彿置身電影中，絲毫不想回到現實。對我來說，這樣就足夠了。

不過，今天的行程是這趟紐約行的主要任務。吃完貝果後，我步行前往東六十八街上的德威・華萊士精神醫學研究所（DeWitt Wallace Institute of Psychiatry），因為今天要在這裡進行一場講座，這是該機構所辦「李察森精神醫學史研究講座」（Richardson History of Psychiatry Research Seminar）系列中的一場。我的講座主題為「愛爾蘭精神醫學史」，但事實上，在美好的陽光下越過六十八街時，我覺得自己離愛爾蘭好遠。因為喝了太多咖啡，再加上紐約市無盡賞心悅目的美好，我有些目眩神迷。普契尼詠嘆調仍在我腦海中迴盪著。

德威・華萊士精神醫學研究所是由康乃爾大學瓊和桑福德・威爾醫學院（Joan & Sanford I. Weill Medical College of Cornell University）以及紐約長老會醫院（New York Presbyterian Hospital）共同成立的跨領域研究機構。[13] 這個擁有悠久歷史的機構可追溯至一九三六年，當時瑞士精神醫學家奧斯卡・迪特罕醫師（Dr Oskar

Diethelm, 1897~1993）來到潘恩・惠特尼精神醫學診所（Payne Whitney Psychiatric Clinic）服務，這家診所位於紐約曼哈頓上東城（Upper East Side），由美國富商潘恩・惠特尼（1879~1927）捐贈資金所建成。

迪特罕醫師受聘來此擔任精神醫學研究所的所長、教授，以及潘恩・惠特尼診所的精神醫學部主任醫師。他在任職期間取得了許多成就，尤其是耗費許多心力在擴展該診所的圖書館藏書，也因為這樣，當他在一九六二年退休後，圖書館以他的名字命名為「奧斯卡・迪特罕圖書館」以茲紀念。如今，該圖書館藏有三萬五千冊英文書籍，以及大量的期刊和文獻收藏，包括無數來自個人及組織機構所撰寫的精神病學相關論文。對好奇心強烈的歷史學家而言，這座圖書館有如寶庫。

在前往講座之前，我先到圖書館逛過一遍，裡頭收藏了克雷波林、佛洛伊德、艾薩克・雷伊（Isaac Ray）和班傑明・若許（Benjamin Rush）等精神醫學史上重要人物的每一份專題論文。另外還有一些關於催眠和精神分析史的著作、美國「精神衛生」運動的相關文獻，以及關於巫術、自殺和各種主題在醫學和宗教的討論，還有大量十九和二十世紀關於精神療養院和醫院的報告。真是獨步全球，讓人嘆為觀止。

老實說，我可以關在這座圖書館裡好幾年足不出戶，只有吃飯和喝咖啡時才外出（還有看百老匯的演出）。這些文獻居然可以保存長達將近一世紀之久，可真的是奇蹟。潘恩・惠特尼診所的原始所在建築早在一九九〇年代初就已經拆除，以便供紐約長老會醫院擴建，但潘恩・惠特尼診所在美國精神醫學界所留下的重大影響至今依然清晰可見。[14]

我步出奧斯卡・迪特罕圖書館前往講座會場時，順手影印了一篇一九五三年《時代》（*Time*）雜誌上的文章。該文題為「河上醫院」（Hospital on the river），主要是在談潘恩・惠特尼診所，但也連帶提到胰島素療法，這種療法是二十世紀初精神醫學界熱衷於追求新式療法熱潮中，繼瘧疾療法之後的另一種實驗性生物療法。[15] 儘管胰島素療法現在已經沒人在用了，其故事卻非常引人入勝、也讓人從中學到許多、卻同時讓人聞之色變，正如精神醫學史上許多案例一般。

胰島素療法是在一九二〇和一九三〇年代由奧地利精神科醫師曼佛瑞德・沙可爾（Manfred Sakel, 1900~1957）發展出來的。沙可爾出生於現為烏克蘭境內的納德維爾納（Nadvirna），一九一九至一九二五年間進入維也納大學學醫，專攻神經醫學與神經精神醫學。行醫過程中，沙可爾逐漸對使用胰島素引發昏迷和痙攣的作用感到好奇（胰島素一般產生自人體胰臟，是一種荷爾蒙），這種導致昏迷和痙攣的機轉，源自胰島素所導致的低血糖。沙可爾注意到，利用胰島素引致昏迷似乎可以改善精神病或藥物成癮患者的病情。於是好奇，這是否可能成為治療仍然擠滿二十世紀初各大療養院的思覺失調症患者的一種有效方法？

在這樣的前提下，沙可爾開發了胰島素療法，整套療程包含了每周五天或六天，一早就使用胰島素讓病患昏迷，這樣的治療要持續到病患出現療效，或者已經造成病患五十到六十次昏迷才喊停。[16]被注射胰島素的病患每次都深度昏迷長達十五分鐘後，再施打葡萄糖終止昏迷。這樣的療程風險非常高，但仍被世界各地的治療中心廣泛採用，包括紐約。

這篇一九五三年《時代》雜誌上的報導聚焦於一位十八歲男性病患，他被人發現在紐約市一座墓園中啜泣。他堅信自己是耶穌基督，有三百位共產黨員在追捕他，還有飛機上裝著雷達在跟蹤他。在被送入市立醫院三周後，少年接受了電痙攣療法，之後被轉到潘恩．惠特尼診所接受進一步照護。換了醫院後，少年每天早餐前會被施打胰島素。胰島素導致他血糖降低，讓他冒汗又昏昏欲睡。醫院並沒有進一步讓他進入昏迷狀態，但還是按照常規，讓他接受六十天的胰島素療程。

據《時代》雜誌報導，少年的妄想症逐漸消失，並開始接受精神科醫師的心理治療。雜誌報導少年前後在潘恩・惠特尼診所待了一年半的時間才出院返家，還回到大學重拾課業。文中沒提到少年長期後續追蹤，但提到少年的精神科醫師認為少年需要接受長期治療才能確保完全康復。整體而言，這是一個令人難忘的故事，充滿少年痛苦的遭遇、讓人質疑的治療以及其長期預後狀況等未解之謎。

在時日相隔久遠的現在讀來，我們無法得知這名病患從胰島素療法得到哪些幫助，也不知道胰島素療法對他造成了什麼樣的傷害，甚至無從判斷是否產生了任何影響。整個治療光看描述就讓人覺得很不舒服，且幾乎可以確定會對人體帶來損害，但這種療法在一九四〇和五〇年代卻大為風行，被廣泛採用。

一九四〇年代中期，威廉・沙根特和艾略特・史雷特兩人在其著作《精神醫學之身體層面療法導論》中，用很大的篇幅提及用於思覺失調症治療的胰島素療法，並且給予正面評價。[17] 史雷特還在一九三四年親赴維也納，觀察沙克爾施行治療的過程。[18] 史雷特一開始對這個療法也是半信半疑，但十年後，他和沙根特合著的書中卻提到有相當可靠的數據普遍支持該療法。他們引用瑞士的一項研究，顯示在思覺失調症發病後六個月內接受該療法的患者中，有百分之五十九的人完全康復或者大幅緩解。兩人也指出，美國的研究結果同樣表明該療法的有效性，但也提到不同治療師對此療法的熟練程度有所差異，因此儘管使用相同的材料與技術，卻會有著不同的結果。這並不讓人意外：利用胰島素讓人陷入昏迷和甦醒是一項高風險、高難度的醫療過程。

雖然兩人對胰島素療法高度推崇，卻也承認這種治療存有風險，但他們強調，治療風險遠低於坐等思覺失調症病情自然緩解所帶來的風險。他們引用的美國數據顯示，一萬兩千名接受胰島素療法的病人中，有九十例死亡，當中半數死因是低血糖性腦部病變（hypoglycaemic encephalopathy），也就是因為血糖濃度過低導致昏迷或痲痺。其他致死原因還有心臟衰竭和肺炎。沙根特和史雷特還指出此療法可能導致輕微的智能障礙，在部分病患中可能還是永久性的。不過，他們整體的看法還是正面的：胰島素療法有其療效，基本上贊成使用該法。

事實上，胰島素療法的問題遠比沙根特和史雷特知道的還嚴重。多數病人會在治療期間變胖，有些甚至出現痙攣，不知這該算是有療效還是不算。其他可能的副作用還有永久性腦部損傷。治療的死亡率估計介於百分之一到百分之五之間，但實際上可能遠比這還高上許多。

因為醫界對胰島素療法的熱情逐漸幻滅，再加上有更安全、更有效的思覺失調症療法，像是抗精神病藥物問世，因此該療法在一九五〇年代後期到一九六〇年代初期間逐漸走下坡。[19]如今，胰島素療法已被列入二十世紀上半葉精神醫學實驗療法的名單中，介於瘧疾療法和前額葉切除術之間。雖然胰島素療法有諸多缺陷，當年這療法卻廣泛施行於世界各地，包括紐約的潘恩．惠特尼診所與愛爾蘭。

結束在德威．華萊士精神醫學研究所的講座後，我不禁想著《時代》雜誌文章中這名十八歲少年後來怎麼了？他的精神病康復了嗎？還有他所接受的治療呢？他後來有再被送進療養院嗎？還是在住院一年半後重獲新生？這些答案我們永遠無法得知。

重新踏進紐約的陽光裡，置身在現代感十足的紐約大都會中，胰島素治療的世界感覺好遙遠。在車站入口處，我瞥見一名遊民坐在人行道旁，喃喃自語，語速極快。我只隱約聽懂幾個字：「他們來了。他們就要來了。他們就要來了，而且一定會來。我們知道他們就要來了，但卻無法阻止他們。誰都阻止不了。他們來了，有些已經在這裡了。」他笑了起來。

這人身邊放了好幾個塑膠袋。一隻小狗窩在他外套皺褶處，在遊民像是音樂開場般地喃喃自語節奏中睡去。他和他的小狗會怎樣呢？他顯然精神狀況不佳，已經在街上流浪一段時日了。在過去，這樣的人可能會被送往精神病院接受胰島素療法或是其他治療，然後出院，也許康復了，也許沒有。

要是把這位遊民送往現代的精神病院去，現代的治療方式能治得好他嗎？還是他已經被治療過了，但出院後才變成遊民的？那他有接受後續的追蹤觀察嗎？是否有人關心他？

我步入地鐵站時，遊民跟我對上眼。他對我一笑，搖搖頭，對我一臉嚴肅感到不解，然後繼續喃喃自語。他懷中的小狗眼睛眨也不眨地看著我。我搭上地鐵，車裡很擁擠，但還不到讓人不舒服的地步。紐約真是個讓人永遠待不膩的地方。

前額葉切除術

我坐在高威（Galway）的黑盒子劇場（Black Box Theatre）中，這是我的家鄉，位於愛爾蘭西部，我在這裡出生長大。小時候沒有這個黑盒子劇場。當時的高威和現在差很多，我在這邊唸完中學後，進入後來改為愛爾蘭國立大學（National

University of Ireland）高威分校的高威大學（University College Galway）攻讀醫科。高威市在一九八〇和一九九〇年代明顯比現在小很多，但比較有親和力、比較容易親近、也比較容易了解。或許是因為我從小在這裡長大，每條大街小巷、每間店鋪與住宅區、河道和碼頭都被我摸得一清二楚的緣故。

又或者其實是記憶的錯覺使然？記憶就是會讓人有這種錯覺。

二〇二一年，我在都柏林三一學院的好友和同事，維若妮卡・歐基恩（Veronica O'Keane）教授寫了一本精彩動人的書談記憶，書名是《舊物店：我們如何創造記憶，以及記憶如何塑造我們》（*The Rag and Bone Shop: How We Make Memories and Memories Make Us*）。[20]回憶往事是一個複雜而有系統的過程。回憶事情這個行為和思考、情感還有許多內在運作有關。也就是說，每一個回憶的瞬間都是一個再創造的時刻。我兒時對高威市的記憶，和我在此成長的經歷、搬離高威後的種種經驗、以及我在回憶湧上心頭當下的情緒狀態都密不可分——就像現在，我置身在黑盒子劇場，距離我在高威生活的年代已經過去許多年。

我坐下後安穩地靠在座位上，劇場座無虛席，四周瀰漫著一種愉悅的氛圍。我特別喜愛這種時刻，充滿期待和共同經歷的情感。一切皆有可能發生。

我來這裡是為了看一齣由高威國際藝術節（Galway International Arts Festival）主辦、由愛爾蘭國家歌劇院（Irish National Opera）所推出的實驗音樂劇，名為《與眾不同，尋找羅絲瑪莉·甘迺迪》（*Least Like the Other, Searching for Rosemary Kennedy*）。這個故事非常悲傷感人，也和我探索精神醫學史、二十世紀初精神醫學生物治療熱潮的研究密切相關。

一九四一年十一月，日後成為美國總統的約翰·甘迺迪（John F. Kennedy）和日後成為美國參議員的巴比·甘迺迪（Bobby Kennedy）兩人的妹妹，二十三歲的羅絲瑪莉·甘迺迪接受了前額葉切除術，這是一項非常具爭議性的外科手術，會將大腦前端的神經連結給切斷。羅絲瑪莉一出生就有智能障礙，且飽受癲癇發作與強烈情緒變化的困擾。因為這些問題，她父親在未徵得其女兒生母同意的情況下，讓她接受前額葉切除術。這場手術釀成重大災難。羅絲瑪莉此後變得更缺乏自主能力，導致她後半生都被安置在精神病院中接受照護。[21]

這齣非常好看的音樂劇提出許多問題。為什麼會讓羅絲瑪莉接受這項手術？她父親的考量是什麼？動手術的醫師又做了什麼？這樣的事怎麼會發生？這些問題的答案可能要比問題本身更讓人不安。前額葉切除術無疑是精神醫學史上最重大的錯誤，因此值得我們在這裡好好的審視一番。[22]

雖然腦外科手術在醫學上有著悠久的歷史，但專門針對精神疾病的前額葉切除術是在一九三〇年代初由葡萄牙的神經學家安東尼歐．艾格斯．莫尼茲（António Egas Moniz, 1874~1955）所發展出來的，甚至因此在一九四九年獲得諾貝爾醫學獎。

莫尼茲出生於葡萄牙的阿萬沙（Avanca），在科英布拉大學（University of Coimbra）習醫，一八九九年畢業後，於一九一一年進入里斯本大學擔任神經學教授，直到一九四四年退休。學生時代的莫尼茲是社會運動行動主義者、共濟會（Freemason）成員和政治家。他於一九〇〇年當選為國會議員，並在一戰期間擔任葡萄牙駐西班牙大使。一九一九年成為外交部長後，代表葡萄牙參加凡爾賽和平會議（Versailles Peace Conference）。他工作非常忙碌，非常有才能，凡是在意的事總是非常投入。

一九二六年，莫尼茲從政壇引退重返醫界全心投入行醫。這時他開始對於大腦血管造影術有研究興趣，這種造影術使用染色劑和X光來看大腦中的血管構造，以便更清楚確知腦瘤的位置。莫尼茲這時也開始形成一種觀點，認為精神疾病的根源就在腦中前額葉的神經連結異常，這個想法讓他想到將該區的神經纖維移除，或許有益改善某些症狀。史上第一樁依這個想法進行的精神外科手術被稱為腦白質切除術（prefrontal leucotomy），於一九三五年完成，術後結果似乎頗為良好。莫尼茲相當滿意。於是前額葉切除術的年代展開了。

為精神病患進行人腦外科手術並不算新點子，但莫尼茲卻將這種古人的點子帶進了二十世紀，正好遇到精神療養院醫師為了清空精神病院不惜採用任何手段的年代。莫尼茲用外科手術解決精神疾病問題的做法很快就獲得世界各地療養院熱情擁抱，尤其是在美國，沃特・福里曼醫師（Walter Freeman, 1895~1972）在其職業生涯中共為三千五百名患者進行過前額葉切除術，其中就包含了羅絲瑪莉・甘迺迪。福里曼的故事因此格外重要。

福里曼在費城長大，一九一二到一九一六年間就讀於耶魯大學。在華盛頓特區聖伊莉莎白精神病院（St Elizabeth's Psychiatric Hospital）中的景象讓他難忘，於是他改良了莫尼茲的腦白質切除術，連帶在手術中將大腦中前額葉和視丘（thalamus）的連結也切斷。這種改良後的手術比原本那種更具侵入性，他稱之為「前額葉切除術」（lobotomy）。福里曼發明這種手術的初衷是要減輕病患的痛苦，但初衷與效果卻正好相反，而他對前額葉切除術也過度有自信，這些情形在傑克·艾爾—亥伊（Jack El-Hai）為福里曼所寫的傳記：《前額葉切除師：前衛醫學天才與他為讓精神疾病從世界消失的悲劇性探索》（*The Lobotomist: A Maverick Medical Genius and His Tragic Quest to Rid the World of Mental Illness*）中一五一十地記錄了下來。[23]福里曼儘管立意良好，他的不擇手段卻很快就變得失控，造成了重大的傷害。

我在看完這齣描述羅絲瑪莉·甘迺迪接受前額葉切除術的歌劇後，在網路上搜尋這個手術的相關影片資料。很快就在美國國家醫藥博物館（US National Library of Medicine）網頁上，找到由賓州學院心理影片登錄處（Psychological Cinema Register of the Pennsylvania State College）所上傳的兩支很棒的影片。第一支影片長十二分鐘，標題是「治療精神障礙的前額葉切除術」（Prefrontal Lobotomy in the Treatment of Mental Disorders）。[24]影片攝於一九四二年，是由沃特·福里曼和長期合作者詹姆士·瓦茲（James W. Watts）一同製作，片中先是以文字描述前額葉切除術的手術過程，然後展示患者實際進行手術的過程，最後則是呈現術後的X光片。該影片是與喬治·華盛頓大學（George Washington University）攜手合作，提醒想看的讀者要有心理準備：膽小的話千萬別看。因為裡面包含會讓人看了血液直衝腦門的畫面。

第二支影片長十八分鐘，題為《慢性精神失常患者的前額葉切除術》（*Prefrontal Lobotomy in Chronic Schizophrenia*）。[25] 該片攝於一九四四年，是內布拉斯加州（Nebraska）奧瑪哈市（Omaha）克拉克森主教紀念醫院精神科（Bishop Clarkson Memorial Hospital）所製作。此片展示四位患者術前和術後的情形。分別是一名二十五歲女性病患、一名二十二歲男性病患，據稱兩人原本都具攻擊性；另有一名女性病患罹患僵直型思覺失調症長達五年時間，另一名二十六歲的僵直型患者則已患病三年。這四名病患在術後都顯示較為平靜且更具社交能力，術後只有一名仍需住院，但據稱也出現大幅改善。

兩支影片都顯示對前額葉切除術相當正面的信心。第二支影片更極力想讓人相信其正面效果，但如今我們已經了解前額葉切除術的長期影響，這些影片只讓人覺得格外可悲又錯得離譜。但在一九四〇年代，普遍對這個手術極有信心。

一九四六年，精神科醫師威廉．沙根特和艾略特．史雷特在《精神醫學之身體層面療法導論》一書中論及腦白質切除術。[26] 兩人指出，該手術還有許多待研究的地方，儘管如此，不表示不應施行該手術；他們主張，如果不施行該術，會導致無法進步。兩人這樣的態度，正反應了二十世紀初醫界越來越急迫想找到創新治療手段的心態：寧可有所為、不可無所為，就算對於所施行的療法還沒有充分了解也沒關係，腦白質切除術就是這種情形。醫學應避免停滯不前，就算犧牲病患也在所不惜。

沙根特和史雷特強調挑選接受腦白質切除術對象，對手術成功與否相當關鍵。他們寫道，手術可能無法消除病患的幻覺，但能減少患者對幻覺不斷耽溺回想的傾向。他們又指出，有運動機能亢進僵直性思覺失調症的患者，在術後變得更安靜；依據福里曼、瓦茲等人所提供的資料，有重度憂鬱症的病患也能從中受益，可能該手術還能對強迫性精神官能症（obsessional neurosis）有幫助。顯然，腦白質切除術的好處無可限量。

但該術卻也不無副作用。沙根特和史雷特無法否認有些患者術後性格有所改變，例如更易怒、計畫未來的能力降低。要是手術面積過大，還會造成患者錯亂、尿床甚至癱瘓。有些患者還會癲癇發作，有時會在手術後兩個月才出現。儘管有這些問題，沙根特和史雷特還是強調該手術的死亡率不會超過百分之二，也不會影響患者智力，除非手術面積太大，或者引發腦出血。總結來說，這兩位作者對於該術持正面態度，儘管他們列出的副作用讓人不安，且欠缺證據證明該術應廣泛採用。

愛爾蘭是在一九四六年四月，首度對葛蘭奇戈爾曼精神病院的患者施行前額葉切除術，由亞當斯．安德魯．麥克奈爾（Adams Andrew McConnell）在瑞奇蒙外科醫院負責執行。我的患者詹姆士就是一九五二年在那邊接受了手術。[27] 一九四七年六月，已經有二十三位葛蘭奇戈爾曼的病患接受了前額葉切除術，其效果不一：三名康復狀況良好出院，其他患者即使手術後情緒較為穩定，仍需在院內接受照護。[28]

這些結果看似與內布拉斯加影片中報告的結果相似，但稍顯遜色。這種差異可能與葛蘭奇戈爾曼所選擇的手術患者有關。約翰．鄧恩（John Dunne）教授對腦葉切除術的嚴重性有深刻認識，因此嚴格將手術限定於患有重度精神疾病且對其他治療無效的患者，尤其是那些持續表現出衝動、自殺或殺人傾向，或對自己、醫護人員或他人構成持續威脅的個案。或許是因為都柏林這邊設下了可施行該術的高門檻，才讓療效和其他地方明顯不同。

在詹姆士接受該術兩年前的一九五〇年，鄧恩指出葛蘭奇戈爾曼患有思覺失調症、並在施行前額葉切除術前原本預後不佳的六十三名患者，其中十九名康復狀況良好得以出院；十九名行為上有大幅改善；十八名無改善；四名則大幅惡化、三名死亡。[29]但即使是後來出院的病患，也還是帶著嚴重的身體問題。詹姆士是罕見的例外，終生都只出現正面的好處。多數患者沒他這麼幸運。

其實，前額葉切除術打從一開始就備受質疑且充滿爭議。一些評論者認為，該術讓病患變得更平靜溫順。但批評者則強烈反對，指出該術有很多問題，包括對於性格的負面影響，但他們的批評卻因為當時精神醫學界對於新式療法的廣泛熱烈追求而遭到忽視。隨著越來越多患者（例如羅絲瑪莉．甘迺迪）因術後影響，終生只能安置在精神病院裡，該手術的副作用再也無法被忽視。此外，隨著一九五〇年代有其他更安全的思覺失調症療法，像是抗精神病藥物的出現，前額葉切除術最終逐漸式微。

現在醫界很清楚，前額葉切割術其實是過度希望治療精神疾病卻未能及時踩剎車所造成的。這種現象不能單純歸咎於大型精神病院急於讓患者出院的壓力。其背後還夾雜著精神科醫師及其他專業人士追求同行認可、追隨醫學潮流，卻選擇忽視負面證據等因素。此外，社會對新療法的渴求、清空精神病院的壓力，以及開創精神醫學新時代的期待，也都是助長這種現象的幫兇。這許多的因素加在一起，造成當時精神醫學界一股腦地追求新療法，同時也讓他們不願意輕易放棄這些療法，即使明知這些療法不管用也視若無睹。

這些因素不管在實驗性外科細菌療法、胰島素療法或是前額葉切除術中都清晰可見。如今，這些療法已不再使用，多數國家也制定了全面的規範，管理非志願安置精神機構的病患所能使用的治療。

但這些治療的故事不能被遺忘。當時發明並推行這些醫療方式的人，背後的動機明顯有部分是為了清空二十世紀初大型精神病院，但他們卻忽視了讓患者進到療養院的更廣泛的因素。令人羞愧的是，這些因素不僅包括精神疾病與智能障礙，還涵蓋了貧困、偏見、社會排斥、社區與家庭結構的變遷，以及依賴機構來處理各種社會問題——儘管這種解決方式極不適宜。

二十世紀下半葉，精神疾病治療出現重大的革新，著重心理治療和藥物治療，而非像是胰島素療法或前額葉切除術等生理性的做法。認知行為治療被用來治療許多焦慮相關的精神障礙，認知行為治療被廣泛應用於治療許多焦慮相關的精神障礙，尤其是在第一次與第二次世界大戰後，對於創傷後症候群患者的療效顯著，進一步推動了這種療法的普及。同時，藥物治療的重要性也開始受到重視，本書後續章節將深入探討此議題。這些做法和本章所討論到的新興生物療法不同處在於這些治療具有可逆性（reversibility），而且醫界越來越著重需使用隨機對照試驗（randomised controlled trial）來證實療效。照護方法須有證據支持，這件事非常的重要，不這樣做的話，羅絲瑪莉・甘迺迪和成千上萬接受前額葉切除術患者所受到不可挽回的傷害，將可能再次上演。

我懷著沉重的心情離開黑盒子劇場。我們今日在精神醫學中所採用的治療，是否真的比往日更好？支持它們的證據確實更為充分，效果也更為理想，但這樣就足夠了嗎？我們是否應該以某種當下尚未具體化、更為嚴謹的方式來重新檢視這些治療？正如福里曼及其同僚受限於當時的標準，無法預見八十年後的我們將如何評價他們的工作一樣。

我漫步在清爽的高威夜色中，被過往的回憶包圍，對未來的不可知讓我感到煩憂。

本章開頭提到的詹姆士已將近百歲，患有情感性思覺失調症的他說，接受前額葉切除術是「我遇過最好的事」。他於一九五二年接受手術後，獲得某種程度上的穩定，這種穩定感他已經數十年沒有過了。從此他再也不用三不五時被人送進精神療養院，也不用再和警察打交道了。

手術數個月後，詹姆士找到了一份工作，一做就是數十年。他終生未婚，但很容易交到朋友，在都柏林市中心不遠處的一間公寓裡過著幸福的日子。七十歲生日過後沒多久，長期的風濕病讓他無法再自理生活，所以就住進了老人安養院。在那裡，他依然開朗樂觀，絲毫不受影響。

我在一九九〇年代後期還是精神科實習醫師時，曾去老人安養院看詹姆士，他那種樂觀的態度非常明顯。每次見到他，他總是笑臉迎人，讓人如沐春風。從他身上，完全找不到前額葉切除術對他有構成任何傷害的痕跡。

顯然，詹姆士屬於極少數例外。多數接受前額葉切除術的人，都承受極大的痛苦，許多人甚至因此喪了命。而那些少數像詹姆士一樣對該術持正面態度的人，可說是不折不扣的劫後餘生者。他們的故事應該被更多人知道，但掩蓋不了前額葉切除術作為一個早該被廢棄、只帶給少數人益處的手術的事實。這項手術在醫學史上留下了一個永遠無法抹去的污點，即便如詹姆士這樣的個案也不足以彌補其造成的傷害。

我曾在精神診所給詹姆士看過幾次診，也在我六個月實習醫師階段到安養中心看過他幾次。詹姆士總是非常開心，即便年近百歲，依然喜歡看報紙。我常和我們社區精神健康護理師一同去看他。詹姆士每次看到我們都露出欣喜的笑容。他會坐在窗邊，看著外頭的車水馬龍，報紙平平整整地攤在膝上。

詹姆士講話常充滿哲理，對於荒謬的事物特別有興趣，經常調侃我那種年輕人特有的滿腔熱忱。「你有沒有按時服藥？」我問道。「護理師餵我吃什麼我就吃什麼。」他說。「有留意醫師開了什麼藥嗎？」我再問。「有差嗎？反正開什麼我都吃。」他說。

其實我們只給詹姆士開了一種藥，低劑量的抗精神病藥物，他已服用數十年。我不清楚詹姆士對治療的想法，但我知道我那麼一板一眼的樣子看在他眼裡覺得很好笑。「放輕鬆點啦，」他會跟我說。「搞不好什麼事都不會發生。」

每次我給詹姆士開處方交給安養院員工後，我心裡都納悶：詹姆士現在還有精神病嗎？他過去真的有過嗎？他在一九三〇和四〇年代常被安置在精神病院時我都還沒出世，就連他在一九五二年接受前額葉切除術時，我也還沒出世。要是他接受的一切治療全都是誤診所造成的呢？他該不會被不當對待了一輩子吧？但我又有什麼辦法得知呢？

就算詹姆士這麼多年來真的有精神疾病，而那手術也真的幫了大忙，那他現在還算是有精神病嗎？幾十年來他沒再住過院，還有必要服用藥物嗎？我從未見過詹姆士有任何精神疾病的症狀。這表示開給他的藥物有發揮作用嗎？還是說他根本就不需要？

每當我問詹姆士這些問題，他總會笑著對我說：「到了這個階段，這些都不重要了。反正你就開你的藥。我無所謂，一直以來都無所謂。還有，拜託你，放輕鬆點好嗎，孩子？」

第六章
精神健康照護：從精神機構到忽視

派崔克坐在我對面，眼睛直盯著地板。現年二十二歲的他被診斷患有思覺失調症，已經流浪街頭、無家可歸有三年的時間。

今天派崔克說話的速度很慢，句子跟句子之間都停頓很久。他不想來看診。我認識他好多年了，也和他說過很多次話。我們的關係大致上算不錯，但今天不太好。

現在他只想著離開這裡。「可以走了嗎？醫生。」他用懇求的眼神望著我，可望離開醫院急診室。「可以走了嗎？我很想離開。你開的藥我一定會吃的。我也會定時來和護理師見面。可以讓我走了嗎？」

派崔克是在兩名員警戒護下送過來的，他們依照精神健康法規拘留了他。兩名員警是在凌晨三點發現派崔克睡在咖啡店前的街上。他們叫醒派崔克，建議他到遊民收容所去過夜。兩名員警甚至還提議要載他一程，到附近的收容所，並且幫他爭取床位。但派崔克拒絕了，他說自己想「露宿」。員警於是離開了。

但兩小時後，警方接到路人申訴，指派崔克在街上對著路人喊叫。兩名員警折返原地後看到他站在路中間，拉開嗓子亂吼亂叫。

員警知道派崔克有思覺失調症，於是問他最近有否看過醫師或護理師，但派崔克不肯回應。那時已經接近早上上班尖峰時段，派崔克置身車陣中，死也不肯離開馬路正中央。情況變得很危急。

「這是計畫好的。」派崔克終於跟警方吐實。「你們知道。我也知道。眾神都知道。今天就要發生。今天一切都會結束。就在這裡。現在。」

員警以前就和派崔克多次交手，見識過這種情況。但這次，他們覺得別無選擇，只能將他帶回警察局並聯絡醫生。醫師到警局和派崔克聊過後，判定他有精神疾病，且對自己的病情缺乏認知。醫生和警方想勸派崔克去醫院接受進一步診斷，但他只是反覆地說：「就要發生了。今天就要發生了！我要去那裡！你們會懂的。很快你們就會懂……」

這麼折騰了好一陣子後，那名醫師覺得警方應該動用精神健康法條，將派崔克送往醫院接受精神科醫師的檢查，以判知他是否符合非志願安置到精神單位住院。愛爾蘭跟許多國家一樣，現在對於非志願評估、住院和治療都有非常詳細的法律規定。警方於是依法規規定帶派崔克來醫院找我，以便做最後的決定，看他是否符合非志願住院和強制接受精神疾病治療的標準。

在急診室與派崔克進行了一場漫長的對話並檢查他的精神狀態後，我認為他雖患有精神疾病，卻仍不符合非志願安置精神單位的標準。愛爾蘭精神健康法非常強調人權自主，對於非志願性治療的門檻設的相當高。派崔克拒絕住院，但願意和社區護理師見面並配合門診照護。由於派崔克還是不肯到遊民收容所，所以警方只好帶他回到一開始找到他的地方。

五個小時後，另外兩名員警因派崔克在公共場所遊蕩將他逮捕，並將他收押至監獄。

隔天，獄中醫師打電話給我時，口氣流露出不滿。我跟她說，昨天我覺得派崔克不符合非志願照護的標準，我對他最終進了監獄感到遺憾，但我受限於精神健康法規，該法規旨在平衡派崔克的自由權與治療需求。

最後，派崔克的自主權不是被精神健康服務所限制，而是被監獄系統所剝奪，而他又拒絕接受任何治療。三天後，派崔克依據精神健康法被從監獄轉送至醫院，終究還是由我來治療，只是徒然多了一小段不愉快的監獄生活。這並不是第一次發生這樣的情況，也不會是最後一次。

派崔克累壞了，一進醫院就連睡十四個小時。醒來後吃了三份早餐，然後就吵著要出院。「出現了，」他說。「我現在一定要出院。馬上就得走。可以走了嗎？醫生。拜託啦，可以走了嗎？可以嗎？」

我頂著羅馬三十七度的高溫坐著，望著一隻橘貓。我還沒坐下前，橘貓在正中午的艷陽下安穩地睡著，但一等我坐到她身邊，她就輕輕地抬起頭，大概是想知道是哪個不要命的生物這麼熱還在外頭亂跑。她一臉好奇又可憐我似地盯著我看了一眼，迅速地評估一下情勢後，就又躺回去睡覺。真是隻理性的貓，我真該好好向她學習。

不過，我沒這樣做，而只是在這高溫下用雙手捧著下巴，被烈日打敗、被羅馬打敗、被生活打敗。我終於來到心靈博物館實驗室（Museo Laboratorio della Mente），這是一家以說故事為陳列方式的博物館，記錄了前聖瑪利亞精神療養院（Santa Maria della Pietà）的歷史。我上次來羅馬參訪醫學史博物館，尋找最早的電痙攣療法機器時，整個過程頗為順利。

但今天卻不然。為了這趟參觀我事先計畫了好幾個月：先寄了電子郵件跟博物館確認開放時間，還特別提前好幾天抵達義大利，今天一早先是搭了一小時的火車，然後又花了將近一個小時的時間，頂著這誇張的豔陽，才找到這座歷史悠久的博物館。

聖瑪利亞精神療養院的歷史可追溯至十六世紀，最初是為了照顧朝聖者、窮人和遊民而建，後來也逐漸收容越來越多被稱為「瘋子」或「傻子」的人。隨著時間過去，該機構逐漸茁壯，經過幾次轉型和搬遷後，最後落腳於羅馬的馬里歐丘（Monte Mario）地區。該院建於一九〇九年，由愛德加多・聶格里（Edgardo Negri）和尤金尼歐・奇耶撒（Eugenio Chiesa）共同設計，一九一三年正式啟用為精神療養院，一九一四年的揭幕儀式還請到義大利國王維多里歐・艾曼紐爾三世（Vittorio Emanuele III）親臨。

聖瑪利亞精神療養院占地遼闊。在一九〇〇年代早期，它是全歐洲最大型的精神醫院，可容納一千張以上的病床。院內設計成小型村落，院區占地一百三十英畝，共四十一棟建築，包括二十四棟醫院分館。打從建院開始，該院就跟同時代其他療養院一樣，以隔離病患為宗旨，認為精神病患必須與主流社會隔離，以保護雙方。之後的幾十年間，該院的照護方式越來越多樣，這情形跟其他地區的療養院一樣：身體束縛、控制、強制逼迫。是二十世紀末的義大利精神醫學界改革，才讓該院結束營運，二〇〇〇年聖瑪利亞療養院作為精神醫院的功能正式告終。

如今這間療養院中部分老舊建築依然供健康照護單位使用，其他建築則閒置無用，其中一棟被改建為心靈博物館實驗室。博物館的外牆上裝飾著一系列非凡的壁畫，描繪了各種痛苦的場景：一名男子在呼喊，一名女子在承受痛苦，一個孩子滿臉驚恐，還有一名男子伸出手，似乎在懇求著什麼。但，他在懇求什麼呢？另一棟建築的壁畫則描繪了愛因斯坦，高聲喊著「瘋狂是天才之閃現」。或許吧，但瘋狂也是一種痛苦。

建築內部，心靈博物館實驗室以睿智、深入且具想像力的方式講述了聖瑪利亞療養院非常不凡的過去——至少我聽說的是這樣，因為當我今天好不容易抵達這裡，熱到頭昏眼花、差點因為缺水中暑，卻沒想到門上貼著一張告示：

休館公告：

請注意，本館將在二〇一九年七月十五日到二〇一九年九月二日休館以進行大幅維修。不便之處敬請見諒。

我義大利文雖差，也大致看得懂意思：博物館為進行大幅維修休館，時間從二〇一九年七月十五日到九月二日，也包括今天。他們為「不便之處敬請見諒」。我看了看告示，又抬頭看了看豔陽，最後把目光落在沉睡的貓身上。真的該好好向這隻貓學習，人生就該像她這樣隨遇而安，在太陽下多睡一會兒，輕鬆心情。

我認命了，返回到馬里歐丘車站，但走著走著卻迷了路，走到了一條名為法蘭可·貝撒格里亞的街上（Via Franco Basaglia），一臉茫然。法蘭可·貝撒格里亞街——不會吧？怎麼可能這麼巧？或許老天刻意安排這一連串的意外就是為這一刻。法蘭可·貝撒格里亞是精神醫學史上的關鍵人物，也是本書所講述故事中的重要角色。沒想到我竟然無意間走到以他為名的街上，被豔陽曬昏頭的我，站在因為貝撒格里亞的努力，而成為歷史名建築的療養院旁。

但在談及貝撒格里亞的改革之前，得先來看二十世紀中葉精神醫學以及精神機構的發展，以便了解為什麼貝撒格里亞和他的社會運動熱忱在那個時間點上會那麼重要。

首先要從柏林講起。

柏林、「T4行動」與革命性精神醫學的誕生

柏林是座美麗的城市，充滿活力又處處驚喜不斷。這邊充滿生命的律動，卻背負著歷史的沉痛。我很希望能在這裡住上一年，好好探索當中的各色驚喜。但現在我只能暫時滿足於來觀光一周。昨天我去看了柏林圍牆的部分遺址，這段圍牆被重新改造過，作為別的用途，見證著這座城市的過去和未來。有部分圍牆段被完整保留下來，其他部分的圍牆則被塗上鮮艷的顏色裝飾，但很多段的圍牆已經不復存在，消失在歷史洪流中。

事實上，德國的歷史始終藏在柏林市的淺層，俯拾即是。今天，我站在動物

園區的動物園街（Tiergartenstraße），看著「國家社會主義黨安樂死亡者紀念碑」（Gedenk- und Informationsort für die Opfer der nationalsozialistischen 'Euthanasie'-Morde）。這個設計高雅的紀念碑悼念著精神病史上最黑暗的一頁，其黑暗程度遠勝過十九世紀和二十世紀初的療養院，甚至比實驗性外科細菌療法和胰島素療法更讓人感到不安。

上一章中，我們提到過去療養院和精神病院一些非常可議的療法，從簡單的療養院安置到前額葉切除術。這段期間許多提倡這類療法的醫生本身也參與了優生學運動，這種運動主張人種的遺傳特質可以透過排除掉劣等、提倡優等的人種而獲得改良。精神病患和智能障礙就被他們歸入「劣等」的類別。

在十九世紀末為精神疾病分類貢獻良多的克雷波林，也支持優生學運動[1]；開創瘧疾療法的伐格納—姚瑞格也一樣。至於這種主張精神疾病與遺傳有關的理論，則來自退化理論，該理論視精神病為生理性所致，而遺傳就是其病因，並且會隨著每一代的繁衍而惡化。[2]該理論所導致最嚴重的後果就是一九三九到一九四五年二次大戰期間發生於歐洲的那件事，也就是在柏林動物園街這塊紀念碑所追悼的亡者所受的苦。[3]

第二次世界大戰是人類史上最嚴重的衝突，造成將近七千到八千五百萬人死亡，還有數千萬人遭受難以估計的痛苦。而有些族群受到的傷害尤為嚴重，包括六百萬歐洲猶太人在納粹大屠殺（Holocaust）中遭到殺害。另外也還有別的族群遭到納粹迫害，尤其是二戰期間住在納粹控制地區的精神病患和智能障礙人士。

納粹因為信奉種族衛生（Racial hygiene）的教條，因此掌權後很快就開始歧視並迫害殘疾和精神疾病患者。從一九三三年七月開始，這些族群中許多人都被依「防治遺傳性疾病生育法」（Law for the Prevention of Genetically Diseased Offspring）強制節育。大約有四十萬人在這個計畫下遭到節育，當中又有五千多人死於該手術的併發症。

該狀況在一九三九年進一步惡化，當時希特勒下令全面屠殺「在最嚴謹醫學檢視後被判定無法治癒的病患」。至少有二十七萬五千人在位於德國、奧地利、波蘭納粹占領區，以及現今捷克共和國境內精神病院的處決中心被殺害，受害者多半是殘疾、精神病患和神經疾病患者，以及高齡人士。該計畫被稱為「動物園街四號」行動（Tiergartenstraße 4），簡稱「T4行動」（Aktion T4），從一九三九年開始，一直執行到一九四五年，行動名稱是因為該計畫執行部門的地址就座落於動物園街四號上。我今天來此就是為了一睹這塊屠殺紀念碑。

「T4行動」是對精神病患做過最極端的迫害行為。而當時進行該行動最聲名狼藉的屠殺中心就坐落於緬因河畔法蘭克福（Frankfurt am Main）和柯隆（Cologne）之間的一座小鎮哈達瑪（Hadamar）的精神醫院。從一九四一年一月到八月間，大約有一萬名病患死於哈達瑪的毒氣室中。中斷一年後，哈達瑪再次成為該計畫第二階段的屠殺中心，這次主要採用藥物過量和故意造成營養不良的方式進行屠殺。從一九四二年八月到二戰結束，約有四千五百人在哈達瑪喪生。

參與這個行動的醫師和醫護人員其涉入共謀的程度之深，讓人心驚膽戰。二戰結束後，美軍部隊曾在哈達瑪審訊七名參與成員，其中三人被處決，另外四位則服了相當長的刑期。一九四七年，德國法庭針對當年殺害近一萬五千名德國人的哈達瑪成員進行審判。主任醫師阿道夫・瓦爾曼（Adolf Wahlmann）和護理長殷嘉・胡伯（Irmgard Huber）被判有罪。

但法庭審判只能執行正義到一定的程度。真正永久的正義遠比判決更難做到。關於精神疾病患者的權利的明確保障發展緩慢，即使他們在大戰期間所遭到的屠殺有目共睹。落實精神病患權利是一項複雜的任務，需要多方協作，包括國家、健康單位、社會福利單位、精神病患、家屬及所有公民。這裡頭不能有一個環節自滿自負：精神病患對於社會變遷和政治安排的承受力特別脆弱，特別容易受到影響和傷害。尤其是患有長期精神疾病的患者，更容易遭受到歧視、疏忽、排斥和欺負。

從納粹德國時代學到的教訓非常的慘烈：只要政治和社會狀況朝那個方向稍微傾斜，T4行動很容易就會再次發生。而這樣的傾斜絕非不可能，因此對於人權的關注和精神病患照護的提供非常重要，同時也要永遠記得T4行動的恐怖作為。

如今，哈達瑪的屠殺中心成了紀念館，一個哀悼的地方，供學童、年輕人和成人學習歷史和政治教育。其任務是要傳遞歷史訊息，並提高政治教育水平，以確保類似事件不再重演。[4]而在柏林，動物園街四號也設有紀念「T4行動」的紀念碑，該計畫的執行總部就位於此處。紀念碑所在的街道是一條繁忙熱鬧的幹道，車流不息，行人穿梭，周圍林立著現代建築。然而，在這喧囂之中，這座紀念碑如同一處靜止的標誌，提醒著人們那些遭受冷血屠殺的精神病患和智能障礙者。它低調卻震撼人心，既平凡又讓人謙卑。

人類史上不應該發生「T4行動」這樣的事，但它確實發生了。作為一名醫療從業者，我的責任之一就是確保此類事件不再重演。這樣的可能性或許看似遙遠，但政治和社會的變化往往潛移默化且影響深遠。我們從未真正遠離另一場「T4行動」的威脅。

我們一定要痛定思痛，牢記這個教訓：對於精神病患者的迫害、剝削以及忽視一定要時時予以防範、察覺且糾正。所幸，二戰後出現了兩位極具影響力的人物為對抗這樣的迫害大聲疾呼，這兩人是精神醫學史上及少數激進的精神科醫師：法朗茲・法農（Frantz Fanon, 1925~1961）與法蘭可・貝撒格里亞（Franco Basaglia, 1924~1980）。我們先來談法農，之後再來談那位更加激烈頑強的義大利醫師。這兩位以不同的方式屹立在精神醫學的發展史上。

法農出生於加勒比海法屬殖民地馬丁尼克（Martinique）。出社會後，法農在一九四三年離開馬丁尼克島投入自由法國（Free France）軍隊的二戰行動。該部隊是二戰期間由戴高樂（Charles de Gaulle）所率領的法國流亡政府所屬軍隊，在法國於一九四〇年正式被德軍攻陷後，該部隊繼續與同盟國合作對抗軸心國。從軍兩年後，法農回到馬丁尼克，隨後於一九四六年前往法國，轉赴里昂（Lyon）習醫。[5]

法農在習醫期間逐漸對精神醫學產生興趣，住院醫師時期，追隨觀點相當前衛的西班牙加泰隆尼亞（Catalan）精神科醫師法杭梭・托斯奎爾（François Tosquelles, 1912~1994）進行精神醫學訓練。托斯奎爾對法農影響深遠。在這段期間，法農完成了他第一本著作《黑皮膚，白面具》（*Peau Noire, Masques Blancs*），該書聚焦於殖民統治的心理影響，非常地深入且讓人震撼。[6]該書即使到現在都還是非常傑出的著作。全書不以誇張筆調去寫，娓娓道來卻立場堅定而不妥協，成為以獨立思想批判殖民對於人心毀滅性傷害的書寫典範。

法農在一九六一年出版的《大地上的受苦者》（*Les Damnes de la Terre*）中再次探討了這個主題，用具爭議性的觀點，對殖民地人民如何透過武力獲取獨立進行了反思。[7]對於脫離殖民母國發起獨立運動抗爭，法農擁有第一手的經歷：一九五三到一九五六年期間，他曾在原被法國統治的阿爾及利亞擔任有著兩百張病床的布利達—瓊維爾（Blida-Joinville）醫院的精神科醫師。[8]在此期間，法農發展出「社會治療」（socio-therapy）這種將病患與其文化背景連結的治療方式。一九五四年阿爾及利亞革命爆發後，法農加入了民族解放陣線（Front de Libération Nationale），這是由阿爾及利亞的民族主義分子所組成的政黨，藉由此舉，法農開始協助阿爾及利亞獨立抗爭運動。他曾工作過的布利達—瓊維爾醫院為了紀念他，日後就以他的名字命名為法蘭茲・法農醫院（Frantz Fanon Hospital）。

法農投入阿爾及利亞革命的政治活動非常精采，但我最感興趣的是他作為精神科醫師的貢獻。阿爾及利亞革命戰爭期間，法農不只治療被法國凌虐、身為受害者的阿爾及利亞人民的心理問題，同時也治療身為施暴者的法國官員和士兵的受創心靈。我認為，正是這一點，使得法農的精神醫學觀點在重要性上遠超過許多專家從純理論或哲學角度對心理學的批評。法農既擁有精神科臨床診療的實務經驗，又是一位親身參與政治活動的政治運動家與思想家。

這一點很重要。第四章中，我們提到過都柏林療養院的醫師詹姆斯・鄧肯，他在一八五三年的著作《檢視並揭露關於精神錯亂的常見錯誤》中，不僅點出大眾對於精神疾病的迷思，也強調對於精神醫學的「實務」經驗，他指出：

> 當今這一類寫給大眾閱讀的精神疾病書寫，其作者明顯欠缺對於其所探討主題的相關實務知識。光從書本得到的知識，再怎麼有用，也不足以讓作者在具爭議性話題時講出具有權威性的觀點，也無法了解特定主題的重要性。[9]

前美國總統老羅斯福（Theodore Roosevelt）曾強調過純理論和實務兩者之間的差異。他在一九一〇年於巴黎索爾邦（Sorbonne）發表的知名演講「共和國中的公民」（Citizenship in a Republic）中這麼說道：

> 從來都不是在旁邊說三道四的人重要：不是那些在強者虎落平陽、偉人一時失誤時落井下石的人。榮譽要歸給那些親自下場、實際行動的人，那些臉上沾滿塵土、流血流汗的人，那些勇敢奮鬥、不懼失敗，並一次次從跌倒中爬起的人，因為任何努力難免會伴隨失敗或有不足之處，但只有他們才有強烈的熱忱，一心一意將自己投入在偉大的志業中。這樣的人，幸運者，最終能體驗到站上成就巔峰的凱旋滋味，不幸者，即使功虧一簣，卻也至少是在勇敢嘗試中失敗。因此，他永遠不會與那些冷漠怯懦的靈魂為伍——那些從未嘗過勝利或失敗的人。[10]

法農就是老羅斯福這段演講中的這種人，而精神疾病患者也是這樣的人，還有和他們共同生活的人，以及那些幫助他們的人也都是。彼得・賽門（Peter

Salmon）在二〇二〇年英國《衛報》上的文章就特別強調法農生活和建樹中了不起的這一面：

> 在阿爾及利亞獨立戰爭期間，法農經常為曾被凌虐而留下精神創傷的病患看診治療，同時也為那些施虐者治療心靈創傷。不論受虐或施虐者，他都一視同仁，這點讓人非常訝異。而他在一邊行醫濟世的同時竟還能寫下這些他賴以成名的巨著，更是讓人讚嘆。[11]

這正是讓法農在精神醫學史上幾乎無人能出其右：他身為實務看診的精神科醫師，能將參與社會運動的親身經歷與門診工作結合，將政治行動融入精神醫學，將崇高的理念落實在精神健康服務的發展之中。[12] 法農還無懼於挑戰其他精神科醫師的歧視和做法，彼得．藍儂（Peter Lennon）就在《衛報》指出：

> 法農的精神醫學訓練與執業經歷構成了他生活的核心。他的職業生涯中，因在里昂治療被壓迫的阿爾及利亞人，促使他積極參與叛亂與暴動。最終，他

> 不得不離開醫院，逃亡到突尼斯（Tunis）〔……〕一直到他生命結束前幾年，他才接受阿爾及利亞公民身分，但他還是有著受迫害人民渴望復仇成功的那種心態〔……〕在阿爾及利亞時，他發現原來「種族歧視會穿上科學的外衣」，發現當地法國精神科醫師會假科學之名，把凌虐當地人合理化為維持和平的手段。[13]

法農於一九六一年辭世，年僅三十六歲，英年早逝。他留給世人的遺產難以一言以蔽之，但卻極為深遠。尤其當我們將其與他生前整體精神醫學界的發展相比，更能深刻體會到他的影響力與貢獻之重大。

法農成長於馬丁尼克，在法國受醫學教育，並在阿爾及利亞醫院行醫，這過程中，精神醫學界逐漸將重心從精神病院安置（十九世紀和二十世紀初期）移開，經歷了一連串新興生物性治療，包括實驗性外科細菌療法（一九一〇和二〇年代）、瘧疾療法（一九二〇年代）、胰島素療法（一九三〇和四〇年代）以及前額葉切除術（一九四〇和一九五〇年代）。隨著這些療法逐一被淘汰，再加上一九五〇年代開始出現抗精神病藥物，開啟了精神醫學新的願景，不再只仰賴生物性療法或者藥物，超越傳統社會中為精神病患所能提供的有限支持，開闢了更多元的治療可能性。

許多擅長理論或哲學批判的精神醫學評論者迅速填補了這一空白，同時精神醫學界業內也出現極具說服力的改革呼聲，尤其是在阿爾及利亞的法農和義大利的法蘭可・貝撒格里亞兩人。法農的獨特之處在於他結合了精神醫學專業、政治行動主義以及為受迫害、邊緣化和被蹂躪人們仗義執言的熱情。也就是這一點，讓法農和貝撒格里亞有了共同的志業，後者的年代稍晚於法農，但他延續了法農為受迫害者和精神病患爭取自由的努力，特別是為那些同時身為精神病患又遭受迫害者的自由而奮鬥。這種雙重壓迫，是精神病患許多世紀以來的切身遭遇。

義大利：療養院的末日？

畢斯切格里（Bisceglie）是位於義大利東南部普格利亞（Puglia）地區亞得里亞海（Adriatic Sea）岸邊的一座小城市，人口僅約五萬五千人。我坐在畢斯切格里海岸的礁石上，身邊有孩子嬉鬧，大人悠閒地喝著咖啡，一隻小狗沿著人行道奔跑著，邊跑邊汪汪地叫。我喜歡狗，但最愛的還是貓。貓總是優雅、不莽撞，帶著一絲疏離。在這炎熱得令人窒息的義大利夏日下午，你絕對看不到一隻貓在街上亂跑。畢斯切格里的貓都很聰明，早已躲進陰涼處酣然入睡——就像羅馬的貓一樣，頭腦清楚。

我將目光從海上收回，轉身再次注視著前畢斯切格里精神病院那龐大的建築物。即使這家醫院早已停業多年，它的陰影依然籠罩著小鎮的某些角落。

該醫院建於一九三五年，是「天養之家」（Casa della Divina Provvidenza）擴建計畫的一部分，專為慢性病患設立。原始的天養之家由聖奧古斯丁（Saint Agostino）教堂教區神父唐・巴斯夸雷・烏發（Don Pasquale Uva）所創，是受到「小天養之家」（Little House of Divine Providence）創始人、天主教聖徒朱瑟比・貝尼狄托・柯托蘭戈（1786~1842）的啟發。

和其他療養院一樣，該院最初的立意是良善的。然而，也如其他療養院一般，該院在二十世紀經歷多次擴建，收容的功能逐漸擴大，包括接收那些患有精神疾病但無法被家鄉醫院收治的軍人。隨著規模的擴大，它與義大利乃至全球的其他收容機構面臨同樣的問題：環境日益惡化，導致院內死亡率不斷上升。看著畢斯切格里療養院的線上資料，我找到一篇一九七七年《華盛頓郵報》（*Washington Post*）上的文章，文中指出光是一九七六年，該院就有二〇六名病患過世，這不管用什麼標準去看都是非常高的數字。[14]

不過這篇《華盛頓郵報》上的文章並不單是在講畢斯切格里療養院，而是在談很重要卻具爭議性的義大利精神科醫師法蘭可．貝撒格里亞，其爭議性來自他極力主張應關閉義大利東北部的里雅斯特市（Trieste）聖喬望尼（San Giovanni）精神病院，該院跟畢斯切格里雖相距甚遠，卻面臨相同的問題。[15]

精神醫學界向來不乏批評、爭議和意見相左。[16]這裡面批評聲量最大往往來自精神醫學界內部，例如《精神疾病的迷思》（*The Myth of Mental Illness, 1961*）的作者湯瑪士．薩斯。[17]貝撒格里亞跟薩斯一樣，也是精神醫學界內部批評陣營的一員，但貝撒格里亞的經歷和工作卻和薩斯大相逕庭，也和許多二十世紀後半葉其他精神醫學批評者不同。[18]貝撒格里亞的改革本質上是從政治出發，非常強調要對精神醫學治療做革命性的變革。他的故事和影響都非常巨大。

貝撒格里亞於一九二四年出生於威尼斯，一九四九年從帕多瓦大學（University of Padova）畢業成為醫師。貝撒格里亞年輕時在義大利許多療養院看到的景象讓他嚇壞了：不分青紅皂白地束縛病患身體活動，非常不利治療的環境，以及一貫地剝奪病患的自主權和權力。貝撒格里亞是非常有政治意識的人，於是立意要改變自己所在療養院的現況，希望以此激勵其他地方的療養院也做出同樣的改變。

一九六四年，貝撒格里亞向倫敦舉辦的第一屆國際社會精神醫學會議（First International Congress of Social Psychiatry）提出一份報告，題為「精神病院作為安置機構之廢除」（The Destruction of the Mental Hospital as a Place of Institutionalisation）。四年後由貝撒格里亞編輯的《精神機構之非》（*L'Istituzione Negata*）一書問世，該書在義大利及部分國家引起了巨大影響，然而遺憾的是，對大部分英語系國家並未產生同等程度的影響力。[19]儘管如此，這本一九六八年發行的著作依然是貝撒格里亞最具影響力的成就，為安置照護的精神病患治療做法畫下句點提供了知識架構。

而與貝撒格里亞最有直接關係的，應屬義大利精神療養院的全面關閉，這是一九七八年「義大利精神衛生法」（Italian Mental Health Act）頒布後所促成的，該法被人稱為「貝撒格里亞法」。這項立法規定關閉義大利境內所有的精神病院，並以社區為基礎的服務取而代之，但仍保留了一些急性住院治療的設施，主要設置在綜合醫院內。

「貝撒格里亞法」在當時算是非常激進的，至今也依然具有爭議。從很多方面來看，對其的爭論主要都是在：給予重症精神病患更多自由雖是一大進步，但其衍生出來的問題，例如遊民、入獄與無人照料，這些都需要比目前施行的做法更強制性的配套措施才能解決。我們會在本書最後的「精神衛生與精神疾病：宣言」中更進一步討論這方面的問題。

貝撒格里亞這個人有意思的地方在於，他把很多自己對政治的敏感度帶進精神醫學工作中。年輕時，貝撒格里亞是反法西斯社會運動者，一九四四年十二月還曾因此被捕，關在威尼斯的大聖母（Santa Maria Maggiore）監獄中長達六個月。他這種反抗的精神，在他的精神科醫師生涯中也表現得淋漓盡致。雖然他在義大利和其他地方有著極大的影響力，但在英語系國家卻鮮為人知，這部分與他的著作很少被翻成英文有關，但也部分與當時精神醫學界以生物觀點為主流脫不了關係。[20]

畢斯切格里當地精神病院的結束，證明貝撒格里亞在當地工作的深遠影響。即使在一九九〇年代，畢斯切格里當地的精神病院仍有超過兩千名住院病患，但到了二〇一〇年，畢斯切格里不再是昔日的「精神療養院之都」。「貝撒格里亞法」的目標終於實現。二〇一九年，該療養院所在地發生大火，燒毀了院中教堂，但即使到現在，院中那棟龐大的療養院大樓還是屹立不搖地提醒著我們，那個精神病患被限制在龐大卻擁擠療養院的年代，連身而為人的基本權利都被剝奪。但如今，這種情形在畢斯切格里或是義大利大部分地區已不復存在。

在終結義大利和其他很多國家的精神療養院運作制度上，貝撒格里亞扮演了很重要的角色。他和其他精神醫學治療的改革者、具批判性的思想家如法農等人，共同為世人和醫界對精神疾病的態度以及治療之改變打下了基礎，其影響層面不僅及於特定國家地區，更擴及到國際的層面。一九九一年十二月十七日，聯合國大會採納了第四十六次會議之第一一九號（46/119）決議文，讓該決議文正式成案，決議文中提出「保障精神疾病者及改進精神醫療準則」（Principles for the protection of persons with mental illness and the improvement of mental health care）。[21]這些準則詳列精神病患應依然享有的權利範圍，其中包括得享有可取得之最佳精神健康照護之權利；得享有在社區生活、工作和接受治療之權利；得享有可取得組織得宜並擁有充分資源之精神健康機構。貝撒格里亞在天之靈，看到這些成就，應該會感到欣慰。

聯合國並要求精神照護需採用國際接受的道德標準，並且需有一個公正無私的評估團體在與精神健康從事者協商後，對非自主住院病患的個案進行審查。除此之外，「所有精神病患，或者被視為這類人者，皆應獲得人道對待，並尊重其身而為人的既有尊嚴」。這些人「得享有經濟、性、和其他形式不受到剝削的保護，也得享有不受到身體或其他形式施虐和羞辱的保障」；「不得以精神疾病為由，給予任何歧視」；同時「每位患有精神疾病者，皆應享有行使所有公民、政治、經濟、社會和文化上的權力」。又鑒於過去人類社會曾出現像德國T4行動，以及義大利等國家大型療養院安置病患等對精神病患的不人道對待，將這些權利一一條列出來是非常重要的。

整體而言，這些聯合國在一九九一年所頒布的準則，明確指出需給予精神疾病患者在人權上保障的事實。一九九六年世界衛生組織（World Health Organization）進一步制定了精神健康法律的「基本準則」，以確保這些要點在精神健康法規中得到強調。[22] 這些準則中較重要的有「每個人都應享有促進心理健康和預防精神疾病的最佳措施」；「凡是有需要的人，都應得以享有基本的精神健康照護」；且「精神健康評估應與國際認可之醫學原則一致」。

世界衛生組織特別強調「對於精神健康障礙患者，應提供限制最少的醫療照護」；「病人的同意是處置病人前必須的步驟」（除非此人「無力行使同意」）；「萬一病患面臨無法了解行使決定之重要性時，雖然他並非無法自行決定，但仍得以由知情第三方協助他來行使決定」。評估的過程和自動定期評估機制也是必要的，且所有「決定都必須符合該法律轄區下運行的法條，而非基於其他原則或是武斷隨機的原因」。這樣的準則與過去的做法大相徑庭，特別是二十世紀初讓人質疑、常用的生物性治療往往都未經過病患同意。

世衛組織二〇〇一年的「世界衛生報告」更以「心理衛生：新理解、新希望」（Mental Health: New Understanding, New Hope）為題進行專題報導。[23]在這份報告中，世衛強調了以下幾點：在可能的情況下，應提供主要治療（primary care）與社區治療；增加治療精神異常的藥物（psychotropic）；教育大眾了解精神疾病；讓社區、服務使用者和家庭共同參與；建立國家相關政策、計畫並訂立相關法令；發展相關人力資源、並建立與其他領域的連結；支持迫切需要的心理衛生研究。這些議題在相隔二十年後的今天依然是必要的。

二〇〇六年歐盟在其《精神衛生諮詢平台》（*Consultative Platform on Mental Health*）中也表達了相同的立場，強調歐盟必須「與其他國際性組織、成員國和利益攸關者合作」，以實現與該領域「策略性目標」相關的「政策完整度基礎」。[24] 歐盟正視其有必要「與成員國合作，將精神健康與身心福祉整合進發展中各國利益攸關者的平台」。為此，就需要一項「非常具有包容性的策略」，並同時注意現有安排和機構收容能力。「確保精神健康結合現有做法」非常重要；持續對「多病共患和整合」相關議題保持關注；並保障精神病患的「公民權和人權」。歐盟同時也建議，應標示出特定目標族群，像是病患照護者、服務使用者，以及「社區中脆弱的個人」，這包括許多長期的精神病患以及其家屬。儘管歐盟所使用的術語甚多，這些觀念卻是確確實實必要的。

兩年後聯合國《身心障礙者權利公約》（The Convention on the Rights of Persons with Disabilities, CRPD）正式生效，揭開了精神病患權利的新頁。[25]《身心障礙者權利公約》的中心目的是要「促進、保障與確保所有身心障礙者充分及平等享有所有人權及基本自由，並促進對身心障礙者固有尊嚴之尊重。」涵蓋對象為「身心障礙者包括那些因長期肢體、精神、智力或感官損傷，在與各種障礙相互作用時，可能阻礙其在平等基礎上充分有效參與社會的人」。這再次將許多患有長期精神疾病的人納入保障範圍，例如思覺失調症和雙相情感障礙者。

該公約之「一般原則」與之前聯合國和世衛所發表的文件相呼應。三者都包含了「尊重固有尊嚴、包括自由做出自己選擇之個人自主及個人自立；不歧視；充分有效參與及融合社會；尊重差異，接受身心障礙者是人之多元性之一部分與人類之一分子；機會均等；無障礙；男女平等」；並且「尊重身心障礙兒童逐漸發展之能力，並尊重身心障礙兒童保持其身分認同之權利」。

《身心障礙者權利公約》特別點出有身心障礙之婦女與兒童「平等與不歧視」之相關權利、「在法律之前獲得平等承認」、「獲得司法保護」、「人身自由與安全」、「免於酷刑或殘忍、不人道或有辱人格之待遇或處罰」、「保障人身完整性」、「自立生活與融合社區」、「尊重家居與家庭」、「適應訓練與復健」、「適足之生活水準與社會保障」、「參與政治與公共生活」，這些僅是其中部分。整份公約非常長。

這些非常詳盡的權利條文所勾勒出的世界，是一個與十九世紀和二十世紀初偌大精神療養院、恐怖的T４行動、畢斯切格里和的里雅斯特精神病院、還有人類歷史上長久以來對於精神病患的虐待、凌辱、以及忽略截然不同的世界。但這些權利條文其實早該出現了，也符合眾人的期待。儘管世界上許多地方的精神病院機構都已經關閉，我們仍然必須問：這些發展是否起了正面的作用？花了這麼多的心力所做的權利宣言，是否真的改善了精神病患和其家人的生活？法農、貝撒格里亞、聯合國、世衛組織、以及歐盟的願景是否已經達成？

俄羅斯和中國

艾瑞卡・菲特蘭（Erika Fatland）正在從北京前往蒙古首都烏蘭巴托（Ulan Bator）的火車上。[26]菲特蘭是挪威人類學家兼旅遊作家。我對她的書深深著迷，不僅因為她文情並茂，還因為她親赴俄羅斯和鄰邦的旅程，讓我神往。菲特蘭在抵達蒙古和俄羅斯邊境時，護照被沒收了，並被命令下車。火車突然倒車往回開，接著就消失在她的視線中。數個鐘頭後，同輛列車再度出現，菲特蘭才得以再次上車。她的護照也被歸還，然後她就再度踏上旅程。往車窗外看，可以看到成群的馬匹，偶爾還出現駱駝和單頂帳篷。

我特別喜歡菲特蘭書中描述的這段經歷：在國界突然遭遇的耽擱、火車的神祕消失與重現，讓旅途波折又峰迴路轉，而最終一切化險為夷。隨著火車再次啟程，她繼續了前往烏蘭巴托的旅途。她這趟環繞俄羅斯邊境的壯遊，一路走過北韓、中國、蒙古、哈薩克、亞塞拜然、喬治亞、烏克蘭、白俄羅斯、立陶宛、波蘭、拉脫維亞、愛沙尼亞、芬蘭、挪威和東北航道（Northeast Passage）。她這本《邊境》（*The Border*）精采絕倫，讓人拍案叫絕。我想親訪書中每一個國家，恨不得現在就啟程。

我帶著些許惆悵的心情讀著《邊境》，因為我原本該前往莫斯科的「賽布斯基國家社會與司法精神醫學科學中心」（Serbsky State Scientific Centre for Social and Forensic Psychiatry）參訪，現在卻只能困坐在都柏林家中。多年來我一直想到賽布斯基中心參觀，但直到最近才得以和其員工取得聯繫，詢問是否能順道參訪。對方當時欣然同意，所以我就開始計畫前往俄羅斯。我不僅喜歡旅行，也喜歡事先規劃和安排旅行的種種事宜。

賽布斯基中心是俄羅斯的精神醫院，也是俄羅斯主要的司法精神醫學中心。司法精神醫學是精神醫學的一支，主要負責評估和治療在監獄、有管制進出的醫院以及社區中有精神健康問題的罪犯。該中心的前身是在一九二一年以俄羅斯精神學家弗拉德密爾・賽布斯基（Vladimir Serbsky）為名成立的賽布斯基機構（Serbsky Institute），源自一八九九年由莫斯科警方運營的精神醫學緊急服務機構。[27] 該機構主要目的是為俄羅斯刑事法庭提供判決的指引，因此每年會接到俄羅斯法庭成千上萬指派的案件評估。感覺就是一個很不一樣的單位。

但賽布斯基中心也不乏爭議事件。二〇一四年，英國《衛報》報導彼得・帕夫連斯基（Pyotr Pavlensky）這位聖彼得堡的表演藝術家，裸體爬上賽布斯基中心屋頂，並用一把大型的菜刀把自己的右耳耳垂割下來：

> 他妻子於當周周日在臉書上發表聲明指出，帕夫連斯基認為割下自己耳垂代表的是警方「重新將精神醫學當作工具的舊習」所造成的傷害〔……〕賽布斯基中心因為常對政治異議分子做出沒有公信力的診斷而惡名昭彰，他們藉此將這些異議分子送入蘇聯獄中。四月，一名示威者米哈伊爾・柯森科（Mikhail Kosenko）因為在伯洛納亞廣場（Bolotnaya Square）示威，而被賽布斯基中心宣告為精神錯亂，要無限期在賽布斯基中心接受治療，這項判決遭

到國際特赦組織（Amnesty International）譴責，指其不啻回到舊蘇聯時代的做法。[28]

包含俄羅斯在內，有許多國家都被指控長久以來素有濫用精神醫學的不良紀錄。一九七七年精神科醫師西尼・布洛赫（Sidney Bloch）和政治學者彼得・雷德威（Peter Reddaway）合著了一本經典著作，名為《俄羅斯的政治醫院：蘇聯對於精神醫學的濫用》（*Russia's Political Hospitals: The Abuse of Psychiatry in the Soviet Union*）[29]，隨後又在一九八五年時出版了另一本毫不留情的批判性著作《蘇聯對精神醫學的濫用：籠罩精神醫學界的陰影》（*Soviet Psychiatric Abuse: The Shadow Over World Psychiatry*）。[30]在布洛赫和雷德威筆下，蘇聯非常地陰森恐怖：政治異議分子會被診斷為精神病患；精神醫學成為國家打壓社會的工具；許多人被強制關進精神病院，政治異議分子則遭到特殊「治療」。

數十年後的今天讀來，這兩本書依然讓人背脊發涼、感到恐怖。但是，書中的描述，的確與一九七〇和一九八〇年代一些個人回憶錄中所提及的蘇聯精神醫學體制一致。一九七一年，在佐瑞斯・梅德費戴夫（Zhores Medvedev）⑭和羅伊・

梅德費戴夫（Roy Medvedev）兄弟合著的《質疑瘋狂：蘇聯藉精神醫學之名行壓迫之實》（*A Question of Madness: Repression by Psychiatry in the Soviet Union*）一書中，描述了佐瑞斯被送入卡魯格精神病院（Kaluga Psychiatric Hospital）讓人心痛的過程，也討論了這個程序之正當性。[31] 一九八〇年，維克多·聶克佩羅夫（Victor Nekipelov）⑮和尤里·維托金（Yuri Vetokhin）⑯則分別將自己被囚於賽布斯基中心等地的經歷寫在《痴愚者之禁：一名政治異議分子被囚於蘇聯最惡名昭彰精神機構的回憶錄》（*Institute of Fools: A Dissident's Memoir of His Detention in the Most Notorious Soviet Psychiatric Institution*）[32] 和後者的回憶錄《就是想逃》

---

⑭譯註：佐瑞斯（1925~2018）是蘇聯時期的農業經濟學家、生物學家、歷史學家兼政治異議分子。羅伊和他是雙胞胎兄弟。他是生物學史上第一位提到老化是蛋白質（基因）累積異常結果的研究者，但他關於這個研究所發表的著作卻遭到蘇聯審查壓制，而在境外美國發表。他寫書批判蘇聯政府對科學研究的言論審查，這些著作在鐵幕內廣為流傳，也因此導致他被逮捕並送進精神病院，引發包括索忍尼辛（諾貝爾文學獎）等蘇聯學者群起抗議，才換得佐瑞斯獲釋。這過程就寫在這本書中。佐瑞斯出獄後獲邀到倫敦英國國家醫學研究院進行一年遺傳學的研究，卻遭蘇聯政府沒收護照並褫奪蘇聯公民權，從此他流亡倫敦，在西方發展遺傳學研究的事業。

⑮譯註：聶克佩羅夫（1928~1989）蘇聯詩人、藥劑師、政治異議人士。他因為哲學寫作被捕，並關入賽布斯基中心接受精神鑑定。出獄後寫成此書，因此觸怒當局，被處以最高刑罰入獄九年。

（*Inclined to Escape*, 1986）中。[33]而蘇聯境內的精神病床數量，從一九二九年的兩萬一千一百〇三床，在一九六二年增加到二十二萬兩千六百床，一九七四年更增至三十九萬床之多，可以說與這些受害者的描述一致。[34]蘇聯當局這個大型的計畫，是用精神機構來遂行高度政治動機之目的。

我的精神科醫師好友約翰・托本（John Tobin）寫了一本非常精采的書《嚴重失職：醫師和醫療專業在政府命令下違背醫學倫理》（*A Terrible Aberration: When Doctors and Health Professionals Compromise Their Medical Ethics at the Bidding of the State*），書中就探討了這種情形。[35]他指出，精神醫學史可以說是由人類偉大成就和無恥的人權侵犯交織寫成的。他指出蘇聯時代的精神病院被當局當作關押政治異議分子的方便去處。而其實許多社會都是這樣，把「精神病院」當成對個人思想和行為濫權侵犯的非法途徑。蘇聯只不過是其中之一。

托本在書中就寫道，精神醫學有很多工具，像是藥物和電痙攣療法，在蘇聯都遭到濫用，還自創「遲緩性精神分裂症」（sluggish schizophrenia）（事實上沒有這種病症）的病名來歸類意識形態不符當局要求的人民，而這種行為在賽布斯基中心尤其常見。托本還指出其實當時對蘇聯當局這樣的做法，國內有很多反對的聲音，但當局都不當一回事。這包括艾特里・卡札聶次（Etely Kazanets）醫師，他是賽布斯基中心所聘精神科醫師，他曾發聲表達不贊同該院精神分裂症的錯誤診斷方式。這類反對言論儘管不見容於當局，並非完全不存在蘇聯國內。

那今天的俄羅斯呢？還是有關於俄羅斯還在濫用精神醫學之名行政治迫害之實的消息傳出，但也有證據顯示他們有將精神醫學用在對的方向，至少有某些領域已經這麼做了。為了要更進一步了解現況，所以我在二〇二〇年五月安排了這趟前往賽布斯基中心的旅程。我在出發前好幾個月就已經辦好了護照、簽證，也申請了所需的各式許可文件。二十年前我到過俄羅斯一次，這次我非常期待能看到俄羅斯二十年來的變化。我也很期待一窺賽布斯基中心這個鼎鼎大名的機構。但等到旅程排

⑯譯註：維托金（1928~2022）是電腦工程師和異議分子。他三度以泅泳方式想逃離俄羅斯。第一次被捕時他謊稱是馬拉松長泳誤闖土耳其、第二次在克里米亞入黑海以游泳偷渡時被捕並被關入精神病院，病因寫著「就是想逃」。這次被捕導致他被囚禁八年時間。因為強制性的精神治療，所以他中間有六年都躺在床上無法行動，直到最後他承認自己有精神病才獲釋。第三次脫逃他搭上從海參崴出發前往印尼群島的郵輪，在印尼群島海域自八公尺高的郵輪跳下，游了二十小時、三十公里，來到其中一座小島並在這裡取得政治庇護。這本他在西方出的回憶錄非常暢銷、多次再版。

定的二〇二〇年五月時，新型冠狀病毒疫情已經在全世界蔓延開來了，國際旅遊全都喊停，前往賽布斯基的計畫也就無法成行。

因此，我就只能呆坐家中，讀著艾莉卡．菲特蘭這本非常了不起的《邊境》。菲特蘭這本旅遊見聞當然比不上親赴俄羅斯一趟，只是聊慰未能成行之苦，而且也提供了一些額外的資訊：她提到有報導指出，自從二〇一四年俄羅斯吞併了克里米亞後，克里米亞的人民就被拘留在監獄和精神病機構中。這種爛事到底有完沒完？

菲特蘭的這段邊境之旅過程中也造訪了中國，這是另一個濫用精神醫學達到政治目的的國家。而對於這個議題檢視的最完整的，可能就是羅賓．門羅（Robin Munro）二〇〇六年的著作《透視中國精神醫學：一九四九年以後中國的異議分子、精神醫學和相關法律》（*China's Psychiatric Inquisition: Dissent, Psychiatry and the Law in Post-1949 China*）。[36]門羅在經過詳細研究並收集大量案例後得出的結論是，濫用精神醫學對付政治異議人士和特定族群的現象不僅僅發生在中國，但中國的濫用程度卻比蘇聯時期更加普遍。門羅的結論令人沮喪：顯然，問題比人們想像的更為嚴重且更為普遍。

作為一名精神科醫師，看到精神醫學被用作政治壓迫的工具，假借專業之名行不義之實，讓人深感不安。然而，回顧精神醫學的歷史，尤其是十九世紀二十世紀初在包括愛爾蘭在內的各地精神病院中的濫用情況，中國的現象其實並不令人特別意外。

或許近數十年來最嚴重的問題是精神醫學診斷的濫用，部分國家將精神鑑定和後續的治療作為政治武器，藉以迫害民主、讓異議禁聲。不幸的是，未來只要精神鑑定還是仰賴症狀、而非生物檢測，這種情形還是會繼續下去。而且以當前精神醫學在生物生理方面研究之草創階段，連一般的精神疾病都無法以生物檢測診斷出來，精神醫學成為政治打壓工具的情形將會持續一段時間。

既然知道有這樣的風險存在，我們就必須正視精神醫學被濫用的情形，盡一切能力防止其發生。要這樣做就有幾個重要的問題一定要獲得解答。首先，精神醫學被濫用的情形是否有證據，是否連富裕、民主國家都存在這種情形？其次，即便沒有證據顯示精神醫學正被積極用於壓迫特定群體，精神病患是否仍在社會或國家的手中遭受不合理的自由剝奪、不當對待及忽視？也就是說，是否還有精神病患在非蓄意而為的情形下依然遭到凌虐或忽視的情形呢？我相信還是有的。

在醫院、牢房和「教堂」受到行動限制

在這個風和日麗的早晨，我坐在愛爾蘭東南岸美麗的小鎮魏克斯福德（Wexford）的碼頭上。陽光暖洋洋地灑在身上，街上車輛稀少，兩隻狗坐在我身邊，陪我一起望著大海。這片愜意的美景，與我手中的書形成了強烈的對比——這是一八四三年由（大不列顛與愛爾蘭聯合王國）「上議院調查委員會」（Select Committee of the House of Lords of the United Kingdom of Great Britain and Ireland）發布的一份報告，探討的是「愛爾蘭地區貧窮瘋人的狀況」。[37] 風光明媚的早晨與這份資料的內容格格不入，但也許正因為這溫暖的陽光，讓這項略顯陰鬱的工作變得沒那麼沉重。

這份一八四三年的報告呈現了十九世紀愛爾蘭精神病患的命運，看的人心頭難安，其中也提到了魏克斯福德這邊特別駭人的狀況，這是由獄政總檢察長法蘭西斯・懷特（Francis White）提供的。懷特告訴調查委員會：「魏克斯福德精神療養院中瘋人的狀態極其不堪；我在該療養院所看到的情形，是我見過最糟糕的；這地方就像過去的窮人救濟院一樣」。[38] 這棟救濟院的建築現在尚存於魏克斯福德，但

已經荒廢。

懷特的報告中提到：「該療養院收容了十四名男性和十七名女性；整個場所破敗不堪；院子的氣氛陰沉壓抑；用餐室同樣陰森；而病房的狀況更是我所見過最糟糕的。」：

有兩名病患被束縛住身體，其中一人被鍊在牆上。我來到他病房前，身旁有管理員和醫師陪同，我提出想進去查看。管理員說這樣做太危險，而且很恐怖。但我們還是進去了。這名病患全身赤裸，身邊散落著一捆乾草。他突然向我衝過來，若不是他的腿被一條鍊子束縛，而鍊子另一端掛在牆上的鉤子上，我可能早已被他抓住，甚至遭到暴力攻擊。

我問院方怎麼會讓病人生活在這種狀態下，他們的答覆是，由於資金極度有限，他們連給病患買衣服的錢都沒有。如果有衣服穿，早就會讓他們離開病房。但因為這樣的對待，這名病患變得更加暴力，病情反而惡化了十倍。

我又到另一間病房，雖然那邊的病患沒被鍊住，但他的情況幾乎和前一位一樣糟。他曾是一位社會地位顯赫的人。這兩名病患的狀況是我見過最駭人的案例；當我見到他們時，內心受到的驚嚇真的難以用言語形容。

總而言之，一八四三年魏克斯福德精神病院的狀態非常地差。一百五十年後的二〇一九年，「歐洲防止酷刑、不人道或侮辱性待遇或處罰委員會」（European Convention for the Prevention of Torture and Inhuman or Degrading Treatment or Punishment, CPT）就針對都柏林郊外一座候審監獄苜蓿丘監獄（Cloverhill Prison）中精神病患所遭遇的狀況做了以下報告：

本代表團在二〇一九年九月二十九／三十日前往苜蓿丘監獄視察時，發現有十名正等候移監到中央精神病院（Central Mental Hospital, CMH）（這是愛爾蘭的司法精神醫院），其中兩名從九月十七日起就一直關在「安全觀察牢房」（safety observation cell, SOC）中。當代表團會見其中一人時，他全身赤裸躺在牢房中，地上滿是糞便和尿液。牢房內沒有毯子，他身上的披肩則泡在身旁的一攤尿液中。根據獄方人員的說法，安全觀察牢房只有在遞送餐食時，才會架上保護架並短暫開啟房門。自被關押至該牢房後，囚犯從未洗澡，也未曾離開過牢房。另一名囚犯的狀況同樣糟糕，自被關押以來，他也未曾洗澡或離開牢房。

儘管這兩名病患已經處於極度不適的狀態，但獄方並未依政府規定提供他們個人化的醫療照護或治療計畫。更令人震驚的是，護理人員甚至無法進入安全觀察牢房進行照護，因為獄方拒絕開門。雪上加霜的是，對病患狀態的紀錄極為不完善，包括他們是否進食這樣的重要資訊都付之闕如。在本委員會看來，這種狀況已構成不人道且具侮辱性的對待。[39]

上文分別來自一八四三和二〇一九年兩個不同時代的報告，其驚人相似性令人觸目驚心。兩份報告中，前來視察的外部官員都看到被拘禁的精神病患處於非常惡劣的生活環境中。二〇一九年這份報告中雖然也有舉出許多正面的例子，例如苜蓿丘監獄發展完善的犯人感化教育以及院內精神健康醫療服務，但媒體主要聚焦於報告中精神病患犯人全身赤裸被關在「地上塗滿糞便和尿液攤」房中一事。[40]監獄顯然不適合作為重症精神病患接受治療的場所，即使苜蓿丘監獄和其他類似機構中的精神健康工作者已經竭盡全力，也無法徹底改變這一問題。

歐洲防止酷刑、不人道或侮辱性待遇或處罰委員會描述中的場景，怎麼會被容許出現在愛爾蘭這樣一個相對富裕、公立精神健康服務可以免費取得、監獄也都有定時接受督察、而且過去一向遵守歐洲人權公約等國際人權公約的國家呢？自一八四三年以來，難道就一點進步都沒有嗎？

其實是有長足進步的，只是愛爾蘭和其他各國都同樣面臨了精神病患被關入監獄和其他拘留系統的問題。全世界不管哪個國家，監獄受刑人的精神疾病和自殺率都比一般族群高。[41]造成這個問題的原因，部分和二十世紀下半葉「精神病院」紛紛關門、以及隨後以社區為基礎的精神照護機構未能充分配套，尤其是負責照顧重症和長期精神病患的機構明顯不足有關。

患有思覺失調症等病症的患者，其命運一直和社會結構密不可分。社經地位較低的族群，往往更早出現思覺失調症症狀，且病情未接受治療的時間更長，這兩點都會導致更差的預後。[42]更糟糕的是，患有精神疾病的人更容易面臨流離失所、失業和低度就業的風險。在相同的情境下，他們也比沒有精神疾病的人更容易遭到警方逮捕，而且即使犯行輕微，也更容易被收押入監。這造成精神病患的入監比例偏高，且原因往往是警方或法官找不到入監以外的方式來處置精神病患。但他們這種做法完全站不住腳：監獄對精神病患而言是有害的環境。

造成這種情形的一個關鍵因素就是所謂的「潘羅斯法則」（Penrose's Law）。該法則以萊恩諾．潘羅斯（Lionel Penrose, 1898~1972）教授的名字命名，他在分析歐洲十四個國家的數據後發現，「精神機構」中住院人數與監獄中收押人數呈反比。[43]也就是說，當「精神病機構」的人數下降時，監獄的人數會上升。這不是說要用大型精神醫院來解決這個問題，而是說社區精神健康服務必須獲得改善，以便提供病患更好、更主要的治療，並預防精神病患不會毫無來由就被關進監獄。

這些經濟和社會因素的負面影響，包括潘羅斯法則和對精神疾病的污名化，形成了一種「結構性暴力」，加劇了精神疾病對患者及其家庭生活的影響。因為這樣，許多精神病患者被全面排除在公民和社交生活之外，被迫過著被污名、孤立、否定權利的生活，甚至有時被關進牢房。而當重要的防護網，像是社區精神健康服務和社工支援不足，導致無法提供精神病患支持時，其衝擊力道又會進一步放大。

美國精神科醫師富勒．托瑞在他非常精彩但讀來讓人沮喪的著作《美國精神疾病：聯邦政府如何摧毀精神疾病治療體系》中，描繪出讓人無法樂觀的事實。[44]托瑞指出，至少有三分之一的遊民患有嚴重精神疾病；收容所和監獄都嚴重人滿為患，主要原因是重症精神病患占了監獄受刑人人數的二成；而公家醫院更是擠滿了未獲得治療的精神病患。這個問題要怎麼解決呢？托瑞認為，除了讓病患得以取得藥物等治療方法，重症患者還需要能有個像樣的棲身之所、職能訓練，以及重返社會的機會。持續給予病患醫療照護尤其重要，也要明確聚焦精神疾病和其治療，而非只是強調「精神健康」這種空泛的口號。

托瑞對於美國精神病患困境的憂心並非個案。近年出版的幾本書，也呼應著他對這個問題的不安，包括：朗・鮑爾斯（Ron Powers）的《沒人在乎瘋子：美國精神健康的亂象和失望》（*No One Cares About Crazy People: The Chaos and Heartbreak of Mental Health in America*）[45]、肯尼斯・保羅・羅森伯格（Kenneth Paul Rosenberg）的《瘋人院：美國精神健康危機的親密之旅》（*Bedlam: An Intimate Journey into America's Mental Health Crisis*）[46]、以及傑夫（D. J. Jaffe）《精神錯亂的下場：精神健康產業如何對不起精神疾病患者》（*Insane Consequences: How the Mental Health Industry Fails the Mentally Ill*）（托瑞作序）。[47]這幾本書中描述的美國精神病患的命運大同小異，充滿了患者及其家人被忽視、遭排斥、被拒絕，以及深感心碎的故事。

事實上，這些問題是全球性的，不僅出現在美國、愛爾蘭及其他富裕國家，也同樣存在於貧窮和發展中國家。以患有精神疾病的監獄受刑人為例，二〇一九年四月，《刺胳針全球健康》（*Lancet Global Health*）期刊發表一份涵蓋一萬四千五百二十七名來自十三個中低收入國家受刑人的全面性評論和統合性分析（meta-analysis）[48]，結果顯示，與一般人群相比，來自中低收入國家的受刑人中，重度精神病、重度憂鬱症和酒精及藥物使用障礙者的比例高出許多。研究作者的結論指出，這些結果可能反映出這些國家精神病患者無法獲得所需醫療照護的嚴重程度。因此，在醫療資源極度匱乏的地區，將大規模發展相關醫療服務作為公共衛生的首要任務是迫切需要的。他們這結論說得一點都沒錯。

這種需要的程度完全不容小覷。二〇二〇年十一月間《經濟學人》（*the Economist*）就報導了肯亞部分精神病患的情況，這些人銬上了手銬腳鐐，鎖在一間「教堂」裡。[49]報導中描述的狀況可說是慘絕人寰，患者在這些場所所遭到的孤立、忽略、痛苦、以及不公，超乎常人想像，卻又真實存在。更讓人不安的是，這樣的情形不只發生在肯亞：據報導，全世界有六十多個國家的醫院、監獄、「教會」和其他的場所，都存在類似的狀況。之前我們已經提到，就算是資源充足的富裕國家，也還是不乏精神病患遭遇到過度限制自由、過度輕忽、失去人權和無法取得精神健康和社會服務等他們亟需的治療。

這或許是拆除十九世紀和二十世紀初興建的精神病院的結果，不再把精神病患羞辱性地關在其中，卻導致他們被關到其他像是監獄或是「教會」一些狀況更差的非醫院場所，並遭到忽視。

所以，該怎麼做才能恰到好處呢？

我會在最後的「精神健康和精神疾病：宣言」中回答這個問題，但在那之前，要先來看看二十世紀精神醫學作為醫學一環的發展過程。當精神醫學在一九三〇和四〇年代被使用、濫用與誤用時，當法農和貝撒格里亞等人在一九五〇、六〇和七〇年代推動他們的改革議題時，當「精神病院」在二十世紀末紛紛關閉，並轉向「社區照護」時，精神醫學作為一門醫學學科到底經歷了什麼樣的變化？

為什麼那些立意良善的精神科醫師，未能阻止精神醫學從精神療養院時代演變到現今病患被忽視的這段黑暗歷程？在這過程中，他們是否曾有機會改變精神醫學的發展方向？我們是否能從他們的錯誤中汲取教訓？在本書接下來的章節中，我們將深入探討這些問題。

在本章一開始提到的思覺失調症年輕遊民派崔克，從監獄轉到醫院後，被強制住在精神病房中兩周。他接受了抗精神病藥物治療，病情有了明顯改善。他對世界末日的妄想症狀減輕了許多。他現在說，雖然世界末日肯定會到來，但可能不會是今天，也不會是這一周。他變得更加平靜、快樂，也不再那麼擔心世界末日到來。

派崔克逐漸適應了病房的生活。他喜歡參加職能治療課程，特別是和健身教練一起進行的體能訓練課，不過他不喜歡瑜伽課。

兩周後，我撤銷了派崔克的強制住院命令，他選擇轉到志願安置病房再住了兩周。這段期間，社工多次和派崔克進行訪談，並安排派崔克未來出院後住到鄰近遊民收容所四個月。

派崔克的母親就住在這附近，但派崔克沒辦法住家裡。多年來，派崔克在家裡出了很多亂子：會吸食毒品、半夜離家、一些突然的舉動把弟妹都嚇壞了。派崔克的家人很努力想照顧他，但派崔克始終不願意回家，常常寧可露宿街頭。他也不愛待在遊民收容所，覺得那邊不舒適又限制自由，但有時他會某些收容所過夜，尤其是天氣變冷後。

派崔克住院四周後，我讓他出院，轉至遊民收容所，還和他約好到我這看診。

最初一切順利。派崔克雖然沒有如約到診，但他的確有住進收容所，也會在那邊和我們社區護理師會談。五周後，派崔克自行決定停藥，開始吸食大麻。不到兩周的時間，收容所的員工打電話來說派崔克會不停在收容所走廊上踱步，一直說世界末日快到了。我和護理師到收容所看他，但派崔克不肯見我們——沒辦法，這是他的權利。他也拒絕服藥——這同樣是他的權利。

兩周後，獄醫打電話給我。派崔克前一天因為在街上騷擾路人被逮捕。警局的醫生覺得派崔克狀態不到強制安置精神病院的標準，於是判他入監居留。我再次把派崔克接到我們精神病院來，在經歷一個月住院治療後，他病情又大幅好轉。但這一來他就不再符合法律上強制住院照護的標準了。他說希望立刻離開醫院，還說會返回收容所居住。

在讓他出院前，我們安排派崔克接受多科別出院會診，讓他的家人和收容所員工一起參與。派崔克當時心情非常好，很平靜又開心，也答應會來看診治療：服藥、與門診精神科醫師約診、和醫院派去探望的社區護理師見面。派崔克對未來抱著希望，還報名了電腦訓練課程。他的母親說，她已有好幾年沒見過他狀況這麼好了。次日，派崔克出院，返回收容所。

但他就這麼消失了。我們打電話到收容所查問，員工說派崔克只去住了一小段時間，之後就突然不見蹤影。家人也回報說沒和他聯繫。警方那邊也沒有消息。

六周後的清晨，我接到收容所員工的電話。最糟糕的事情發生了。派崔克在離開收容所後，似乎連續數周沉迷於吸毒。出事那天早上，他不知道是蓄意還是不小心，總之就是毒品吸食過量，被人發現陳屍在城裡另一邊一間廢棄的屋子裡。

收容所員工沒有派崔克家人的聯絡方式，便詢問我能否將消息告知他母親。我答應了。那天早上，某個人的世界在接到我電話後就此粉碎，而這並不是我第一次不得不打這樣的電話。

第七章
精神醫學：從唬人的心理分析到唬人的神經醫學

艾麗森現年三十二歲，伊莉莎白是她第一個孩子。但沒想到，成為人母跟艾麗森原本所盼望的截然不同。

艾麗森在倫敦長大，十歲還居到愛爾蘭，定居在都柏林，並在當地念中學。大學時她主修商科和法文，畢業後在多國企業從事專業到我也聽不懂的工作。艾麗森常出差，也多半很享受這樣的旅行，因為這讓她有機會和同事一同看遍全世界。

艾麗森一直想要有自己的小孩。在大家庭長大的她，有三個兄弟和三個姊妹，其中大多數都已經有孩子。艾麗森三年前認識賽門，婚後兩年就懷孕了。她非常興奮。

但隨著肚子慢慢變大，她開始出現一些問題。首先是高血壓，雖然她覺得沒有什麼特別不適的地方，在懷孕後期還是住進了醫院。這時高血壓的情形變得更嚴重，她被診斷出患有子癇前症（pre-eclampsia），這是一種會導致孕婦高血壓，有時甚至會造成身體其他系統，像是肝臟和腎臟傷害的疾病。

生產過程中，艾麗森又出現其他問題。因為多重併發症，她選擇剖腹產，順利生下健康快樂的小寶寶，取名為伊莉莎白。伊莉莎白健健康康白白胖胖，但艾麗森卻累壞了，欣喜與巨大的壓力交織在一起。

產後五天，艾麗森開始出現異常行為。雖然身體上逐漸康復，血壓也恢復正常，但情緒仍然不穩定。一些很簡單的事情她都會搞混，新生嬰兒在懷中似乎也無法為她帶來任何喜悅。賽門覺得，生產帶來的情緒波動和創傷可能需要幾周才能平復，艾麗森的媽媽還來她們家幫忙打理家裡。

但沒想到情況不僅沒有好轉，反而變得更加嚴重。產後十天，艾麗森更加焦慮不安，情緒會快速起伏。她說她媽媽不會照顧小孩，因為「我從來都不信任她」。但事實並非如此，艾麗森和媽媽過去關係一直很好。接著她又說不許公家衛生機關的護理師前來訪視、也不准自己的父親來看孩子、還規定賽門只能在白天照顧伊莉莎白，晚上不准。這些想法讓艾麗森更加沮喪。

賽門和艾麗森的媽媽覺得艾麗森好像適應不良，可能有憂鬱症，所以建議艾麗森去看她常看的一般科醫師。她不是很願意，但還是勉強去了，因為她和這位醫師一向很處得來，這次醫師還特別花了很多時間詳細檢查新生兒，並與艾麗森討論她的狀況。

在看診過程中，艾麗森崩潰了，跟醫師說她聽到「有個男人」一直要她殺了孩子。說話的男人聲音很清楚，而且聲音是從她腦子裡出來的，但又不是她自己的念頭。是一個陌生男人的聲音，要她傷害伊莉莎白。

這件事讓艾麗森感到極度痛苦。她太害怕了，不敢告訴先生和媽媽：「萬一他們不讓我帶孩子怎麼辦？我可以信任他們嗎？有誰可以信任的嗎？伊莉莎白會不會有危險？」

艾麗森的醫師越聽越擔心。艾麗森堅持那個男人的聲音很真實，一直說個不停，也很清楚。她不懂為什麼別人都沒聽到那男人在講話。這樣正常嗎？艾麗森這麼問醫師。「這男人是誰？為什麼一直要我殺我的孩子？我該怎麼辦？」賽門同樣感到痛苦，他對醫師說：「艾麗森就像不見了一樣，她去哪裡了？」

艾麗森在診療室裡哭個不停，滿心的疑惑和一身的疲憊像河水潰堤一樣宣洩而下，完全止不住淚水。「我該怎麼辦？」她一次又一次地問道，旁人怎麼勸都停不下來。「我該怎麼辦？」

重症精神疾病是很明顯的。像艾麗森的例子，她會一直聽到有聲音要她殺了自己孩子。再加上她其他的症狀，讓她和家人都深感不安。艾麗森的情緒明顯把她壓垮了，她的精神狀況也讓她撐不下去。再多的安慰、保證、旁人的支持鼓勵、或是過再多時間都沒辦法解決這個問題。再多家人的關愛也治不好她。

多數人一生中不會經歷如此嚴重的精神疾病。因此，許多公開談論和書寫精神疾病的人，都只會談較常見的精神疾病，像是焦慮症和輕微的憂鬱症。這是一件好事：這一類較輕的疾病的確需要較多人的討論，好讓更多人警覺提防並處置，通常可以通過情感支持和生活方式的改變來解決，而不需要正式的醫療治療。

然而，重要的是，在關注常見精神障礙的同時，不應忽視那些更為嚴重，有時甚至危及生命的精神疾病，像是思覺失調症、雙相情感障礙、嚴重憂鬱症以及上述案例中的產後精神病。艾麗森的病是相當罕見會在產後發生的症狀，會讓患者嚴重脫離現實，產生幻聽等情形。這種病讓病人非常難過，是非常嚴重的病情，但並非無法醫治。關鍵在於要及早發現，給予母親、嬰兒和家屬理解、支持和治療。

首先第一步是要細心的診斷。因為在產後會有數種病症同時出現，包括產後情緒低落（postpartum blues）、產後憂鬱症（postnatal depression）、以及產後精神病（postpartum psychosis），艾麗森的狀況就是這種。[1]

產後情緒低落特別普遍，發生率高達七成，通常在產後三到五天內出現。這種情況是過度性的，但卻讓當事人非常不舒服，症狀通常包括情緒不穩定、哭泣、易怒和擔心照顧不好小孩等。這些症狀很難熬，但往往幾天或幾周後就會自行消失。只要多給予鼓勵安慰、支持、理解就夠了。在產前讓即將成為爸媽的人知道產後數天會出現情緒低落的狀況，而這時要多給予支持，對病情會有所幫助。

相較之下，產後憂鬱症則比較讓人擔心，發生率約為百分之十到十五，通常（但不是一定）會發生在產後六周內。除了常見的憂鬱症狀外，有時也會伴隨產生對寶寶的焦慮感或罪惡感，覺得自己不夠格當母親、對孩子的健康過度憂慮、不肯餵孩子或不肯抱孩子、或者會想要傷害孩子，但這種比較罕見。產後憂鬱症較常出現在過去有過憂鬱症病史、貧窮、無業、以及教育程度較低的母親身上。這種情形也較常發生在感情關係不佳或是有暴力情形、朋友較少、或者寶寶早產或生病的女性身上。

產後憂慮症最讓人擔心的地方是，往往未被及時發現。如果未經治療，四分之一的病例可能會持續超過一年。許多情況下，第一線的治療方法是心理治療，並需仔細評估母親和嬰兒的風險。自殺可能在孕期或產後期間發生，需要視為重大風險來處理（跟有憂鬱症的人一樣）。所有產後的精神問題，都要考慮到寶寶的安危。抗憂鬱症藥物和其他藥物不是不能用，但要仔細評估，也要特別觀察追蹤服用的反應，尤其是母親親自哺乳的話。

同樣讓人很擔心的還有產後精神病，艾麗森在產下伊莉莎白後發生的就是產後精神病。精神病是在沒有喝酒或吸毒、也沒有身體疾病會造成該症狀（比如說高燒）的情況下，在一段不算短的期間裡至少一個重要的心靈層面與現實脫節的精神狀態。精神病可能是因為思覺失調症、重度鬱症、躁症、特定其他疾病相關，或更少見地，發生於分娩過後（亦即產後）。

產後精神病最常見於過去患有精神病、生第一胎的新手媽媽以及器械輔助生產（instrumental deliveries）。產後精神病的發病率是一千名母親中有一名。通常是在分娩後頭幾周會發病。往往會伴隨情緒症狀（鬱症或是躁症），再加上精神病的症狀，因此務必要同時評估母親和寶寶的風險。

產後精神病有可能需要住院，最好的情形是讓母親和寶寶住在同一病房，除非有特殊原因無法實現。治療方式通常包括實際支持、心理治療、抗精神病藥物，這些療程都要經過特別的追蹤觀察監督。對於哺乳的母親，沒有一種抗精神病藥物是絕對安全的，但產後精神病不治療的話可能是致命的，所以一定要很務實地衡量風險，聽從專業建議。只要及時且有效地給予支持和治療，產後精神病的短期療效很好。

從很多方面來看，上述對於產後精神病的了解和處置，正好就反映出當代精神醫學的狀態，看得出其結合了生物治療（如藥物治療）、心理治療和社會支持，以治療症狀、減輕患者痛苦並降低風險。在整個治療過程中所用的語言，也混合了心理學的描述與臨床術語，以求充分描述、理解並處理母親的患病經驗。

有趣的是，有一種用語沒用在這種病的治療中：神經科學的術語。科學界已經針對大腦研究了好幾十年了，卻始終沒有發展出可以分辨常見精神疾病和失智症的生物測試。一些看似很炫的科技，像是腦部掃描和基因定序（genetic sequencing），並未能幫助思覺失調症、憂鬱症、雙相情感障礙、或者產後精神病的診斷或治療獲得重大進步。這個領域的生物研究或許有助於特定人身上特定疾病發病原因的背景了解，卻沒有對診斷、治療或是整個精神醫學本身起太大的作用。這確實令人失望。

為艾麗森治療的過程中，我沒有任何機會可以對她說，要為她驗血或進行腦部掃描，以便查明她是患了產後憂鬱症、產後精神病、或者是其他種精神疾病。我們的確為了確知艾麗森的身體健康狀態而做了生理檢測，但這些檢測都不是為了診斷精神疾病，或是確定我們提供的精神醫學治療是否正確。這是因為目前沒有發展出可以辨別不同精神疾病的生物檢測，就連診斷一個人是否患有精神疾病的生物檢測也沒有。精神疾病的診斷和治療完全倚賴症狀而非生物測試。數十年來投入大量資金的神經科學研究，並未對這種令人沮喪的現狀帶來任何顯著的改變。為什麼會這樣呢？

為了要回答這個問題，本章要探討精神醫學作為醫學和科學一環在二十世紀後半葉的演變，反思神經科學未能如許多人所期待，對精神醫學起革命性作用的原因，以及為什麼現代精神醫學可以大幅改善思覺失調症、憂鬱症、雙相情感障礙以及——艾麗森有幸得以獲益的——產後精神病的情形，卻反而從精神病院的年代，走進了忽視病患的年代。

這個故事百轉千迴，就讓我們從佛洛伊德講起。

精神分析、心理學和診斷

我有一個很龐大的閱讀計畫，要求自己把整套《西格蒙德．佛洛伊德心理學作品全集標準版》（*Standard Edition of the Complete Psychological Works of Sigmund Freud*）共二十四本的大作，以一年一本的速度讀完，所以總共要花二十四年的時間，這麼做的原因太複雜了，不好解釋。[2] 每一年我會將該年所讀那一本的心得投稿到《愛爾蘭醫學時代》（*Irish Medical Times*）上。這整個古怪又難以解釋的閱讀計畫始於二〇一一年。[3] 到二〇二一年為止，我讀到第十一冊《心理分析五堂講座、達文西和其他作品》（*Five Lectures on Psycho-Analysis, Leonardo Da Vinci and Other Works*, 1910）。[4]希望二〇三四年時可以完成這個計畫。

我一向對佛洛伊德（1856~1939）很有興趣。這樣的人怎麼可能不讓人感興趣呢？佛洛伊德是精神分析之父，也是二十世紀思想界的標誌性人物，其影響力少有人能和他比肩。多年來我多次造訪佛洛伊德生前在維也納和倫敦的住家和諮詢室。[5]兩處都非常美，他在倫敦的住所讓人充分感受到他晚年不凡的種種。（順帶一提，我從維也納買了兩只佛洛伊德飛盤，一只黃色、一只粉紅色。）

一九三八年，德國併吞奧地利後，佛洛伊德離開心愛的維也納，搬到了倫敦南漢普斯特（South Hampstead）梅爾斯費爾德花園街（Maresfield Gardens）二十號定居。這位巨擘當時已高齡八十二，患有口腔癌。佛洛伊德生命最後一年就在倫敦度過，一邊寫作，一邊進行精神分析。一九三九年過世後，這個房子就由他女兒安娜入住，直到她一九八二年去世。

她過世四年後，梅爾斯費爾德花園街二十號成為佛洛伊德博物館。[6]如今，在西格蒙德·佛洛伊德過世八十多年後，這裡依然是個充滿力量和讓人感動的地方，裡面滿是西格蒙德、安娜和佛洛依德家族的回憶和遺物。這棟建築高雅中帶著一絲不問世事的疏離感，正好和綠樹成蔭的漢普斯特相互輝映。這裡安靜祥和，鄰近花園傳來鳥鳴，讓人彷彿遠離了倫敦市中心的喧囂，宛如身處千里之外。

造訪這個屋子的主要焦點，肯定就是佛洛伊德的書房，他曾在這裡度過漫長的時光，閱讀、寫作，最主要的是進行精神分析。這座書房滿是回憶和過去的種種，書架上擺滿一九三八年他們一家從維也納帶來的無數古玩珍稀。這些小玩意兒在屋裡到處都有，遙想著古羅馬、古希臘和遠東的神話傳奇，展現佛洛伊德對世界和人類這難解生物的無盡好奇心。

就是這樣的好奇心，讓佛洛伊德把精神分析發展成一門了不起的學科，最後更成為試圖用前所未有的深刻思維來解釋人類內心，並透過「說話治療」來舒緩緊張症狀的學科。說來頗讓人難以置信，佛洛伊德在一八九〇年代後期和二十世紀初發展其革命性心智模型時，「精神病院」持續擴張到全世界，並出現各種有待商榷的生物治療（如前幾章所述）。

儘管生物治療和機構安置等精神醫學手法和佛洛伊德的治療南轅北轍，精神分析還是在一些國家中茁壯，尤其在一九四〇和一九五〇年代，生物療法開始不受歡迎之後。在某些地方，例如美國，精神分析是在這幾十年間成了精神醫學的主流；

但在其他地方，如愛爾蘭，佛洛伊德思想卻不太引起注意。[7]如今，精神分析在包括美國和愛爾蘭在內的大多數國家，已穩定地成為心理治療領域中一個重要但小眾的學派，在這個不斷擴大的心理治療萬神殿中占有一席之地。

精神分析在醫學界之所以勢微原因很多。首先，李察・韋布斯特（Richard Webster）在他的劃時代巨作《佛洛伊德錯在哪裡：罪、科學和精神分析》（*Why Freud Was Wrong: Sin, Science and Psychoanalysis*）[8]一書中就指出佛洛伊德在思想和方法上犯了好幾個錯誤。而或許更讓人不安的是，隨著二十世紀醫學的進步，精神分析未能符合科學界講究以證據為基礎的實證要求，因此無法支持其作為精神疾病常規治療的使用。一九八五年，《對精神醫學的異議：精神醫學界具爭議性議題之省思和做法》[9]一書作者、愛爾蘭精神科醫師安東尼・克雷爾就認為，精神分析對於重症精神疾病的治療完全沒有作用，何況就算是精神衰弱或是焦慮症的治療，現在也都被藥物、社會技巧治療和行為治療取代了。[10]克雷爾的結論是，精神分析的治療過程，與其說是治療，倒不如說是在說教或洗腦。

克雷爾這段文字儘管反映了當時醫界普遍的態度，沒想到的是，從佛洛伊德那好壞參半的理論中，在精神分析之外，卻還衍生了心理治療和行為治療，而且還逆勢成長，超越了精神分析。一些較新的治療方式，像是認知行為治療，都不再信奉佛洛伊德的心智模型，卻或多或少是從他的聆聽的藝術和方式出發。這些治療專注於辨識出特定想法（認知）和行為後，再加以處置，但不會擅自涉入患者內心壓抑和自我未曾察覺（潛意識）的部分。二十世紀後半葉，有幾種新興的心理治療拓展到管理生活的問題，以及傳統上被診斷為精神疾病的領域。

這一類治療主要是由非醫學背景的治療師所設計和執行（比如臨床心理學家）。除了這些領域，精神分析也在醫學界以外的領域擁有一種永恆且令人困惑的吸引力，特別是對文學理論研究、藝術史、哲學、以及其他學術界——簡而言之，幾乎所有人都對精神分析感興趣，除了醫師。

精神科醫師，尤其是美國的精神科醫師，最初對精神分析的過度熱情，又一次展示了精神醫學對治療熱忱的致命弱點，無論是二十世紀初的新興生物療法，或者之後佛洛伊德標新立異的心智理論。這其實是高明的故弄玄虛、裝腔作勢，表面上看來足夠可信，再添上許多複雜奧妙的理論，好滿足人類對意義的追求。可惜，卻欠缺充分的科學證據支持，難以廣泛運用。儘管現在還是有人在進行精神分析，也的確為接受治療的人帶來好處，但還是沒有足夠證據證明它可以系統性針對特定精神疾患來使用。

再回到佛洛伊德花園街的這間書房，他在維也納進行精神分析用的沙發被搬到倫敦來，這是見證他那套分享和聆聽技術的歷史性沙發，而這套技術就是現在許多心理治療的關鍵所在。佛洛伊德這張沙發看起來很舒適，感覺只要躺上去，就能促使人們展開交流並建立信任，甚至自然吐露心聲。這張沙發可是佛洛伊德革命性治療策略中的關鍵元素：專注且主動的聆聽。

佛洛伊德一邊聆聽、一邊詮釋、一邊反駁、一邊爭論、一邊深思。他聆聽的方式既主動又非常了解狀況，因為他涉獵廣泛，博覽群書。佛洛伊德在倫敦的圖書館擺滿他從維也納帶來的珍貴藏書，顯示他的閱讀興趣非常廣泛，包括心理學、醫學、哲學、藝術、歷史和文學。其中尤其突出的是一批對他寫作影響深遠的作家作品，包括歌德（Goethe）、莎士比亞（Shakespeare）和福樓拜（Flaubert）。這些作家和佛洛伊德一樣，非常善於觀察人性內心又文筆出眾。也正是這種結合觀察、描述、以及比較具爭議的診斷，促成了二十世紀後半葉精神醫學的第四次重大轉變。前三次轉變是關閉「精神病院」、發現有效（精神疾病）藥物以及新式心理治療問世取代了精神分析。這第四大轉變，就是精神醫學的系統性診斷和正式診斷系統的崛起。

二十世紀後半葉所出現的精神醫學診斷革命其實頗具爭議性，雖然它的確有其必要，也和前文所述克雷波林在十九世紀末區分出雙相情感障礙與思覺失調症差異一樣重要。新式診斷革命所施用的範圍要比克雷波林時代的要更廣也更全面性，但卻也同樣具有爭議。這種新式診斷方法，以 DSM 最具代表性，這個診斷精神疾病的系統是由美國精神醫學學會在一九五二年首度發表。[11]這本非常重要，但在某些人眼中不算光彩的準則手冊，如今已發行到第五版。[12]世界衛生組織也有發行類似的準則，名為《國際疾病分類》（*International Classification of Diseases*, ICD），功能與 DSM-5 相似，目前發行到第十一版。

DSM 和 ICD 都同樣讓人想問幾個基本的問題：為什麼精神科醫師、心理學家及其他相關專業人士要對特定精神障礙進行「診斷」？不是每個人都是獨特的個體嗎？怎麼可能不同人的心理不適，能夠完全符合每隔幾年就問世的新版 DSM 和 ICD 所劃分的某一疾病類別？[14]

或者換個方式來提問：為什麼我會把艾麗森診斷為產後精神病，而不是認為她的痛苦模式完全是因為她特有的生活模式所造成？畢竟這也是實情啊。為什麼要進行「診斷」？

要回答這個問題，那就要先知道DSM和ICD的功用。DSM是將症狀條列出來，供醫師在診斷時根據其症狀、症狀輕重程度和發生時間長短來做判斷。比如說，DSM要求「主要憂鬱疾患」診斷需符合其所列九種主要症狀中至少五種，且發作時間至少達兩周，而且必須對發病前原本的生活運作造成改變。這九種症狀分別是：憂鬱情緒；樂趣和興趣減少；明顯體重變化；睡眠障礙；身體上感到躁動不安或是動作變慢；罪惡感或是覺得自己沒有用；專注力下降；反覆出現自殘、自殺或死亡的念頭。

這張表雖然符合多數人對於「憂鬱」的認知，但仍然存在一個根本問題：為什麼需要這樣的症狀清單？這些清單是否僅僅將複雜、多變的人類狀態簡化為列表和診斷代碼，抹去了每個人身上的人性、複雜性與美感，取而代之的是冷漠、非個性化的分類？診斷系統是否只是用來「發明」新的「精神疾病」以及推銷新藥品的工具？

許多人都有此擔憂。近年來，對於精神疾病診斷類別的重新定義和擴張，引發了極大的爭議，這從亞倫・霍洛維茲（Allan Horowitz）所著《創造精神疾病》

（*Creating Mental Illness*, 2002）[15]和伊森・沃特斯（Ethan Watters）所著《跟我們一樣瘋：美式精神病學全球化》（*Crazy Like Us: The Globalization of the American Psyche*, 2010）[16]等著作可以證明。愛德華・蕭特（Edward Shorter）就在他的著作《怎麼大家都患了憂鬱症：精神崩潰的起落》（*How Everyone Became Depressed: The Rise and Fall of the Nervous Breakdown*, 2013）[17]中，提供了他個人對於精神病診斷本質格外深刻的見解。是所有人都患上「憂鬱症」了嗎？如果是這樣，「憂鬱症」這個詞是否變得毫無意義？[18]

從我身為職業精神科醫師的觀點來看，仔細診斷可以是幫助許多病患的有用工具，但並非適用於所有人。若能正確且靈活地運用，對於特定疾病的描述可以在很多方面幫上忙。由於這個原因，所以儘管有許多人發表文章批評診斷，我還是認為仔細地診斷對精神醫學很重要，主要基於以下四個原因。

首先，對於特定「疾病」的描述和診斷得以形成一種共通語言，好用來描述病患心理狀態和精神障礙的共通經驗。誠如上文所述，多數精神疾病的診斷主要都是以病患的病史和症狀來判斷，而非仰賴像是驗血或腦部掃描等生物測試。也因為這樣，就有必要辨識出一組經常會出現的症狀，以確保在診斷、研究和治療三方面有一致性。

換句話說，如果我們要真正理解精神疾病，就需要確保當美國有人提到「憂鬱症」時，他所指的內容大致與挪威或巴西的人提到「憂鬱症」時相同。我們需要能夠用這些術語進行交流，以便互相了解，找出我們的問題有哪些相似之處，以及在哪些方面有所不同。為了理解並幫助彼此，我們需要一種共通的語言。

第二，有了診斷疾病名稱類別，才有辦法進行研究，找出新的治療方法。當人們尋求醫生或其他專業人士的治療和支持時，醫療專業人員需要某些指引，以了解針對特定的症狀組合，哪些治療方法最佳。治療和支持不能隨機進行。一定程度的疾病診斷和分類是必要的，以便針對特定症狀組合（即「疾病」）進行研究和臨床試驗，進而收集證據以找出最佳治療方法。

第三，診斷有助於研究精神疾病的成因。比如說，如果法國研究認為憂鬱症與貧窮有關聯，那如果要在中國針對相同的關聯進行研究，那兩邊對於「憂鬱症」的診斷概念和定義必須一致才行。當然，每個人的憂鬱症都會有很多地方不同，但也有很多地方相同。了解這些相同點，有助於辨識出該疾病的模式與成因，並希望可以因此找到治療的方法。

第四，診斷有助於保護人權。在上一章中，我們談到精神醫學與人權在俄羅斯、中國、愛爾蘭、美國和其他國家的相關議題。多數國家都有針對重症精神病患非自願精神機構安置和治療制定的法律，但若要這些法律真正幫助病患而非傷害他們，那就要有辦法讓像我這樣的精神科醫師去解釋，為什麼我認為該病患需要強制治療。診斷就是這個解釋過程中最關鍵的一部分：我不只要能解釋原因，同時也要為自己所下的決定負責。規範非自願照護的法律條文只會影響到一小群患者，但診斷是這類法律條文的核心。清楚、站得住腳、不怕質疑的診斷，是確保病患得到適當介入、治療以及醫師負責任態度的關鍵所在。要維持司法正義，並讓精神醫學能對後世交代，這樣的診斷少一分都不行。

一旦 DSM 和 ICD 使用得當，不被專業傲慢所凌駕，那診斷會有很多其他可能助益。[19]這些助益包括減少污名化，減輕患者或家人感受到的責備或內疚，引導患者和其家人選擇治療方法，並有助於受到同類症狀之苦的人組成網路。

每當媒體把 DSM 說成是「精神科醫師的聖經」時，我總覺得有趣，但其實 DSM 開宗明義就要人不可用「逐條對照」的方式來診斷疾病。每名病患都遠比病症複雜許多。不過把 DSM 比為聖經也並非完全不合理：大部分宗教中的大半信徒都會仔細研讀該教派的「聖經」或經典，從字面理解某些部分，對其他部分則採取比喻解釋，甚至完全忽略某些內容。會用同樣的態度來看 DSM 和 ICD 二書是合理且必要的。在遇到不確定的病症時，診斷系統是很好的指引，但一定要以病患為首要考量。

回到倫敦的佛洛伊德博物館，我漫步於館內，思緒紛飛。儘管過去數十年來，精神分析已經不再受到青睞，佛洛伊德的聲譽也一再遭受重大打擊（但總能安然度過），這裡頭還是有好多東西可供瞻仰觀賞。在光線明亮、空氣流通的幾個房間中，展示著佛洛伊德在一九三八年特地從維也納運來的奧地利製家具，樓上房間還有許多關於他們家族生活的珍貴紀念品和照片，以及該建築過去的回憶和殘留印記。佛洛伊德的女兒安娜也是位精神分析師，她擔任分析師的事業也在這博物館中詳盡地記錄下來，這裡頭有一間她的研究中心和檔案庫，還有關於精神分析歷史無與倫比的藏書。這一切都深深吸引著我。

最重要的是，這間佛洛伊德博物館以高雅之姿見證了佛洛伊德一生與其作品持久不衰的影響力。儘管自他過世以來數十年間，心理治療（psychotherapy）、治療方式以及診斷思維經歷了大幅變化，但佛洛伊德的方法和見解無疑徹底改變了人類對於心智的觀點。他所發展出來的治療式會晤（therapeutic encounter）中許多關鍵的元素並沒有隨著他的離世而勢微：傾聽、信任、以及在治療過程中冷不防提出一針見血的看法，這些都是精髓所在。

這種不可預期的特性一直是精神醫學歷史中的一大特徵，精神醫學史也完全不呈直線發展。在二十世紀後期，隨著精神分析逐漸式微，全球「精神病院」相繼關閉，抗精神病藥物與認知行為療法成為主流，精神醫學界對於新療法的追求，再度出人意外地重回到生物學上。在二十世紀接近尾聲之際，湧現一票新的想法，紛紛在其名稱前冠上「神經」（neuro），以標榜其比從前的觀念更出色且更了不起。

就這樣，「神經科學」（neuroscience）的時代降臨了。

精神醫學界的神經科學：國王和他的新衣

一九七九年四月二日，《時代》雜誌以「精神醫學的憂鬱」（Psychiatry's depression）這聳動的標題作為該期封面故事，文中力陳當代精神醫學正經歷一場生死攸關的認同危機，必須找出新方向才能存活下去。[20] 這篇報導提到當時精神醫學界後繼乏人，沒有新手願意入行、又欠缺對於精神疾病的真正知識、對於既有的心理療法之效力爭論不斷、還有一九六〇和一九七〇年代冒出的眾多譁眾取寵偽療法。文中還出現一張讓人印象深刻照片，顯示加州一家心理治療工作室中，一群人一絲不掛進行著所謂的「重生」（rebirthing）療法。《時代》雜誌這篇文章指出，精神病院和醫療照護標準問題依舊存在，但結論是神經科學的新研究正在將精神醫學帶往新時代的起點。

然而，這種情況似乎一直是精神醫學的常態。每當有新療法問世，醫界都一頭熱，譽之為革命性突破：從住院安置、實驗性外科細菌療法、瘧疾療法、胰島素療法、電痙攣療法、前額葉切除術到精神疾病治療用藥物（抗憂鬱症藥物、抗精神病藥物以及抗焦慮症藥物）。這當中許多療法後來都或多或少讓人幻滅，只有少數持續使用，包括抗憂鬱症藥物、抗精神病藥物、電痙攣療法，以及抗焦慮症藥物（但藥效並不一致）。

在《時代》雜誌一九八五年這篇文章刊出六年後，精神學家安東尼・克雷爾投稿到《自然》（*Nature*）雜誌，批評精神醫學界總是忍不住相信最近、或最新的革命做法。[21]他引用倫敦莫斯里醫院（Maudsley Hospital）已逝精神科醫師奧布雷・

路易士爵士（Sir Aubrey Lewis, 1900~1975）一九六六年的話指出，精神科醫師很愛以「自己正活在擁有高速且長足進步的時代」沾沾自喜。克雷爾接著把焦點轉回到一九八〇年代中葉的精神醫學界，並提出他的警告，認為大家在對新生物精神醫學過度樂觀期待的同時，可不要忘了，當年精神分析也曾在那個年代被譽為革命性的治療，卻沒想到隨後希望幻滅，地位一落千丈。克雷爾擔心當代的精神醫學界患了失憶症，忘了歷史的教訓。

克雷爾沒說錯，但革命這種說法真的太讓人難以抗拒。在他這番話說完十年後的一九九五年，克雷爾舉辦了紀念喬納森·斯威夫特逝世兩百五十周年的重大科學聚會，因為由斯威夫特所創的都柏林聖派崔克醫院正是克雷爾執業的地方。克雷爾在當時說道：「精神醫學界從來沒有比當前更讓人興奮的時代，卻也沒有比當前更讓人受到挑戰的時代」。[22]精神醫學界永無止盡的革命就這麼繼續下去。

但一九九〇年代的精神醫學真的經歷了這麼「讓人興奮」的年代嗎？那場革命真的讓精神醫學改頭換面了嗎？精神醫學界是否本來就一直處於改變之中？是否從過去到現在，一直處於一場不間斷的革命中？

一九九九年，距那場都柏林盛會四年後，克雷爾這位出色的精神醫學演變史紀錄者，為《精神健康期刊》（*Journal of Mental Health*）撰寫了一篇讓人讀之動容的社論，題為「精神醫學的未來：心理醫學或者生物精神醫學？」（Psychiatry's future: psychological medicine or biological psychiatry?）[23] 克雷爾文中提出當時精神醫學的轉變，這些轉變與二十年前《時代》雜誌提到的情形驚人地相似。他開始思考，精神醫學是否逐漸喪失對精神疾病心理和社會層面的興趣，而成為神經精神醫學（neuropsychiatry）。生物學是否正在排除對於精神疾病的心理和社會層面理解？

如果真是這樣，克雷爾表示他完全不能接受。他指出，「功能性」障礙（functional disorders），比如憂鬱症，通常是使用身體性的療方（比如抗憂鬱症藥物、電痙攣療法），而「生理上」障礙（physical disorders），例如大腸激躁症，則是用心理療法（比如認知行為療法）。他認為在這個腦神經造影（neuroimaging）以及分子遺傳學（molecular genetics）取得進展、社會和心理精神醫學發展加速，以及精神醫學也已融入一般醫院的時代，醫學還分生理和心理的做法根本是多此一舉。

但克雷爾還是擔心，儘管對精神疾病的了解和照護大有進展，患者和臨床醫師卻還是在費力要將生理和心理分開。這樣的混淆，擾亂了大眾對於精神醫學和精神疾病的理解，並因此產生負面觀感。這樣的情形至今依然存在。[24]

但之所以會有這關鍵問題，並不只是因為大家一直無法改變硬是要區分生理的和心理的這種錯誤二元想法，同時也在精神醫學那種對於新療法和新理論無法克制的過度期待和熱情。在精神醫學史上，幾乎每一次出現新的轉折，就會被推崇為新時代的開始，這種說法和心態一再重複，多數精神科醫師其實已經屢見不鮮。老實說，要說精神醫學史有什麼亙古不變的主題一再反覆出現（其實並沒有），那就是這種對「療法」的熱情。每次新療法問世總是伴隨著極大的興奮，隨後在各種遺憾和尷尬中被棄置。[25]新的研究領域往往以巨大的希望展開，最終卻要麼令人失望至極，要麼逐漸演變為歷史的奇趣，例如顱相學（phrenology）。就這麼一代接著一代，無休無止。

而這個無休無止的循環，最醒目的就是生物研究領域被不假思索當作精神疾病的病因。二十世紀末，新興的神經科學研究技術，例如腦部造影和基因定序等，讓大家燃起莫大希望，重新又讓眾人對理解大腦、精神疾病和神經治療的熱忱再次浮現。但如今，這許多的新希望都已經化為強烈的失望。

這並非因為醫界無雄心壯志。一九八二年，當時世上兩位重量級精神病學家鄂溫．戈特斯曼（Irving Gottesman）和丹尼爾．韓森（Daniel Hanson），稱思覺失調症為「表觀遺傳學上的謎團」（epigenetic puzzle），並預測「該謎團毫無疑問將在二十世紀結束前被破解」[26] 當時許多人都跟他們有同樣的看法。之後的數十年間，有許多深入且鉅額的研究投入到思覺失調疾病上，也產出大量的科學數據，可是卻對於該病的成因一無所獲，也完全沒有任何嘉惠病患的結論。

前美國總統小布希稱一九九〇年到一九九九年為「大腦的十年」（The Decade of the Brain），旨在點出那段時間投入在大腦研究方面的思想和資源。但儘管那幾年和其後許多年的許多研究，也的確在某些特定領域有部分進展（如失智症、智能障礙），神經科學基本上完全沒有為其他任何主要精神疾病（如思覺失調症、雙相情感障礙）帶來任何在診斷和治療上的進展。[27] 觀諸神經科學所做的研究如此大量，即便只靠碰運氣都不至於完全無所斬獲吧。[28]

戈特斯曼和韓森預言的二十世紀末期期限倏忽而至，即使到今天，已經超過那期限二十年，累積了那麼大量的基因數據庫（收集了一百多萬人的數據），仍無法找到與思覺失調症、雙相情感障礙、重度憂鬱症和過動症等疾病相關的重要基因。[29]這個研究領域中的某些部分儘管的確很有希望，但一九八〇和一九九〇年代神經科學家那些過於樂觀的承諾，到目前為止，對於大多數精神疾病患者和其家屬來說，幾乎毫無實質幫助。

而一些過去文獻就提過的想法，在歷史上起起落落，如今又重現。一八三〇年，英國精神療養院醫師約翰・康納利在《精神錯亂跡象探索暨改善保護與照顧精神錯亂者的建議》一書中一再提及「大腦或腦膜發炎」。[30]在兩百年後，將發炎與憂鬱症畫上連結的理論再次獲得關注。這個發炎的理論顯然來的頗是時候（康納利或許說對了？），雖然初步研究證據顯示，依發炎理論所開發出來的治療方法，或許真的能在未來具有治療潛力，但目前還需要更大量的證據證明，才能讓這種治療方式進入臨床治療階段。[31]免疫學和神經科學兩方面針對發炎的研究，已經比康納利時代進步許多，但這個領域卻還是沒有研究出可治療精神病患的方法。因此這部分也還是跟以往一樣，空有承諾，沒人知道什麼時候會實現。

同樣的情況也適用於腦部掃描領域，或者用神經科學的術語來說，就是「神經造影」。儘管這個領域已經投入了大量人力與鉅資進行研究，至今仍幾乎未能對臨床精神醫學產生實質貢獻（失智症領域或許算是少數例外）。[32]這並非因為科學家們志向不夠遠大、努力不足，或資金匱乏，而是因為僅靠些許進展，無法滿足人們對神經科學研究的高度期待，也難以消弭其「雷聲大、雨點小」的批評。[33]此外，許多神經造影研究的成果和分析多侷限於特例，選擇性結果報告與選擇性分析更是常見問題：不是新的就是好的，不是會發亮的就是金子。腦部造影這個理想的新世界，最終可能只是夢幻泡影。[34]

冷酷的事實是，神經科學那些充斥著數據填充的研究成果，往往外表光鮮、規模壯觀，卻缺乏真正實用的產出，尤其是一些報章雜誌上在報導相關領域一些無甚成效的研究時，伴隨刊登的彩色「腦部掃描」影像。[35]這也讓大眾不免紛紛爭論，神經科學終究和精神醫學一樣，都是很會說大話，卻欠缺真材實料的證據。這兩門學科除了讓有精神疾病、心理問題、還有其他痛苦的病患希望落空外，毫無建樹。

沒有比一門科學不知道自己極限所在帶來的傷害更大了。而或許最令人失望的是，神經科學研究進行了數十年後，始終沒為精神醫學帶來任何貢獻。[36]

醫師兼哲學家雷蒙・泰利斯（Raymond Tallis）將某些神經科學研究稱為「新式顱相學」，還說「神經科學真的深深攫住學術界和大眾的想像。近數十年來，神經科學家更從實驗室走進公眾領域。他們無處不在……」[37]泰利斯對於當代神經科學究竟揭露了多少我們的內在世界相當懷疑，而他的懷疑並非無的放矢：

很少有人意識到，掃描所檢測到的資訊與大腦實際活動之間的關聯是多麼間接。從數據處理到生成那些令人信服的漂亮彩色圖像，中間需要經過許多步驟〔……〕所以下次當你看到一張色彩繽紛的大腦掃描圖旁邊配著一篇吹捧「理解人性重大突破」的文章時，請務必保持懷疑，不要全盤接受。

泰利斯說的沒錯：神經科學的世界滿是傲慢和天花亂墜的夢想。也因為這樣，許多神經科學所稱的「突破」都因為研究素質低落、將一些只是隨機出現的實驗結果當成已經確立的實據而不堪一擊。不過，雖然神經科學研究中有這些自我欺騙、牽強附會、失望和大費周章卻只是原地踏步的情形，其中有些領域的研究卻還是大有可為，只是這些研究也不全然就如其所宣稱的那麼具原創性就是了。而且顯然至今還未能為精神疾病帶來任何好消息。

人的耐心總有極限，對吧？如果要持續投入如此龐大的資金於現行的神經科學研究模式，總該在常見疾病如重度憂鬱症、雙相情感障礙和思覺失調症上，看到哪怕是些微的進展才對。

或許對精神醫學來說，最令人沮喪的是，許多批評者甚至也不得不依靠陳舊的論點和經過高度篩選的證據，試圖將老舊的批評包裝成新穎的觀點，隨後又提出一些獨斷且看似隨機的論點，而這些建議所依據的證據往往遠不如他們所批判的主流做法來得系統化。這些批評也一樣，沒能給精神病患帶來任何好處。

舉個例子，批評精神醫學的人常指責其忽略了精神疾病（如憂鬱症）與社會環境之間的關聯。然而，在精神醫學界，將憂鬱症與社會環境連結並非什麼前衛的想法，更談不上是新理念。事實上，這種連結早已在精神醫學界被認可數十年。我從醫學院時期便被教導這種關聯，而在接受精神醫學訓練期間，社會介入治療更被視為精神醫學中生物心理社會（Biopsychosocial, BPS）治療模式中的關鍵元素。自一九九〇年代成為合格精神科醫師以來，我參與的每個社區精神健康團隊都包括社工、社區精神健康護理師、職能治療師，以及（雖然不夠普及，但仍經常見到的）臨床心理師。

數十年來，無數主流精神醫學教科書和論文都強調了社會介入的必要性。[38]精神科醫師丹・布雷澤（Dan Blazer）在他二〇〇五年的著作《憂鬱的年代：「重度憂鬱症」與其社會根源》（*The Age of Melancholy: 'Major Depression' and Its Social Origins*）中，以相當大的篇幅深入探討了社會因素的重要性。[39] 布雷澤在書中呼籲，精神醫學應重拾更重視社會因素的做法，而不應過度聚焦於生物面向，應著重於長期以來已被證明的憂鬱症與社會環境之間的明確聯繫。我完全同意他的觀點。

問題不在於社會環境與精神疾病之間的連結是否存在——它當然存在。真正的問題是，為什麼會有人一再將從社會角度看待憂鬱症稱為前衛或先進的觀點，明明這早已是經過驗證、不容置疑，且已在全球許多地方的臨床治療中落實的事實。我們是否不應該繼續糾結於這種既定事實，而是應該專注於討論更具突破性或創新的議題？難道沒有其他更值得批評和探討的問題嗎？

當代公眾對於精神健康、精神疾病以及精神醫學的看法之混亂和莫衷一是讓人感到無力，而這不過是其中一斑。所幸，一些最近的爭論中還是有些正面的部分，其中包括一些對精神醫學具有新意且實用的問題。

在近年的「神經科學」熱潮中，在那不斷重複的說法和批評聲中，越來越多的人開始接受一個事實，即許多精神醫學研究所依據的舊問題（例如「什麼是思覺失調症的成因？」）從一開始可能就問錯了方向。如今，疾病的概念正被重新建構，人們也逐漸認識到現代生物學的局限性。過去那些未解的問題正在以新的形式呈現，這種改變似乎更有可能帶來實質的答案：症狀應被視為有輕重之分、將基因與治療連結而非用於「診斷」，並以其他方式來找出新的問題和新的答案。

但如果大家覺得精神醫學早該重新思考關鍵研究問題、調整研究方向，尤其是對「思覺失調症」這一備受關注的概念進行解構[40]，那這種情緒其實正反映出精神醫學領域在研究和思想上的這波知識性變革的確必要，也反映出這波變革來得太慢、太尾大不掉難以翻轉、又太花錢、且太摸不著方向，以致無法對未來抱持信心。它也耗費了太多研究經費、太多研究人員的時間，以及太多病患、家屬和照護者投入在對他們個人幾乎沒有益處的神經科學「研究」等機會成本。歷史同樣也告訴我們，信奉這一套的人，也將不會從其研究中得到什麼益處。這裡面大部分都是雷聲大雨點小——幾乎沒有看到任何證據證明那些研究事先的承諾最終得以實現。

讓人料想不到的是，儘管現代精神醫學對於精神疾病生物基礎的研究嚴重欠缺一致性和協調統合，但我們竟然意外擁有可以發揮療效的治療方法，其中還有許多屬於生物療法。抗憂鬱藥物和安慰劑對照的研究證明其對治療成人重度憂鬱疾患相當有效。[41]精神病藥物的治療效力與其他醫學領域的藥物相比並不遜色。[42]事實上，使用抗憂鬱藥物能減少憂鬱症復發的風險（相對降低風險達百分之五十八），遠高於低劑量阿斯匹靈預防嚴重心血管疾病二次復發的效果（百分之十九）。此外，認知行為治療等心理療法在治療多種精神疾病症狀方面，接受度和有效證據也不斷提升。[43] 最後，抗精神病藥物不只能減輕精神疾病症狀，還與降低思覺失調症早逝風險有關連。[44]

因此，儘管現在醫學界對於多數精神疾病的生理成因所知甚少，卻還是有治療方法可以相當程度上幫助到病患，甚至還能延長其壽命。這在醫學界或者人類其他方面的發明上都是相當罕見的情形：有相當具成效的方法改善病情，卻對於為什麼能有這樣的成效幾乎一無所知。這也讓精神醫學處於相當尷尬的位置上：作為一門權威的學科卻充滿爭議，對病情具有幫助卻無法完全解釋其原理，必要性毋庸置疑卻依然存在諸多未解之謎。

精神醫學的未來在哪裡？

《時代》雜誌那篇分析精神醫學存在危機、讓人讀來不由擔心警惕的文章刊登至今已超過四十年，克雷爾那篇刊於《精神健康期刊》預測精神醫學未來的文章至今也有二十多年（至少他當時相信精神醫學有未來）。那麼，如今精神醫學的未來究竟何在？我們是否依然如往常一般，站在科學進入新時代的門檻，期待著終於不再失望？還是應該正視現實，打破精神醫學對於新穎、不切實際、且往往被過度宣傳的目標的癡迷，徹底甦醒呢？精神醫學的未來究竟將何去何從？

首先，我們不能因噎廢食。即使目前對大腦的了解並不完整，但也可以給予我們相當的助益，讓這個領域得以進步。早在一八三〇年時，約翰・康納利便已認識到生物學研究在精神醫學的潛力，他也曾提醒過，這類研究務必要與精神疾病治療有連結：

容我在結論處提醒我的醫界同業，在諸多形塑我們專業的研究領域中，說到最豐富的病理學發現，莫過於由神經系統主要和次要不適所引發的疾病。精神醫學界對於解剖和生理上研究探討的高度興趣，有時似乎反而阻礙了我們將從中獲得的知識運用到疾病緩解。這些疾病的緩解可以用生理學解釋機制、也能阻止解剖結構的病理變化。

> 腦部的解剖和生理研究自本世紀初以來，吸引了高度注意力；儘管因此讓大腦的複雜結構得以被揭露，而且對於大腦運作謎團的探究也下了許多功夫；但對於精神疾病發生的原則何在，卻毫無所獲。過去的主張如今依舊未得到檢驗，對於使用藥劑針對心智能力的發展和掌握、或是恢復身體活力以便移除疾病的方法或預防相關疾病的方法，依然幾乎毫無增長。
>
> 但在如此晦澀難懂的主題上，我們仍可以藉由結合一點病理學知識、生理學對於那些令人讚嘆的自然運作過程的見解，以及對於疾病如何剝奪生命價值的理解，從中獲得啟發與收益。[45]

兩百年後，康納利的評論依然成立：「過去的主張如今依舊未得到檢驗」，而過去數十年來，對於「移除疾病的方法或預防相關疾病的方法，依然幾乎毫無增長」，儘管近期對於生物精神醫學和「神經科學」的興趣大增。顯而易見的是，像是精神遺傳學、神經造影以及發炎等相關研究領域，在未來相當可能會有所成果，但那個未來已經越離越遠，看不到一個明確的時間點，而且還可能正朝向看不到的無限遠處退去，讓我們永遠也到不了。

這就麻煩了。研究正義原則（principle of research justice）要求，既然病患、家屬和醫療照護者在研究上貢獻了這麼多，那他們的貢獻和時間，理應至少得到一些回報。然而，就連那種「前人種樹，後人乘涼」的合理期許——今日的付出能為後人帶來益處——也愈發顯得渺茫，尤其是當精神醫學固守於那些毫無突破、早已失去新意的研究領域時。這不是說精神遺傳學、神經造影、發炎理論等研究應該中止，但其規劃與執行必須帶著更深層的反思。有時候，我們必須承認並正視其力有未逮之事實。是時候調整研究重心了。

凱勒・嘉德納（Caleb Gardner）和亞瑟・克蘭曼（Arthur Kleinman）在二〇一九年刊登於《新英格蘭醫學期刊》（*New England Journal of Medicine*）的一篇題為「醫學與心智：精神醫學的認同危機之影響」[46]中，也表達了類似的看法。如我們所見，精神醫學的認同危機似乎已成為一個永久性的問題。其持續存在是否暗示，某種程度的流動性可能本來就是精神醫學的內在特質？或許，所謂的「危機」與「革命」其實永遠無法真正解決，因為它們可能只是以不同方式描述同一現象——一種根本性的變動與不確定感。這一定是件壞事嗎？

在醫學界，其他醫學領域也同樣存在診斷閾值（diagnostic thresholds，即確診標準）和無法明確診斷的情形，但卻從來沒有像精神醫學這麼引人注意和引起廣泛的討論，這一點讓我不解。[47]比如說誰決定了「高血壓」的診斷標準？或是糖尿病的定義？當這些定義每隔一段時間由專家共識小組修訂時，為什麼沒有人批評說這些修正危及心血管醫學或內分泌醫學的存在，但換成精神醫學出現同樣問題就會被如此看待？

精神醫學與其他醫學領域的不同之處在於，其診斷主要依靠症狀，而非腦部掃描或血液檢測。而這些檢測手段恰恰是其他醫學領域得以確立其權威地位的原因之一。這一點也反映出，多數精神疾病的生理基礎至今仍未被完全了解。同時，它也揭示了我們對大腦的認識有多麼有限——這點在前文中已有討論。

然而，診斷閾值缺乏統一標準的情形絕非僅發生在精神醫學領域。在我們這個時代，許多醫學領域已經開始主動針對各種危險因子（例如高膽固醇）進行治療，以降低不良後果（如心臟病）的發生。而這些危險因子本身通常並不會有任何症狀。我們的生活，正在逐漸全面醫學化。[48]因此，儘管其他醫學領域對於無症狀疾病的治療逐漸普及，但精神醫學卻因診斷依賴症狀，無法像其他領域一樣針對尚未發病或無症狀者進行醫學化的介入。

沒有人能否認重度憂鬱或精神病所帶來的痛苦，但偏偏腦部造影等新技術對於大多數精神疾病的診療幾乎毫無貢獻，測試新療法或指導治療的唯一方式，就是基於症狀的診斷分類。這種方法並不完美，但目前而言，它是最好的方法，甚至可以說是唯一的方法。而且與一般大眾認知的相反，現代的精神醫學診斷類別劃分，都採用了大量實證和實地測試，以求找出受到這些病症之苦的病患真正遭遇的問題。用這種方式所建立起來的現代精神醫學，其實可說是所有醫學科目中蒐集了最多證據、最民主的一種，其診斷是非常紮實地建立在個別病患的切身經驗之上。

但就跟任何醫學領域一樣，精神醫學的分界線也會隨著時代不斷改變。例如，癲癇曾被視為精神疾病，直到其神經學基礎被發現後，才被歸類為神經疾病。所以，或許等到將來所有精神疾病的生理基礎都被找到後，精神醫學會被併入神經醫學中。如果因此可以帶給病患更好的治療，那就真的太棒了，精神醫學在乎的只有這點。只要有其他學門能做得更好，精神醫學是否能以獨立學門的形式存在一點也不重要。

但目前精神醫學將繼續存在，因為實在也沒有比這更好的選項了。嘉德納和克蘭曼刊登在《新英格蘭醫學期刊》中的文章，就針對當前精神醫學的處境做了一番檢視，他們指出大腦－心智是不斷變化且具有可塑性的，外界社會的影響對於心靈的健全與否過去已經被全面性地探討過了。[49] 儘管遺傳學和神經科學取得的進展讓人興奮，嘉德納和克蘭曼也指出，這兩門科學離能夠提供精神病患新型態治療方法的那天還很久。精神醫學從研究到發展出新治療的路程非常遙遠。

最重要的是，嘉德納和克蘭曼在文中對現今學界強調生理研究，導致其他形式研究受到忽視感到遺憾，包括心理社會學、文化、社區和公共衛生。他們認為，如果能改成只針對高品質的生理研究給予支持，就能將大量資金重新分配到其他精神醫學的領域。

嘉德納和克蘭曼說的沒錯。他們的論點很合理，也夠仔細和有憑有據。精神醫學讓人失望之處在於治療，比方說，今日思覺失調症的治療方式與克雷爾在一九九九年在《精神健康期刊》中探討精神醫學未來時的情況並無太大不同。就連抗精神病藥物可致律，這種原本已經因為副作用疑慮而停用的藥物，在一九九〇年代又重新開始使用，而可致律其實是早在一九五〇年代就已經合成成功的藥物。事實上，自一九七九年《時代》雜誌那篇文章刊登至今，神經科學研究基本上未能提供對思覺失調症和雙相情感障礙等疾病的日常治療產生重大影響的療法。對於大多數患有常見精神疾病，如重度憂鬱症、思覺失調症和雙相情感障礙的患者而言，神經科學至今尚未帶來任何實質的福音。[50]

更糟的是，因為這段期間精神病院一窩蜂關門，導致許多思覺失調症患者的處境，與十九世紀初還沒有療養院時的情況越來越相似，甚至比一九六〇和一九七〇年代的患者處境還糟。無家可歸是重症精神疾病患者中特別嚴重的問題，而這一直是個長期存在的議題。正如約翰．康納利早在一八三〇年時以那年代的措辭所說的：「瘋癲之人不該留在救濟院裡」。[51]

即使到今日，儘管各界明知有這問題，精神病患無家可歸的風險越來越高，入獄和早逝的風險也在增加。[52]這實在令人震驚。這些病患致死的原因並非像是自殺等非自然死亡，而是心血管疾病和癌症等可以透過生活方式改變、篩檢和早期治療減少風險的病症。但精神病患無法像其他人那樣享有相同的公共健康諮詢、疾病篩檢或是治療。醫療資訊計畫通常也沒有考慮到他們的需求，他們的狀態也讓他們無法全面性、持久性地接受身體檢查和預防性照護。

有意思的是，儘管抗精神病藥物具有副作用，但仍能在一定程度上降低精神疾病患者的高死亡率。然而，正如世界衛生組織所指出的，在許多低收入國家（例如南蘇丹共和國），受精神疾病、神經疾病和藥物濫用之苦的患者中，有百分之七十五的人無法獲得所需治療。[53]這無疑是一種諷刺。人們早已深知精神疾病帶來的經濟和個人損失，但即便已有行之有效的治療方法，許多地區的治療資源仍極度匱乏。[54]這既令人震驚，也讓人無法接受。

也因為這種情況，讓數百萬精神病患者白白受罪，更多人因此喪命。這正是我們在第六章討論過的「結構性暴力」，它加劇了精神疾病對患者及其家庭的影響，將許多精神疾病患者排除在社會和公民生活之外，也將他們限制在被污名、孤立、剝奪權利、甚至入獄的生活之中。早逝正是這些因素再加上取得健康和社會服務管道嚴重被破壞所共同造成的下場。

這無疑是精神醫學當今所面對的主要臨床、生物醫學倫理、政治和存在的大問題：對於取得有效醫療照護嚴重且致命的不平等。精神醫學如何因應如此迫切的狀況，將會是、也應該是形塑精神醫學未來的唯一最大因素。

當前生物研究的進展顯示，這一問題的解決方案短期內不太可能從這個領域出現，儘管隨著更好、更便宜、更具規模或更具針對性的治療方法，或改進的治療模式出現，未來可能會有所突破。我將在本書的最後一部分「精神健康與精神疾病：

宣言」中，討論對精神醫學未來有助益的方向。

就目前而言，針對當前患者及其家人的立即解決方案，比較可能會出現在精神健康服務、法律和政治的領域，而較不可能來自生物精神醫學的進展。要達到目前所需要的大幅改革，必須同時運用想像力、發揮勇氣和政治上的承諾，儘管如此，獲得良性的改變還是有可能的。歌德（Johann Wolfgang von Goethe）就鼓勵世人「當作大夢方能鼓動眾人之心」。他還說：「只要能力所及，夢想所及，想到就去做。勇氣會帶來智慧、力量和魔法」。勇氣正是精神醫學界當下亟需的。

說到這裡，正好可以回到本書的第一章，討論印度政府雄心勃勃推動的精神健康法案改革工程。這項法案著眼於法律和政治層面的變革，而非直接進行醫學改革，但其對精神健康、精神疾病及精神醫療照護的影響卻可能深遠且廣泛。

二〇一八年五月二十九日，印度頒布「二〇一七年精神健康照護法」，將可訴諸法律管轄、且具有法律效力取得精神健康醫療照護的權利賦予全印度十三億人民，這可是全球六分之一的人口。[55]我們在第一章已提過，該法明確規定：「每個人都有權從所屬政府所經營或撥款的精神健康服務中，取得精神健康照護和治療」。這是非常具野心的條款，展現出非凡的遠見、積極的態度與堅定的信念。

印度的精神健康服務，如同許多國家一樣，面臨著資源嚴重不足的問題，因此對精神健康照護「權利」的這般承諾，勢必會對司法當局帶來巨大挑戰。然而，這項舉措展現了非凡的勇氣，令人欽佩，也明顯響應了世界衛生組織對於法令在推動「健康權」中所賦予的「重要角色」的呼籲。[56]同時，印度的這項計畫也呼應了歌德那句「要作大夢」的勸言，並突顯了政治行動作為改善人民健康福祉的關鍵手段的重要性。

當然，目前仍處於起步階段，我們無法確知印度這項立法能否實現其目標，抑或是否會適得其反。然而，這項新法至少在一個長期缺乏法律保障的領域，帶來了創新且充滿想像力的突破。[57]這為全球精神醫學未來新方向指出了一條重要的明路：運用法律明確而果斷地提升臨床照護醫療的水準。誰都不知道這樣走下去，能夠有多少潛力被開發出來。

最重要的是，印度的新法令是以今日的患者為其主要關注對象，這正是美國人權領袖馬丁．路德．金恩（Martin Luther King）所稱「當前最迫切的事」。[58]這個法令在神經科學所帶來的未來展望與對今日患者的積極關注之間，取得了平衡，而非將病患交付給不可預期的未來。

本章開頭提到那位罹患產後精神病的愛莉森後來完全康復了。她經歷了許多的治療和支持才得以走到這一步。在向醫師吐露心聲後，愛莉森終於多少了解自己需要外力幫助。她的醫師因此和愛莉森當地的精神健康團隊接洽，透過他們，愛莉森找上了我。

有鑑於愛莉森症狀的嚴重性，還可能危及孩子，她被安排以自主入院病患的身分住進精神病房。但因為醫院中沒有多出來的「母子」病房，在住院的三周期間，她不得不與孩子分開。我們原以為這會讓她感到更加沮喪，但出人意料的是，她的情緒並未因此受到太大影響。事實上，愛莉森似乎認為待在家裡對她的病情並無幫助，反而對能住院感到如釋重負，儘管她仍為無法與伊莉莎白同房感到遺憾。

她一住院，賽門和愛莉森家人就立刻動了起來。愛莉森父母搬進她家和賽門同住，以便在她住院這三周期間幫忙照顧伊莉莎白。賽門老闆也允許他請更多假。在這段時間，愛莉森得到了極大的支持、理解和愛。

在醫院裡，愛莉森固定去看臨床精神科醫師，也服用抗精神病藥物接受治療。服藥才七天，她的暈眩症狀就停了，妄想症也幾乎消失。儘管她的情緒波動持續了較長一段時間，但我們在第一周就開始安排家人探視。起初，當賽門和伊莉莎白來看她時，愛莉森顯得有些冷淡，但到了第三周，她開始期待探視，並與他們有非常好的互動。是時候回家了。

愛莉森出院後，我們的社區精神健康團隊每天到家中探訪，持續了幾周。愛莉森的家人始終都非常支持她。賽門老闆更是只要他有需要都讓他放假。最終，愛莉森完全康復，伊莉莎白也健康長大。

幾個月後，我和愛莉森討論她服藥的情形，以及治療的其他方面，以及最重要的——她的未來。愛莉森如果再懷孕的話，精神病復發的風險會增加。但下一次她懷孕時，我們會有萬全的準備，也會採取該有的步驟來降低她發病的風險。

愛莉森很高興。雖然我沒辦法告訴她為什麼這種千分之一比例的病會找上她，但愛莉森清楚知道治療是有效的。我們或許無法準確說明治療為何或如何奏效，但我們知道它確實有效。對愛莉森而言，目前這樣就足夠了，她也對這樣的安排非常滿意。對伊莉莎白而言，這也足夠了，因為她的母親已經恢復到可以親自帶她了。這一切都是無價的。

第八章
精神健康與精神疾病：宣言

一九九〇年代我還在高威醫學院念書時，曾經跟一位社區精神健康護理師湯瑪士做了一天的家訪。

出門前我問湯瑪士需要特別帶什麼嗎？他說：「高筒雨鞋」。

隔天一早，我們搭湯瑪士的車前往。一路駛出市區朝西邊去。中間穿過了小鎮和村莊，直達康馬拉（Connemara）。我不知道自己置身何處。那是個陽光普照風和日麗的日子。

我們要去探訪佩特，一名患有慢性思覺失調症的六十歲先生。佩特多年多次進出精神病院，最後靠著每月注射一劑抗精神病藥物和社區精神健康護理師經常訪視，才逐漸穩定下來，回到家裡過著簡單的農家生活。

湯瑪士終於在一個什麼都沒有的地方停下車來。我們兩人套上雨鞋，走到佩特幹農活的田裡。他看到我們過來，人靠在鏟子上對著湯瑪士笑：

「你回來了。」

湯瑪士笑說：「是啊。這位是我們實習醫師。他叫布蘭登。沒關係吧？」

佩特點點頭，抬頭看著天空。「從他身上你學不到東西的啦。」他指著湯瑪士開玩笑。我有點緊張地笑著。

「你還好嗎？佩特。」湯瑪士打開話題。

「好極了。」佩特答道，接著就細數今天起床後幹了哪些事。起床、餵雞、打電話給哥哥凱利、到田裡工作。佩特說自己很好。我也覺得他很好。

佩特和湯瑪士接著又聊到高威市的板棍球隊（hurling team）。

「他們到底行不行？」湯瑪士問。

「我也不知道。」佩特正色說，那表情認真到像是高威市板棍球隊如果輸了天就會塌下來一樣。「真的不知道。」

「那麼，」湯瑪士道。「你肯讓我幫你打這一針嗎？佩特。」

「今天不想。」

「我都開了一個小時車程大老遠到這邊來了。」湯瑪士不滿道，但還是笑容滿面。

「怪你自己笨囉。」佩特說。又抬頭看上面，露出大大笑容。

他們兩個都在大笑，而我則是完全在狀況外。佩特一定得讓人給他打針才能維持健康吧？

「好吧，」湯瑪士道。「那就這樣吧。我們要走了。來，布蘭登。祝你工作愉快，佩特。」

「一路順風。」佩特道，沒有退讓的意思。

湯瑪士這麼隨興讓我很納悶，但還是跟著他走出田裡朝車上走去。後頭佩特喊我們：「湯瑪士，你這大笨蛋。拜託你回來吧！」

湯瑪士對我眨眨眼。我們轉身回到佩特身邊。像之前什麼事都沒發生一樣。佩特笑我們、也跟著我們笑，然後就到他房裡接受每個月一次的針劑注射。

事後佩特對我說：「我不知道打那針是要做什麼用，但我打了就會好好的。讓我不用上醫院。讓我能待在這裡。」佩特大手揮向那片田和他家。他的田地。他的家。

就因為這件事。我迷上了精神醫學。暗自許願，將來一定要當精神科醫師。

一九九〇和二〇一六年間，全球自殺率少了三分之一。[1] 當然，還有進步空間，而且自殺這種事，一件都嫌多，但無論用什麼標準來衡量，這個變化都相當大。即使是在新冠疫情期間，美國在二〇二〇年的自殺率也下降將近百分之六。[2] 連同新冠疫情，全球自殺率的下降是我們這一代最大的公共衛生轉變。但多數人始終未察覺全球人類健康有這麼大的進步這件事。自殺率急劇下降真是好到不行的消息，但卻沒半個人注意到。為什麼會這樣？

大眾對於精神衛生和精神疾病的討論一直非常混亂，沒有焦點。主流媒體總是偏愛報導一些負面的小新聞，卻習慣忽視重大的好消息。這反映了現代媒體的本質，也讓我們看到我們對精神疾病態度的歷史性問題之一斑。我們一下過度關注特定問題（像是精神藥物），一下又關注對精神疾病重症患者（例如思覺失調症）的系統性忽視。我們抱怨精神衛生照護的水準落後，卻一再讓這些領域遭受資源匱乏的問題。富裕國家在各種治療上的小細節苦惱時，貧窮國家中大部分人民卻連最基本的治療都得不到。

總而言之，就是一團亂。

本書中，我探討了精神疾病中特定的面向，以及其在世界各大洲的治療，目的就是希望把這個失序的現象說清楚，並希望為未來擘劃出一張藍圖。當中我也提到了思覺失調症、雙相情感障礙以及各種不同精神疾病的個案、歷史、研究、診斷方式和治療方法，希望將過去和現在連結起來，並為未來指引方向。更重要的是，我試圖探究精神醫學為何會走到今日現況，未來何去何從。這個故事千絲萬縷不好講，但我覺得是非常重要的故事，當中許多事都充滿爭議，也有很多進步的空間。

全書中，我們可以看到精神醫學一路走來不乏爭議、不滿和歧見。關於精神病診斷、抗憂鬱症藥物的問題，始終出現在公共領域上。[3] 每隔幾年更是會出現將精神醫學批評的一文不值的說法，但總是只選擇性地舉出很片面的證據（通常來自美國），卻忽略了大量支持主流精神醫學治療的研究證據。所以就由它去吧。公共辯論本來就是這樣。

精神醫學界內部的討論則傾向較持平的觀點，因為對於臨床實際面有較全面的了解，又不致於無視於這個領域的種種問題。二〇一〇年，精神科醫師丹尼爾·卡拉特（Daniel J. Carlat）出版了一本非常深入的分析，書名為《失常亂序：精神醫學的困境與危機》（*Unhinged: The Trouble With Psychiatry – A Doctor's Revelations About a Profession in Crisis*）。[4] 兩年後，由愛爾蘭精神科醫師佩特·布拉肯（Pat Bracken）所率領的團隊則認為，精神醫學首先應該跳脫當前的運作模式，與病患建立更有意義的合作，更加重視社會科學與人文學科。[5] 布拉肯團隊說的沒錯，本書也正是希望指出這點：我們必須保持對歷史、社會和精神醫學廣闊脈絡的關注，否則只會一再重蹈覆轍，再次患上長久以來危害精神醫學的歷史失憶症。

或許近年來最有意思的精神醫學著作當屬精神科醫師湯姆·伯恩斯所著的《必要的陰影：精神醫學的本質與意義》。[6] 在這本精彩萬分的著作中，伯恩斯點出當前精神醫學的優點與缺點。他也針對現況提出一個持平的看法，並特別指出在精神醫學中，一切都離不開社會現實。

這個看法真是一針見血，和我在這本書中所探討的種種，以及布拉肯團隊在二〇一二年所下的結論相呼應，也與十九世紀中葉以來許多療養院醫師和精神科醫師的立場一致。當我還是實習醫師時，和社區精神衛生護理師在康馬拉度過的那一天，深深地讓我體會到了這一點。精神醫學確實離不開社會脈絡，這是無法改變的事實。

儘管如此，不滿精神醫學的人還是一再宣稱精神醫學罔顧社會脈絡的重要性。事實上，精神科醫師太清楚精神疾病和治療絕對有社會作用力摻雜在其中。從事精神醫學而不意識到這一點，幾乎是不可能的。最令人驚訝的是，這些批評者忽略了精神科醫師已經強調這些觀點數十年之久，這不僅長期以來是精神醫學教科書中的核心內容，近年來包括伯恩斯在內的精神醫學家也一再重申這一事實。

伯恩斯的《必要的陰影》出版後，作家威爾・賽爾夫（Will Self）投書《衛報》，寫了一篇長文探精神醫學，並多次提及伯恩斯這本書。[7]賽爾夫對於當代精神醫學許多層面多所批評，但他也提到，他的一位老友在擔任諮商精神科醫師，他親眼看過他問診，發現他富同理心又醫術高超。賽爾夫認為，許多精神科醫師之所以能有效幫助患者，不是因為他們所相信的精神疾病醫學理論，而是儘管有這些理論，他們仍然能發揮自己的專業能力。

伯恩斯看了他的文章後的回應，則舉出他著作中的證據，再次強調精神醫學的幾個重要問題，這些他本來在書中就已探討得相當深入了：

精神醫學既涉及公共領域，也關乎個人層面，並提出了一些棘手的問題。《必要的陰影》這本書試圖把這些問題攤開來討論。我們該如何遏止診斷範圍的悄然擴大，避免將豐富的人類經驗過度醫療化，同時又能確保患者能及時獲得有效的治療？我們該如何劃分「與眾不同」與「患病」之間的界線？我們又是如何為違背個人意願的強制治療尋求正當理由的？

或許針對這些問題公開討論過程中，最值得玩味的一點就是，即使精神科醫師以清楚且坦率的方式談論這些問題（如伯恩斯這樣），即使精神醫學界一再保證抗憂鬱症用藥的安全和藥效（比如英國國家健康與照顧卓越研究院以證據為基礎的指導方針）[9]，卻始終存在一派說法，指出精神科醫師一再無視自己領域的棘手問題（事實上並沒有，我們不斷地在討論這些問題），還指出抗憂鬱症藥物是弊大於利（事實是利大於弊，而且大出很多），同時這些反對還只相信唯一那份不同意見的論文，不管該論文本身多大缺陷，反而忽略了數十年的臨床實驗和大數據分析（但後兩者明明更重要）。再加上那些中看不中用的腦部「造影」，就可以坐實公眾對於精神疾病充滿錯誤且毫無助益的指控。於是，精神醫學不斷被描繪為處於嚴重危機或劇烈革命的邊緣（甚至可能是兩者兼具），然後讓所有人變得更加困惑。也就是說，又是一團混亂。

正如我們在上一章所看到的，事實是，儘管存在混亂、爭議、不確定性以及種種缺陷，精神科治療大多數時候對大部分人是有效的。抗憂鬱藥物在治療成人重度憂鬱症方面，比安慰劑效果更好[10]；整體而言，精神藥物的療效並不遜於一般內科藥物，有時甚至更為優越[11]；此外，針對多種精神疾病的心理治療，例如認知行為療法，已有越來越多的證據支持其療效[12]；而抗精神病藥物不僅能緩解精神病症狀，還與降低思覺失調症患者的早逝風險有關聯。[13]

這些都是很重要的實證。減輕痛苦和延長壽命都是很重要的療效。而就如本章開頭所提到的，全球自殺率在一九九〇到二〇一六年間下降了三分之一。就連在新冠疫情期間，美國的自殺率還是大幅下降。這些都是非常重要的證明。

這並不表示精神醫學已經至善至美，不需要再進步了。事實恰恰相反，它還有許多需要改進的地方。為了促進進步，反對的聲音是必要的，但不應因少數人高聲批評抗憂鬱藥物的副作用（打個比方），而忽視沉默的大多數人從中獲得的益處。治療憂鬱症能挽救生命。針對特定觀念、經驗以及醫療服務問題的公開討論，應以改善和進步為目標，而非用來否定這個關鍵事實：精神醫學的治療在多數情況下是有效的，特別是當治療能以謹慎、全面的方式，結合生物─心理─社會層面的整體照護時，更是有效。

當然不能就因為這個結論，而無視許多精神病患者和其家屬所面臨的實際問題。然而，這種情況在其他醫學領域也屢見不鮮。無論是哪種治療，都不可能對所有人產生完全相同的療效，因此診斷和治療應具備因人而異的彈性。醫病溝通至關重要。更廣泛地說，其中還涉及一個「結構性暴力」的敏感問題。我們在第六章和第七章中提到過，這個問題源自精神病患無家可歸、失業、遭受歧視、入獄以及被社會排斥等情況，進而加劇了他們的病情。從過去到現在，我見過許多類似的案例，也包括為撰寫本書而前往印度、美國和歐洲各地蒐集資料時的所見所聞。儘管我們擁有有效的精神疾病治療方式，但在提供患者公平、有尊嚴且受到尊重的治療方面，仍有許多需要改善和進步的地方。

這麼說來，今日的精神醫學該如何自處？我們現在應該怎麼做？在本章中，我將提出四個推動精神醫學進步並改善精神病患者經驗的主要觀念，首先從清楚區分精神健康和精神疾病開始。

精神健康和精神疾病

一九七六年，愛爾蘭精神科醫師安東尼．克雷爾在它劃時代的著作《對精神醫學的異議：精神醫學界具爭議性議題之省思和做法》中提及精神健康和精神疾病之間的關係。[14]克雷爾主張，把精神健康和精神疾病視為二分對立的概念並無助益，反而應該將其視為一個連續光譜上的兩點。同時，他強調清晰且負責的診斷的重要性，並區分光譜的兩端：一端是目前精神健康良好的人，另一端是患有精神疾病的人。

克雷爾所指出的光譜中的兩點這件事，至今依然非常適用：我們都在同一道精神健康和疾病的連續光譜之上，但診斷必須明確落在這道光譜的某個點上。在第七章中，我們已經提到精神診斷的一些問題。診斷系統一定要謹慎、小心且有彈性地使用，以此為基礎。一定要將病患擺第一。病患個人的生活背景遠比診斷分類重要許多。

在克雷爾發表這番高見將近半世紀後，人們還是有將不快樂疾病化的傾向，將平常的不開心和心情低落用精神醫學的詞彙來描述。這種情形讓人遺憾。精神醫學治療是對在精神疾病光譜最末端的疾病才有效。那些只是不開心，卻處在精神健康那一端的人，比較適合採用其他方法協助，例如改變飲食、改變運動習慣、嘗試不一樣的生活型態和尋求社會支援。將這樣的人診斷為「精神上生病」並無任何益處。

二〇二一年三月，《失心瘋：精神疾病辨真假》（*Losing Our Minds: What Mental Illness Really Is – and What It Isn't*）的作者露西・佛爾克斯（Lucy Foulkes）[15] 在《衛報》發表了一篇非常出色的文章。佛爾克斯對於精神疾病和心理問題的區別講得非常清楚，並強調這種區別的重要性。她認為，心理問題不該被列入「精神疾病」的範疇：

> 首先，我們應要讓更多患有嚴重且讓人衰弱的精神病患者的故事被更多人知道，這樣才能幫助大家知道這些疾病會有哪些問題，了解哪些方法能真正幫助到他們。其次，我們需要讓更多人明白，許多不愉快的心理經驗是不需要動用到精神醫學辭典就可以獲得控制的——雖然有時需要專業的幫助。這並不是在批評有需求的人，而是希望給予鼓勵和安慰，讓他們明白：不要因為一點情

> 緒或心理上的問題，就覺得非得尋求精神醫學診斷，或認為自己患上了疾病。除非你真的覺得將自己歸類於這些範疇對你有所幫助，否則不必急於給自己貼上這樣的標籤。[16]

那落實到生活中該怎麼辦呢？根據克雷爾的建議、佛爾克斯的看法，以及我個人二十多年來在精神醫學界的臨床經驗來看，有三個重點。

首先，佛爾克斯說得沒錯：公開討論精神健康和精神疾病問題時，應該要清楚區分出日常的不快（像是因為感情破裂而感到難過）和嚴重的精神疾病（像是思覺失調症）。前者儘管也會讓人感到虛弱無力，但將之納入精神疾病的框架中並無助於事，甚至可能越弄越糟。過度的精神醫學診斷只會讓簡單的不快樂疾病化、變成需要藥物治療、讓當事人失去自主康復或在其他方面找到解方的能力，且模糊了真正患有嚴重精神疾病的人所面臨的問題。到頭來，所有人的輸了。因此，一定要更清楚辨識出生活困擾和精神疾病之間的不同。

其次，我們也要重新思考精神醫學服務中所使用的語言，使其更能反映我們實際的工作內容。美國精神科醫師富勒．托瑞就認為，現行將社區治療的「精神疾病」改為「精神健康」是錯誤的決策。[17] 對於精神疾病患者的社區治療應該在名為社區「精神疾病中心」的地方進行，而不是在「精神健康中心」。區分兩者非常重要。

改變飲食、增加運動量、改善生活型態，可以消除心理問題，但對於精神疾病，光這樣是不夠的。很多患者來找我時，都有愧疚感。覺得會來看精神科醫師，就表示自己一定哪裡不夠努力，才會沒辦法自己解決問題。或許，如果他們多吃點綠花椰菜、多跑步或參加更多正念課程，就能讓自己好起來，就可以不用來看我、不用接受心理治療或是服用藥物。

健康飲食、充足運動和良好的生活型態確實是有益的。日常生活中的許多小問題可以通過這些方法來克服，甚至預防某些問題，但它們並不是萬靈丹。對於嚴重的精神疾病，需要更為複雜和全面的方法來解決。無論你的飲食多健康、運動多規律、生活型態多良好，這些都無法單獨解決精神疾病。需要更有效的方法才行。這可能意味著你需要尋求精神健康專業人員的協助，也可能需要參與心理治療或社會治療課程，甚至可能需要服用藥物。實際上，往往需要以上多種方式的結合，根據病情的不同階段進行靈活調整。總之，對於精神疾病來說，除了健康飲食、運動或冥想等自行療癒的方式，往往還需要專業的外部協助，才能真正改善病情。

這一來就要講到精神健康和精神疾病區分的最後一點：污名化。多數社會對於嚴重的精神疾病都有文化上深層的否認心態。近數十年來雖然對於憂鬱症、焦慮症和某些精神疾病的公開討論可見增加，但對於思覺失調症、雙相情感障礙和重度憂鬱症等疾病的關注仍然極少。這樣的沉默加深了對於精神疾病的污名化，而這樣的污名化是會害死人的。

污名化是一種侮辱性和不名譽的記號。誤解精神病患的污名化通常源自對於相關問題的不夠了解或經驗貧乏所致。我們有強烈證據顯示，污名化對於精神病患者的身體和精神健康都有負面影響，同時也會妨礙患者尋求協助。這樣的憾事是可以預防的。本書中我們一再提及，精神疾病有許多治療能對病情產生很大的助益，但精神病患者數百年來卻一再成為歧視、排斥和漠視的受害者。這正是污名化所造成的。

這些問題至今仍然存在。如果不透過公開且誠實的對話來探討像思覺失調症等嚴重精神疾病的痛苦、治療與康復過程，這些問題將繼續下去。這樣的討論必須立即展開，不能再這樣不聞不問。我希望這本書能有所幫助。

研究和學術精神醫學

當我們意識到精神健康與精神疾病之間的差異後，下一個問題便是：是什麼原因讓我們從這個光譜的一端向另一端移動？為什麼有些人會變成「精神疾病患者」，而另一些人卻不會？此外，像思覺失調症這類精神疾病是否存在一些特徵，在「精神健康」的那一端完全不存在？如果有，這些特徵從何而來？它們的意義是什麼？是否有些精神疾病在程度和性質上都與精神健康截然不同？如果是這樣，為什麼會如此？又是如何形成的？

不幸的是，我們現有的數據和科學對於這些問題的研究和收集都不夠完整。之所以會這樣原因很多。首先，這些問題本來就很不好回答。我們所研究的精神「疾病」其實是許多不同症狀的集合體，沒有辦法從生理上去定義。因此，當前的疾病診斷分類無法用純生理研究去檢驗，還需要加入別的方法輔助才有辦法完成。

可惜的是，過去近半個世紀來的許多學術研究，基本上被那些說得天花亂墜，卻鮮少成效的新科技誤導。一如第七章中我們提到的，這個新研究方法完全沒有產出對多數精神疾病患者有用的研究結果。我們對於人腦是如何產生像憂鬱症、思覺失調症和雙相情感障礙等病症的生物學原因依然了解的非常有限。而對於精神疾病的社會層面、心理特徵及其人類學意義的研究，卻因過度熱衷於目標不明確且收穫甚少的「神經科學」探索而被嚴重忽視，令人感到遺憾。

希拉蕊和史提芬・羅斯（Hilary Rose, Steven Rose）在他們於二〇一三年合著的《基因、細胞與大腦：新生物學的鴻鵠之志》（*Genes, Cells and Brains: The Promethean Promises of the New Biology*）中大肆抨擊這種現象，並出言提醒神經科學這種虛有其表的誘惑力。[18]英國《衛報》的史提芬・普爾（Steven Poole）為此書所撰的書評，則一針見血地總結了現代神經科學的傲慢心態：

> 我們將詮釋自己的工作外包給了現代生命科學。從事基因解碼工程、滿嘴胡言亂語的科學家向我們保證，解碼人類基因圖譜的工程將會向我們揭示人類真正的樣貌。從事大腦神經研究、空口說白話的神經科學家也信誓旦旦保證大腦掃描造影將會向我們揭露人類的真相。但我們千盼萬盼盼來的是什麼？只發現自己真傻真好騙。這才發現，人類的蛋白質解碼基因數量居然跟果蠅差不多，而功能性磁共振造影（fMRI）依然是不精確的技術，只能供一群拿實驗

開玩笑的神經科學家，去證明死鮭魚有大量「大腦活動」。⑰[19]

儘管從普爾的評論和羅斯的那本著作之後，累積了讓人目眩神迷的大量研究，近年的神經科學對於臨床精神醫學的建樹依然微乎其微，只限於極小部分領域（比如診斷失智症）。最讓人失望的則是，對於常見精神疾病的病因，神經科學研究完全沒有貢獻。希望未來這個研究領域能對理解、診斷和照護有所貢獻，但到目前為止，它的影響真的相當少。[20]或許，我們正要踏上一趟讓人興奮的大腦生物學研究的嶄新旅途，即將看到許多大腦的祕密被一一揭露，但目前我們尚處於旅程開端，還未能看到任何祕密。[21]但不管如何，凌雲之志無法被當成科學的解答，單單擁有新科技也不等於就了解大腦。[22]

精神醫學的研究和學術界應該要重新調整其比重以求反映這個現實狀態。二〇一二年，精神科醫師兼人類學家亞瑟．克蘭曼（Arthur Kleinman）在《英國精神醫學期刊》中就提出精神醫學學術界深陷困境，因為過於專注於其中的生理研究領域，而削減了其在臨床照護和全球健康研究上的貢獻。[23]克蘭曼主張接下來應好好重新調整比重，將重點放在較廣泛、也較人道的面向上，朝社會、臨床和社區研究。克蘭曼此言甚是，即使到今日亦然：精神醫學界重新調整研究比重刻不容緩。精神疾病患者的福祉，甚至生命，都端賴於此。

克蘭曼後來也再次提出類似的主張，這次是在《新英格蘭醫學期刊》上發表的論文「醫學與心智：精神醫學的認同危機之影響」（二〇一九年與凱勒・嘉德納合撰）。[24]在這篇文章中，他們一方面承認神經科學在未來頗具潛力，但也主張心理社會、文化、公共衛生和社區研究有其不可或缺的重要性。這些領域至今依然被邊緣化，儘管明明其所提供的知識具有預防精神疾病和病人照護的功能。

本書中我的研究與探訪之旅也支持嘉德納與克蘭曼的觀點：無論是今天在印度被忽視的精神病患者，紐約那位我遇到的無家可歸精神病人，還是愛爾蘭監獄中的精神疾病囚犯，他們當前困境的最佳解方，更可能來自於更完善的精神健康照護體系、強化的社會安全網、進步的立法以及更明確的政治承諾，而非來自生物精神醫

⑰譯註：這是在講 Bennett, C.M., Baird, A.A., Miller, M.B., and Wolford, G.L. 等人在二〇〇九年的一篇論文 Neural Correlates of Interspecies Perspective Taking in the Post-mortem Atlantic Salmon: An Argument for Multiple Comparisons Correction, *Society for Neuroscience Abstracts*, 2009。實驗者讓一隻死鮭魚看一些人在不同社會狀況下表現出情緒的照片，再去掃描這隻死鮭魚的大腦，看它對這些人類情緒照片的判斷。

學的最新突破。考量到神經科學目前在精神醫學領域低迷的成果，此情況恐怕還會延續數十年。這也促使我們需要重新思考教學與研究的優先順序；畢竟，所有的精神醫學都無法脫離其社會脈絡。

生理研究當然不能就此中斷，但是在資金調配、執行和詮釋上，應該更集中、協調得更好、更細膩、也要更實際。其他領域也應該獲得比當前更多的注意，例如精神健康服務研究、對於疾病與照護的人類學探索、精神疾病的社會學研究，以及對痛苦、治療、記憶與意義的跨文化檢視。心理治療也同樣在當前遭到忽視，這讓人擔心有一種缺乏心智深度的神經科學，會忘了人類的大腦是有感受、會思考的，只將之視為顱骨裡的器官來研究。

人類不單只是大腦，人類還有靈魂啊。

精神治療

我們既已區分了精神健康和精神疾病，並注意到精神醫學研究過於不成比例地專注在「神經科學」研究的趨勢，而未能顧及與今日病患更密切相關的領域，那當前的精神醫學能夠提供需要幫助的人們什麼樣的治療呢？

正如我之前提到過的，精神醫學有很多治療，對於憂鬱症、思覺失調症、雙相情感障礙、焦慮症、產後精神病和其他疾病有效。這些治療不盡完美，也不是對每個人、任何情況下都有效。我們也還不了解其原因和機轉。但是，這些治療的確或多或少幫助了多數病患——有時甚至起了相當劇烈的作用。

既然知道了這點，當看到一般人認為抗憂鬱症等精神病藥物（用來減輕「精神性」疼痛）和鎮痛劑（analgesics）或止痛藥（用來減輕「身體」疼痛）不同時，總讓人覺得遺憾。試想，如果你腳受傷，請醫師開立止痛藥物絕對合理，而且如果這一種無效，還可以試另一種。總會有一種有用。遇到醫生這樣開立止痛劑，病患通常會覺得沒什麼大不了，不會胡思亂想，也不會過度擔憂。我們不會深究藥物的作用機制，不會懷疑藥物是否會改變自己，也不會糾結於為什麼第一種藥無效而第二種卻有效。我們只是逐一嘗試不同的止痛藥，等找到有效的，就什麼也不多問地用下去。

但對於抗憂鬱藥物的態度，很多人卻不一樣。醫界有許多種抗憂鬱藥物，哪一種對哪個人有效，這是無法預測的。這些藥物的治療效力是有證據支持的，但對於該為哪位病人選擇哪一種，卻沒有一個指引。因此，就必須仰賴嘗試錯誤，才能為每位患者找到適合他的抗憂鬱症藥物，這和為腿痛找到合適的止痛藥是一樣的。[25]

但在使用抗憂鬱症藥物時，一旦醫生提到要嘗試錯誤用藥，大家就心生反感，覺得整個體制都出問題了，並驟下結論認為精神醫學應該要討論存廢的問題。這樣的心情或許多少可以理解，但卻非常不正確，也無助於事，甚至會幫倒忙。對於精神病藥物，我們要抱持務實的心態，這些藥物能起很大的作用（不下於止痛藥物），但它們不盡完美（也和止痛藥一樣）。總是多少要有些嘗試錯誤那個階段，會有些不知如何是好，但抗憂鬱症藥物到頭來幫助了大多數人。過去二十多年來，我在成千成萬病人身上見證過這樣的成果。但你不用把我的話當回事：相信證據告訴你的事實。[26]

同樣的情形也發生在抗精神病藥物上，這些藥物各有其強項和弱項，這一點和抗憂鬱症藥物有些不同（第四章）。在赫拉修・克雷爾（Horatio Clare）的回憶錄《沉重之光：瘋狂、躁鬱和康復》（*Heavy Light: A Journey Through Madness, Mania and Healing*）一書中，他把這情形陳述得很清楚。[27]透過克雷爾在書中娓娓道來，讓我們知道抗精神病藥物對於在急性階段的精神疾病特別有效，讓狂暴的症狀平靜下來。雖然抗精神病藥物對於特定症狀的穩定階段有關鍵性的作用，但這類藥物對於改善像是情緒低落、有氣無力、事事感到乏味、以及缺乏動力等「負性」症狀卻力有未逮。所以儘管這些藥物非常有用，但卻也不是十全十美。這並不讓人意外。

重要的是要記得，服用精神病藥物時要小心謹慎，不管是針對其強效作用，還要注重其長效維持優勢——前提是同時提供心理治療和社會支持。即使是不完美的治療，只要能認清其局限並妥善處理，仍能帶來重要的幫助。[28]社會支持性治療、病友支持、心理治療也同樣會有助益，只要是抱著和善、同情、同理心和（雖然這最後一點和醫學沒太大關係，但我還是要說）愛。

至於精神疾病管理的其他面向，對於重啟精神療養機構作為長期照護手段這一點，確實有必要擔憂。綜觀全書，大型精神機構在面對精神疾病種種挑戰時，並無助益、也不夠人道（可能對其它疾病亦然）。但就如第一章中所提及，包括（但不限於）印度和中東部分地區在內，許多地區的大型精神機構並未完全消失。[29]但現在在包括美國在內的許多國家，監獄已成為實際上收容精神病患的最大型精神機構。

有些人認為，社區精神健康服務的不足，代表有必要回到精神病患安置照顧的老做法，尤其是替代精神機構的方式變成了監獄、無家可歸或是被重症醫院收治的當前。[30]這種精神機構再次復甦的情形，在某些國家可能已經出現了。[31]是對現實問題的合理解決方案，還是值得擔憂的趨勢？從精神病院並不光彩的歷史以及本書中的探討來看，答案更傾向於後者。

有一些重症病患採住院治療的確有其存在的重要性，但醫院不該是長期解決之道。而且，即使是當今，各國的住院精神病床位數量還是存在非常大的差距，因此以社區為主的照護應該成為常態。歐盟各國，精神病床的數量從最高的比利時平均每十萬人有一百三十五床、到最低的義大利平均每十萬人僅有九床，相差高達十五倍。[32]

我工作所在的愛爾蘭擁有歐盟國家中第三少的精神病床數，每十萬人平均僅有三十四床。非自願住院（即「強制住院」）的比例也相對較低，大約是英格蘭的一半左右。雖然這一情形顯示了愛爾蘭對個人自主權的高度尊重，但也帶來了代價——大量精神病患因此長期無家可歸或被關押在監獄，而他們原本應該有更適合的照護場所。這是一場人間悲劇：監獄對精神病患來說是極為不利的，而露宿街頭的情況可能更加糟糕。這正是我們在第六章和第七章中提到的針對精神病患的「結構性暴力」。這種現象無處不在，遍及世界各國，橫跨歷史的每個時期。

各國精神病床數量的嚴重差異，顯示精神疾病照護水準受到社會和文化多大的影響，才會在各國之間有如此大的差異。歷史顯然在其中扮演了角色：即時到今天，貝撒格里亞在義大利依然殘留著影響，義大利的住院病床數量依然墊底（見第六章）。世上許多地區，精神病患無法取得任何治療；有些國家，大型療養院依然存在，大量病患生活在極為糟糕的環境下。可嘆的是，從過去就是這樣。

所幸，解決這個問題並不需要神經科學的重大突破。我們已經擁有能夠實際改善患者生活的工具。這個解決方案在某些層面上看來相當平凡且易於實行，但卻能真正改變患者的人生。實質的做法在於找到一個平衡點：讓收容病患的機構能提供良好的社區服務，在病患的治療權與自由權之間取得適當的平衡，並提供獲取藥物的渠道，同時為需要的人提供心理治療、社會支持和實質的照護。關鍵是將患者置於核心位置，對藥物使用保持務實態度，強調社區治療的重要性，並確保住院治療能夠有效執行，並以康復為目標進行。這樣的要求並不過分。

精神醫學和社會

為撰寫此書，我踏上了「探尋瘋狂」的旅程。但到後來，我唯一尋獲的「瘋狂」卻是社會對待精神病患的方式，而非存在精神病患之中。雖然精神醫學發展史一路走來，有很多讓人憂心的地方，但最讓人感到不安的一部分，卻不在精神醫學本身，而是社會長久以來如何排斥精神病患。這種排斥表現在社會歧視、污名化、機會的喪失，以及（太多時候的）自由的剝奪、忽視和早逝。這一連串的問題表明，解決方案的關鍵就是為精神病患與家屬爭取社會正義。

湯姆．伯恩斯就指出，精神醫學本質上就是靠社會整體的努力所達成的。[33]當前我們治療體系中最弱的一環，就在精神服務和社會照護之間缺乏連結，這包括精神病患的住居、就業和社會福利。富勒．托瑞也強調照護、就業機會和社交的重要性：孤獨無助是慢性精神疾病患者和其家屬說不出口的大問題。[34]

精神醫學可以做得更多，也必須做得更多。近數十年來對於精神醫學生物領域的研究雖重要，但其受到不成比例的過度重視卻導致精神病患迫切需要的社會介入和整合心理治療方面的研究遭到排擠而輕忽。整合照護不但非常重要，而且已經遭受到威脅。35

而且近來情形不但沒有改善，反而每況愈下。精神醫學中的「神經科學」領域的確很有吸引力，但卻被過度強調到說不過去的程度，畢竟其至今對多數精神疾病的臨床影響微乎其微。傑出的神經科學研究多多益善；但劣等的神經科學研究就大可不必了。目前，前者太少，而後者太多。精神醫學當然需要生物學領域的貢獻，但比重必須要講究。

精神藥物幫助了許多的病患，甚至還能救人一命，但光靠精神藥物是不夠的。精神醫學需要更多方面投入，尤其是整合心理治療照護和有實質意義的社會支援。講白了就是：只要是人都要有個家，以及讓他可以安然住在裡面的所有支援。在愛爾蘭，想要做到這一點，就需要提供更多住房給精神病患者，同時也要在精神健康團隊中聘用更多臨床心理醫師；加強社區中的職能治療、語言和溝通治療；以及為受精神病影響的家庭開設更多社會工作支援方案，並擴大社區精神健康護理師的介入服務。

既然說到這裡，專職精神醫療服務確實需要在各方面增加人力，但光靠他們其實能做的有限。當生活本身已經面臨困境，再加上思覺失調症等精神疾病，僅依賴精神醫療服務無法全面解決問題。此時，還需要來自其他領域的支持，並仰賴社區的合作，才能提供全面且有效的幫助。

全球各地已有許多出色的方案正在進行，而這些方案應該要推廣到更多國家。以辛巴威（Zimbabwe）為例，該國二〇一七年時，一千五百六十萬人口中，只有十三位精神科醫師。這麼大量人口的心理問題，必須要有解決的方案才行，因此該國首都哈拉雷（Harare）就設置了戶外板凳，成為臨時的診所，由上了年紀的阿嬤們在此提供聆聽服務，《衛報》這麼報導：

> 這些板凳是受憂鬱症所苦的人們尋求安全的地方，當地的紹納語（Shona）稱憂鬱症是「kufungisisa」（想太多）。這種做法和傳統精神健康照護方法相比有如天壤之別，但「友誼之凳」計畫卻改變了估計約兩萬七千名左右受憂鬱症和其他精神疾病所苦的辛巴威人民的生活。這些阿嬤都受過訓練，懂得幫助病患提升面對精神疾病痛苦的能力、也懂得聆聽和適時點頭、並偶爾說些鼓勵的話。[36]

這些方案對於我們提供有居住問題、較輕症精神疾病患者、尤其是在資源匱乏環境中的患者適當心理照護和支持時很重要。研究證據也支持使用這種方式。[37] 當前我們需要更多這類服務。

更多正式的心理照護是心理和精神醫學下一步要解決的問題。一般科醫師和主要照顧團隊是協助這些病例的最適當人選，但必須讓他們能夠快速取得持續性支援的低門檻心理服務專業。對於需要取得獲得證據支持的焦慮症和憂鬱症心理治療專業的醫護人員來說，英格蘭的「心理治療取得改善計畫」（Improving Access to Psychological Therapies, IAPT）提供了一個理想的照護模型。[38] 目前，英格蘭總人口數為五百六十萬人，每年有一百七十萬名患者被轉診至 IAPT。[39] 其他國家也有類似的服務，例如愛爾蘭的「主要照顧諮詢」（Counselling in Primary Care）計畫，但如果想要達到跟英格蘭一樣的服務品質，那就還要擴大規模。[40] 英格蘭的「心理治療取得改善計畫」儘管不盡完美，每年卻能幫助英格蘭地區數十萬人取得其所需要的心理照護服務。

如果真想認真看待精神健康這個議題，那就需要更多像辛巴威「友誼之凳」這樣的計畫，以及像英格蘭「心理治療取得改善計畫」這樣低門檻的心理治療計畫。

至於患有重症精神疾病和具有複雜精神治療需求的病患，則需要專職的精神服務。這些服務必須要與主動的社會介入攜手合作，才能夠預防經常與思覺失調症等疾病一併發生的社會階層往下流動的情況。我們前面提過，精神醫學已經擁有相當有效的治療方法，但如果病患被社會排除在外、無家或是入獄，那這些治療的效力會很有限。藥物當然有幫助，也是必要的，但它無法替代一個安穩的住所和一個接納你的穩定社區。

要改善這些問題，社會與政治行動缺一不可：必須為精神醫療服務提供足夠的資金，為精神病患提供更多居所，建立實質有效的安全網以承接需要幫助的人，並對刑法、法庭程序和監獄管理進行全面改革，以保護精神病患的權益。全心致力於生物—心理—社會精神醫學的發展對於這些服務非常重要，也有助於減少污名化——但更需要的是社會層面的支持。[41]

這些解方本身既涉及政治層面、也涉及醫學層面：如果政治意志存在，那精神科服務就能獲得改善，歧視問題也會得到處理。要促成改變，那相關人士可以藉由發起運動要求更好的服務、大聲鼓吹、寫信向政治人物陳情、踴躍投票、確保所有公民代表和決策者共同促進精神疾病患者權益，包括治療權和自由權，並特別強調社會正義的落實。[42]

每個國家都有社運公民團體。投入運動。積極參與。想盡辦法讓自己被聽到。想盡辦法引人注意。要博取聲量。

精神疾病患者和家屬應該獲得跟所有人一樣的待遇。他們已經等待太久了，討回正義的時候到了。正如十九世紀偉大德國病理學家、人類學家兼政治家魯道夫・費爾喬（Rudolf Virchow）所說：「醫學是社會科學，而政治不過就是大型的醫學」。讓我們來修正過去的錯誤。

正面迎擊所有阻礙！

改變宣言

基於我為了寫這本書所經歷的旅程、思考與探索，我提出四項建議，希望藉此改善精神病患者與其家屬的生活。

首先，我們必須明確區分生活中的情緒困擾與憂鬱症、雙相情感障礙、思覺失調症等重症精神疾病。精神醫療服務只有用於真正的精神疾病時才能發揮最大效用，而不應被用來處埋日常的情緒波動。將一般的不愉快視為疾病進行治療，反而可能造成傷害。

其次，神經科學的貢獻或許在遙遠的未來才能顯現，但當前的研究需要重新調整比重，將焦點放在精神健康服務、人類學對疾病與照護的探索、社會學、心理治療，以及對痛苦、療癒、記憶與意義的跨文化研究上。神經科學的新技術雖然極具吸引力，但也讓我們忽視了其局限性：新穎並不等於優越。人類不單只是一顆大腦在運作，我們還有靈魂。

第三，我們需要對精神治療抱持更正面、更務實的態度。正確使用時，大多數藥物對大多數人、在多數時候都管用，但藥物治療並非十全十美，光靠藥物是不夠的。心理學的投入和社會支援也很重要。三者必須平衡拿捏，運用時要小心謹慎不可大意，要顧及整體，也要懷抱希望。

第四，精神醫學從許多方面來看，是一種社會的共同努力。我們在家庭、社區與社會中經歷痛苦，尋求療癒，並相互扶持。生活中的困難需要社區提供解決方案；輕微的心理與精神問題需要易於獲取的心理照護；而重症精神疾病則需要專業的住院治療與門診精神醫療服務。

要實現這一切，就需要社會和政治運動，才能獲得更多資金投注給精神醫療服務、提供精神病患更多住居、建立有效的安全網來承接被忽視的人群，並推動刑法、法庭程序和監獄政策的改革。

想要促成改變，就要善用政治體系：投票、參與倡議、發聲、大膽表態。讓聲音被聽見！

致謝

非常感謝所有協助我撰寫本書的人。由衷感激我的太太蕾晶娜（Regina）以及孩子們歐文（Eoin）和伊莎貝兒（Isabel）的支持。同時，也要特別感謝我的父母戴斯蒙（Desmond）和瑪麗（Mary）、我的妹妹雪內（Sinéad）和妮芙（Niamh），以及我的侄女伊法（Aoife）和愛絲琳（Aisling）。另外，崔西（Trixie）、泰瑞（Terry）以及家中的魚兒們，你們也功不可沒，謝謝你們的陪伴！

對於當年在高威廉摩爾天主教中學（Scoil Chaitríona, Renmore, Galway）、高威修女島聖約瑟牧師學院（St Joseph's Patrician College, Nun's Island, Galway）；愛爾蘭國立大學高威分校醫學院（NUI Galway）指導過我的許多老師，這份遲來的感謝，我想說很久了。

本書所提到的這些旅行，是靠許多人的協助才完成的。特別感謝李察・達菲醫師（Richard Duffy）、高騰・古拉第教授（Gautam Gulati）、在阿姆斯特丹和印度遇到的每個人、德威・華萊士精神醫學研究所的所有工作人員，以及熱情好客的莫斯科賽布斯基國家社會與司法精神醫學科學中心的工作人員。

感謝拉肯・芬妮（Larkin Feeney）醫師、約翰・布拉奇醫師（John Bruzzy）、蘭・拉洛先生（Len Harrow）、歐文・梅若先生（Eoghan Marrow）、在羅馬和畢斯切格里和我們分享披薩的朋友、愛爾蘭健康服務管理署（Health Service Executive）、愛爾蘭國家檔案資料庫、維若妮卡・歐基恩教授（Veronica O'Keane）、我那幾位出色的同事、以及穆威利許・休士頓博士（Muiris Houston），尤其是他在《播音間的精神科醫師：安東尼・克雷爾正傳》（*Psychiatrist in the Chair: The Official Biography of Anthony Clare*）（Dublin: Merrion Press, 2020）一書與我的合作。

最後，我衷心感謝我的病人、他們的家人，以及許許多多一路上幫助、指引過我的人。謝謝大家。

延伸閱讀

我特別推薦的書目會以粗體標示。

Allegaert P, Brokken A, Cailliau A, Couckhuyt A, Lamot YH, Marius B, Vanoverschelde V, Vertriest N (eds). *Neither Rhyme Nor Reason: History of Psychiatry*. Tielt and Ghent: Lannoo Publishers and Dr Guislain Museum, 2012.

Blazer DG. *The Age of Melancholy: 'Major Depression' and its Social Origins*. New York and Hove: Routledge, 2005.

Bloch S, Reddaway P. *Russia's Political Hospitals: The Abuse of Psychiatry in the Soviet Union*. London: Victor Gollancz, 1977.

Bracken P, Thomas P, Timimi S, Asen E, Behr G, Beuster C, Bhunnoo S, Browne I, Chhina N, Double D, Downer S, Evans C, Fernando S, Garland MR, Hopkins W, Huws R, Johnson B, Martindale B, Middleton H, Moldavsky D, Moncrieff J, Mullins S, Nelki J, Pizzo M, Rodger J, Smyth M, Summerfield D, Wallace J, Yeomans D. Psychiatry beyond the current paradigm. *British Journal of Psychiatry* 2012; 201: 430–4. https://doi.org/10.1192/bjp. bp.112.109447 (Accessed 22 April 2021).

Brainstorm Consortium. Analysis of shared heritability in common disorders of the brain. *Science* 2018; 360: eaap8757. http://doi. org/10.1126/science.aap8757 (Accessed 22 March 2021).

Burns T. *Our Necessary Shadow: The Nature and Meaning of Psychiatry*. London: Allen Lane, 2013.

Burns T. Franco Basaglia: a revolutionary reformer ignored in Anglophone psychiatry. *Lancet Psychiatry* 2019; 6: 19–21. https:// doi.org/10.1016/S2215–0366(18)30426–7 (Accessed 11 March 2021).

Cade JF. Lithium salts in the treatment of psychotic excitement. *Medical Journal of Australia* 1949; 2: 349–51.

Carlat DJ. *Unhinged: The Trouble With Psychiatry – A Doctor's Revelations About a Profession in Crisis*. New York: Free Press, 2010.

Clare AW. *Psychiatry in Dissent: Controversial Issues in Thought and Practice.* London: Tavistock Publications Ltd, 1976.

Cobb M. *The Idea of the Brain: A History*. London: Profile Books Ltd, 2020.

College of Psychiatrists of Ireland. *Cannabis and Your Mental Health*. Dublin: College of Psychiatrists of Ireland, 2021. https://www. irishpsychiatry.ie/wp-content/uploads/2021/04/Cannabis-and-Your-Mental-Health-FAQs-and-info-about-Cannabis-and-how-it- might-affect-your-mental-health-CPsychI-14.04.21.pdf (Accessed 8 May 2021).

Fanon F. *Peau Noire, Masques Blancs* (*Black Skin, White Masks*). Paris: Éditions du Seuil, 1952.

Foot J. *The Man Who Closed the Asylums: Franco Basaglia and the Revolution in Mental Health Care*. London and New York: Verso, 2015.

Foulkes L. *Losing Our Minds: What Mental Illness Really Is and What It Isn't.* London: The Bodley Head, 2021.

Foulkes L. What we're getting wrong in the conversation about mental health. *Guardian*, 29 March 2021. https://www.theguardian.com/ commentisfree/2021/mar/29/conversation-mental-health-psychi- atric-language-seriously-ill (Accessed 1 April 2021).

Gardner C, Kleinman A. Medicine and the mind – the consequences of psychiatry's identity crisis. *New England Journal of Medicine* 2019; 381: 1697–9.

Ioannidis JPA. Excess significance bias in the literature on brain volume abnormalities. *Archives of General Psychiatry* 2011; 68: 773–80.

Kelly BD. Hearing Voices: *The History of Psychiatry in Ireland*. Dublin: Irish Academic Press, 2016.

Kesey K. *One Flew Over the Cuckoo's Nest*. New York: Viking Press, 1962.

Kingdon D. Why hasn't neuroscience delivered for psychia-try? *BJPsych Bulletin* 2020; 44: 107–9. https://doi.org/10.1192/ bjb.2019.87 (Accessed 3 April 2021).

Kleinman A. Rebalancing academic psychiatry: why it needs to happen – and soon. *British*

Journal of Psychiatry 2012; 201: 421–2. https://doi.org/10.1192/bjp.bp.112.118695 (Accessed 22 April 2021).

Kraepelin E. *Lectures on Clinical Psychiatry.* New York: William Wood and Company, 1904.

Kraepelin E. *Manic-Depressive Insanity and Paranoia.* Edinburgh: E. & S. Livingstone, 1921.

Munro R. *China's Psychiatric Inquisition: Dissent, Psychiatry and the Law in Post-1949 China.* London: Wildy, Simmonds and Hill Publishing Ltd, 2006.

Nizamie SH, Goyal N. History of psychiatry in India. *Indian Journal of Psychiatry* 2010; 52 (Suppl.1): S7–S12.

O'Keane V. *The Rag and Bone Shop: How We Make Memories and Memories Make Us.* London: Penguin, 2021.

Plaskitt A. It's rare to be able to tell the truth – here's what's wrong with Australia's mental health system. *Guardian*, 25 April 2021. https://www.theguardian.com/australia-news/2021/apr/26/ its-rare-to-be-able-to-tell-the-truth-heres-whats-wrong-with-the- mental-health-system (Accessed 30 April 2021).

Porter R. *Madness: A Brief History*. Oxford: Oxford University Press, 2002.

Prasad A. *In the Bonesetter's Waiting Room: Travels Through Indian Medicine (Wellcome Collection)*. London: Profile Books, 2016.

Satel S, Lilienfeld SO. *Brainwashed: The Seductive Appeal of Mindless Neuroscience.* New

York: Basic Books, 2013.

Shorter E. *A History of Psychiatry: From the Era of the Asylum to the Age of Prozac.* New York: John Wiley and Sons, 1997.

Shorter E. *How Everyone Became Depressed: The Rise and Fall of the Nervous Breakdown.* Oxford and New York: Oxford University Press, 2013.

Slater L. Killing my body to save my mind. *Elle*, 15 August 2011. https://www.elle.com/beauty/health-fitness/advice/a11743/gain- ing-weight-to-cure-depression/ (Accessed 9 May 2021).

Taipale H, Tanskanen A, Mehtälä J, Vattulainen P, Correll CU, Tiihonen J. 20-year follow-up study of physical morbidity and mortality in relationship to antipsychotic treatment in a nationwide cohort of 62,250 patients with schizophrenia (FIN20). *World Psychiatry* 2020; 19: 61–8. https://doi.org/10.1002/wps.20699 (Accessed 25 April 2021).

Tallis R. *Aping Mankind: Neuromania, Darwinitis and the Misrepresentation of Humanity.* Durham: Acumen Publishing, 2011.

Tobin J. *A Terrible Aberration: When Doctors and Health Professionals Compromise Their Medical Ethics at the Bidding of the State.* Thame: Michael Terence Publishing, 2020.

Torrey EF. *American Psychosis: How the Federal Government Destroyed the Mental Illness Treatment System.* Oxford: Oxford University Press, 2014.

同意引用列表

- 改自《愛爾蘭醫學時報》（*Irish Medical Times*）的資料，經《愛爾蘭醫學時報》同意予以轉載和改寫。
- 改自《獨立醫學》（*Medical Independent*）的資料經 GreenCross Publishing 同意轉載和改寫。
- 改自《愛爾蘭精神科醫師與精神醫學專業人士》（*Irish Psychiatrist and Psychiatry*）的資料，MedMedia Group 同意轉載並改寫。
- 摘自 E. Boyd Barrett 所著 Modern psycho-therapy and our asylums 一文 (Studies: An Irish Quarterly Review 1924; 13: 29-43)，經《研究：愛爾蘭季刊評論》（*Studies: An Irish Quarterly Review*）編輯同意轉載。
- 第二章部分文字取自我為 Edward Worth Library 所撰部落格文章。https://edwardworthlibrary.ie/book-of-the-month/2021-books-of-the-month/2021-june-the-anatomy-of-melancholy/ (June 2021) (Copyright Brendan Kelly)(Accessed 9 June 2021）。經該圖書館的信託人授權，改寫並重新刊登。
- 第二章部分文字取自我為 *Psychology Today* 部落格所寫的文章：Kelly B. Is depression psychological, physical, or both? (Blogpost).*Psychology Today*, 27 May 2021.https://www.

psychologytoday.com/ie/blog/psychiatry-and-society/202105/is-depression-psychological-physical-or-both (Copyright Brendan Kelly) (Accessed 31 May 2021). 經同意改寫並轉載於此。

》標示的段落改寫自 Kelly BD. Kelly BD. *Mental Health in Ireland: The Complete Guide for Patients, Families, Health Care Professionals and Everyone Who Wants to Be Well*. Dublin: The Liffey Press, 2017. 這份文字經出版商 Liffey Press 授權，改並轉載於此。

》第七章部分內容取自我為 Psychology Today 撰寫的部落格文章：Kelly B. Why does the DSM exist? (Blogpost). Psychology Today, 17 November 2019.https://www.psychologytoday.com/ie/blog/psychiatry-and-society/201911/why-does-the-dsm-exist (Copyright Brendan Kelly) (Accessed 2 April 2021）。經同意改寫轉載於此。

》第七章的部分內容曾發表於 Kelly BD., Psychiatry's future: biology, psychology, legislation, and 'the fierce urgency of now', Indian Journal of Psychological Medicine, 2020：42 (2): pp.189-92. Copyright © 2020 Indian Psychiatric Society – South Zonal Branch, Wolters Kluwer India Pvt Ltd., SAGE Publishing. DOI: 10.4103/IJPSYM.IJPSYM_492_19. Link: https://journals.sagepub.com/doi/abs/10.4103/IJPSYM.IJPSYM_492_19 (Accessed 22 March 2021). 經 SAGE Publlications 同意轉載於此。

》第七章的部分文字取自 Kelly BD. Psychiatry is essential for now but might eventually disappear (although this is unlikely to happen any time soon). *Australasian Psychiatry*. 經

同意改寫後轉載於此。Copyright © 2021 The Royal Australian and New Zealand College of Psychiatrists。原發行人：SAGE Publishing。License：https://creativecommons.org/licenses/by/4.0/

» 節錄自《衛報》和《觀察家報》的文字經 Guardian News & Media Ltd 同意使用。

» 文字出自 Brendan D. Kelly Dr William Saunders Hallaran and psychiatric practice in nineteenth-century Ireland, Irish Journal of Medical Science 2008; 177: 79-84）。經 Springer Nature 同意改寫轉載於此。*Irish Journal of Medical Science* 2008; 177: 79-84, Article Name: 'Dr William Saunders Hallaran and psychiatric practice in nineteenth-century Ireland', Author Name: Brendan D. Kelly, Copyright 2008. https://doi.org/10.1007/s11845-007-0046-6.

非常感謝諸位編輯、出版社、作者和版權所有人同意讓我在本書中轉載這些文字。我已盡最大努力與所有文字的版權所有人取得聯絡，以徵求其同意我轉載於本書中。若有遺漏，請洽本書出版商。

註釋

前言　何為精神疾病？

1. Porter R. *Madness: A Brief History*. Oxford: Oxford University Press, 2002.

第一章　精神醫學之初：精神病患收容機構的陰影

1. Scull A. *Madness in Civilization: A Cultural History of Insanity from the Bible to Freud, from the Madhouse to Modern Medicine*. London: Thames & Hudson, Ltd, 2015.
2. Wilkinson G. Benjamin of Tudela, the Caliph of Baghdad and the first mental hospital. *British Journal of Psychiatry* 2019; 215: 614.
3. Syed IB. Islamic medicine: 1000 years ahead of its times. *Journal of the Islamic Medical Association of North America* 1981; 13: 2–9.
4. Nizamie SH, Goyal N. History of psychiatry in India. *Indian Journal of Psychiatry* 2010; 52 (Suppl.1): S7–S12.
5. Nizamie SH, Goyal N. History of psychiatry in India. *Indian Journal of Psychiatry* 2010; 52 (Suppl.1): S7–S12.

6. Nizamie SH, Goyal N, Haq MZ, Akhtar S. Central Institute of Psychiatry: a tradition in excellence. *Indian Journal of Psychiatry* 2008; 50: 144–8.
7. Berkeley-Hill O. *All Too Human: An Unconventional Autobiography*. London: Peter Davies, 1939.
8. Kelly BD. *Hearing Voices: The History of Psychiatry in Ireland*. Dublin: Irish Academic Press, 2016.
9. Conolly J. *An Inquiry Concerning the Indications of Insanity with Suggestions for the Better Protection and Care of the Insane*. London: John Taylor, 1830.
10. Select Committee on the Lunatic Poor in Ireland. *Report from the Select Committee on the Lunatic Poor in Ireland with Minutes of Evidence Taken Before the Committee and an Appendix*. London: House of Commons, 1817.
11. Lunatic Asylums, Ireland, Commission. *Report of the Commissioners of Inquiry into the State of the Lunatic Asylums and Other Institutions for the Custody and Treatment of the Insane in Ireland: with Minutes of Evidence and Appendices (Part 1 – Report, Tables, and Returns)*. Dublin: Thom and Sons, for Her Majesty's Stationery Office, 1858.
12. 本段文字最早發表於 Kelly BD. Mumbai, mental health legislation and a considerable number of cows. *Medical Independent*, 20 December 2018. 經 GreenCross Publishing 授權，改編後重新使用。
13. Daund M, Sonavane S, Shrivastava A, Desousa A, Kumawat S. Mental hospitals in India: reforms for the future. *Indian Journal of Psychiatry* 2018; 60 (Suppl. 2): S239–47.

14. Parkar SR, Dawani VS, Apte JS. History of psychiatry in India. *Journal of Postgraduate Medicine* 2001; 47: 73–6.
15. Gururaj G, Varghese M, Benegal V, Rao GN, Pathak K, Singh LK, Mehta RY, Ram D, Shibukumar TM, Kokane A, Lenin Singh RK, Chavan BS, Sharma P, Ramasubramanian C, Dalal PK, Saha PK, Deuri SP, Giri AK, Kavishvar AB, Sinha VK, Thavody J, Chatterji R, Akoijam BS, Das S, Kashyap A, Ragavan VS, Singh SK, Misra R and NMHS Collaborators Group. *National Mental Health Survey of India, 2015–16: Prevalence, Patterns and Outcomes (NIMHANS Publication No. 129)*. Bengaluru: National Institute of Mental Health and Neurosciences, 2016.
16. Gururaj G, et al. *National Mental Health Survey of India, 2015–16: Prevalence, Patterns and Outcomes (NIMHANS Publication No. 129)*. Bengaluru: National Institute of Mental Health and Neurosciences, 2016.
17. Rajesh M. *Around India in 80 Trains*. London: Nicholas Brealey Publishing, 2012; Prasad A. *In the Bonesetter's Waiting Room: Travels Through Indian Medicine (Wellcome Collection)*. London: Profile Books, 2016.
18. Committee on Lunacy Administration (Ireland), *First and Second Reports of the Committee Appointed by the Lord Lieutenant of Ireland on Lunacy Administration (Ireland)*. Edinburgh: Neill & Co., for Her Majesty's Stationery Office, 1891.

第二章　憂鬱症：解剖憂鬱

1. 關於醫院的歷史，參見 Arnold C. *Bedlam: London and Its Mad*. London: Simon & Schuster UK Ltd, 2008.
2. Shorter E. *A History of Psychiatry: From the Era of the Asylum to the Age of Prozac*. New York: John Wiley and Sons, 1997.
3. Tromans N. *Richard Dadd: The Artist and the Asylum*. London: Tate Publishing, 2011.
4. Gale C, Howard R. *Presumed Curable: An Illustrated Casebook of Victorian Psychiatric Patients in Bethlem Hospital*. Petersfield and Philadelphia: Wrightson Biomedical Publishing Ltd, 2003.
5. 本段文字部分改編自我為 Edward Worth Library 撰寫的一篇文章：https://edwardworthlibrary.ie/book-of-the-month/2021- books-of-the-month/2021-june-the-anatomy-of-melancholy/ (June 2021) (Copyright Brendan Kelly) (Accessed 9 June 2021). 經 Edward Worth Library 授權，改編後重新使用。
6. 最近重出新版。Burton R. The Anatomy of Melancholy. New York: New York Review of Books, 2001.
7. Hallaran WS. *An Enquiry into the Causes Producing the Extraordinary Addition to the Number of Insane together with Extended Observations on the Cure of Insanity with Hints as to the Better Management of Public Asylums for Insane Persons*. Cork: Edwards and Savage, 1810. 另見 Kelly BD. Dr William Saunders Hallaran and psychiatric practice in nineteenth-century Ireland. *Irish*

Journal of Medical Science 2008; 177: 79–84.

8. Blazer DG. *The Age of Melancholy: Major Depression and its Social Origins*. New York and Hove: Routledge, 2005.
9. Conolly J. *An Inquiry Concerning the Indications of Insanity with Suggestions for the Better Protection and Care of the Insane*. London: John Taylor, 1830.
10. Duncan JF. *Popular Errors on the Subject of Insanity Examined and Exposed*. Dublin: McGlashan, 1853.
11. Kelly BD. Ego, id and Ireland. *Lancet Psychiatry* 2017; 4: 281–2.
12. Shorter E, Healy D. *Shock Therapy: A History of Electroconvulsive Treatment in Mental Illness*. New Brunswick, New Jersey and London: Rutgers University Press, 2007.
13. Kelly BD. *Hearing Voices: The History of Psychiatry in Ireland*. Dublin: Irish Academic Press, 2016.
14. National Institute for Clinical Excellence. *The Use of Electroconvulsive Therapy (Update: May 2010)*. London: National Institute for Clinical Excellence, 2010. https://www.nice.org.uk/guidance/ta59/resources/the- use-of electroconvulsive-therapy-pdf-371522989 (Accessed 30 May 2021).
15. 本段文字部分摘自我為 Psychology Today 的部落格所撰寫的文章：Kelly B. Is depression psychological, physical, or both? *Psychology Today*, 27 May 2021. https://www.psychologytoday.com/ie/ blog/psychiatry-and-society/202105/is-depression-psychological-physical- or-both (Copyright Brendan Kelly) (Accessed 31 May 2021). 經授權，改編並重新使用。

16. Malhi GS, Mann JJ. Depression. *Lancet* 2018; 392: 2299–312.
17. Pugh GE. *The Biological Origin of Human Values*. New York: Basic Books, 1977.
18. Naghavi M on behalf of the Global Burden of Disease Self-Harm Collaborators. Global, regional, and national burden of suicide mortality 1990 to 2016: systematic analysis for the Global Burden of Disease Study 2016. *BMJ* 2019; 364: 194. https://doi.org/10.1136/bmj.l94 (Accessed 22 April 2021).
19. 本章部分內容改編自：Kelly BD. *Mental Health in Ireland: The Complete Guide for Patients, Families, Health Care Professionals and Everyone Who Wants to Be Well*. Dublin: Liffey Press, 2017. 經出版社授權，改編並重新使用。
20. 例如，請參考 the 'Samaritans' media guidelines': www.samaritans. org/ireland/about-samaritans/media-guidelines (Accessed 30 May 2021).
21. 本章部分內容改編自：Kelly BD. *Mental Health in Ireland: The Complete Guide for Patients, Families, Health Care Professionals and Everyone Who Wants to Be Well*. Dublin: Liffey Press, 2017. 經出版社授權，改編並重新使用。
22. Kelly BD. *The Doctor Who Sat for a Year*. Dublin: Gill, 2019.

第三章　躁鬱症：診斷的根源

1. Bucknill JC, Tuke DH. *A Manual of Psychological Medicine: Containing the History, Nosology,*

Description, Statistics, Diagnosis, Pathology and Treatment of Insanity, with an Appendix of Cases. Philadelphia: Blanchard and Lea, 1858.

2. Committee on Lunacy Administration (Ireland). *First and Second Reports of the Committee Appointed by the Lord Lieutenant of Ireland on Lunacy Administration (Ireland)*. Edinburgh: Neill & Co., for Her Majesty's Stationery Office, 1891.
3. 本段內容部分取自：Kelly BD. Walking through the past in today's Sligo. *Irish Medical Times*, 1 October 2010. 經 *Irish Medical Times* 授權，改編並重新使用。另見：Moran M. It was far from a lunatic asylum. *Sligo Champion*, 17 June 2014.
4. Boyd Barrett E. Modern psycho-therapy and our asylums. *Studies* 1924; 13: 29–43.
5. Walsh D, Daly A. *Mental Illness in Ireland 1750–2002: Reflections on the Rise and Fall of Institutional Care*. Dublin: Health Research Board, 2004.
6. Walsh D. Mental illness in Ireland and its management. In: McCluskey D (ed.). *Health Policy and Practice in Ireland*, pp. 29–43. Dublin: University College Dublin Press, 2006.
7. Commission of Inquiry on Mental Illness. *Report of the Commission of Inquiry on Mental Illness*. Dublin: The Stationery Office, 1967.
8. 後來收錄為：Viney M. *Mental Illness: An Inquiry*. Dublin: Irish Times, 1971.
9. Kelly BD. Hearing *Voices: The History of Psychiatry in Ireland*. Dublin: Irish Academic Press, 2016.
10. Daly A, Craig S. Activities of Irish Psychiatric Units and Hospitals 2017: Main Findings (HRB

Statistics Series 38). Dublin: Health Research Board, 2018.

11. Gilhooley J, Kelly BD. Return of the asylum. *British Journal of Psychiatry* 2018; 212: 69–70.

12. Walsh D. Preserving the history of the old asylums. *Irish Medical Times*, 22 October 2010.

13. Barry S. *The Secret Scripture*. London: Faber and Faber Limited, 2008.

14. Kelly BD. *Hearing Voices: The History of Psychiatry in Ireland.* Dublin: Irish Academic Press, 2016.

15. Kelly BD. *'He Lost Himself Completely': Shell Shock and Its Treatment at Dublin's Richmond War Hospital, 1916–1919*. Dublin: Liffey Press, 2014.

16. Hallaran WS. *An Enquiry into the Causes Producing the Extraordinary Addition to the Number of Insane together with Extended Observations on the Cure of Insanity with Hints as to the Better Management of Public Asylums for Insane Persons*. Cork: Edwards and Savage, 1810.

17. Kelly BD. Dr William Saunders Hallaran and psychiatric practice in nineteenth-century Ireland. *Irish Journal of Medical Science* 2008; 177: 79–84.

18. Crump C, Winkleby MA, Sundquist K, Sundquist J. Comorbidities and mortality in persons with schizophrenia: a Swedish national cohort study. *American Journal of Psychiatry* 2013; 170: 324–33.

19. Cox JM. *Practical Observations on Insanity*. London: Baldwin and Murray, 1804.

20. Carlow District Lunatic Asylum, *Register of Patients ('Admission Book', 7 July 1848 to 21 February 1896, SDH/002/006)* (Archive of St Dympna's Hospital (Carlow), Delany Archive,

Carlow College, College Street, Carlow); Kelly BD. *Hearing Voices: The History of Psychiatry in Ireland*. Dublin: Irish Academic Press, 2016; pp. 105–6.

21. Walsh D, Daly A. The socio-demographic and clinical profiles of patients admitted to the Sligo District Lunatic Asylum in the late nineteenth century with some modern comparisons. *Irish Journal of Psychological Medicine* 2016; 33: 43–54.
22. Kraepelin E. *Memoirs*. Berlin: Springer-Verlag, 1987.
23. Kraepelin E. *Psychiatrie. Ein Lehrbuch für Studirende und Aerzte (Sixth Edition)*. Leipzig: Verlag von Johann Ambrosius Barth, 1899.
24. Kraepelin E. *Lectures on Clinical Psychiatry*. New York: William Wood and Company, 1904.
25. Nolan MJ. Some aspects of 'maniacal-depressive insanity'. *Journal of Mental Science* 1909; 55: 45–51.
26. Cotter J. Report on thirty-one cases of maniacal-depressive insanity which came under treatment in the Down District Asylum during the year ending December 31st, 1907. *Journal of Mental Science* 1909; 55: 52–6.
27. Redington JM, Dwyer PJ. Maniacal-depressive insanity amongst the male admissions to the Richmond District Asylum in the year 1907. *Journal of Mental Science* 1909; 55: 56–8.
28. Drapes T. On the maniacal-depressive insanity of Kraepelin. *Journal of Mental Science* 1909; 55: 58–64.
29. Johnstone T. The case for dementia præcox. *Journal of Mental Science* 1909; 55: 64–91.

30. Ireland WW. On heredity in dementia præcox. *Journal of Mental Science* 1909; 55: 119–20.
31. Mickle WJ. Katatonia: in relation to dementia præcox. *Journal of Mental Science* 1909; 55: 22–36.
32. 作者不詳。Emil Kraepelin (1856–1926): psychiatric nosographer. *JAMA* 1968; 203: 176–7.
33. Kraepelin E. *Manic-Depressive Insanity and Paranoia*. Edinburgh: E. & S. Livingstone, 1921.
34. Kelly BD, Houston M. *Psychiatrist in the Chair: The Official Biography of Anthony Clare*. Dublin: Merrion Press, 2020.
35. Cade JF. Lithium salts in the treatment of psychotic excitement. *Medical Journal of Australia* 1949; 2: 349–51.
36. Shorter E. The history of lithium therapy. *Bipolar Disorders* 2009; 11 (Suppl. 2): 4–9.
37. Grande I, Berk M, Birmaher B, Vieta E. Bipolar disorder. *Lancet* 2016; 387: 1561–72.
38. 本章部分內容取自：Kelly BD. Mental Health in Ireland: The Complete Guide for Patients, Families, Health Care Professionals and Everyone Who Wants to Be Well. Dublin: Liffey Press, 2017. 經出版社授權，改編並重新使用。
39. Conolly J. *An Inquiry Concerning the Indications of Insanity with Suggestions for the Better Protection and Care of the Insane*. London: John Taylor, 1830.
40. Kraepelin E. *Manic Depressive Insanity and Paranoia*. Edinburgh: E. & S. Livingstone, 1921.
41. Grande I, Berk M, Birmaher B, Vieta E. Bipolar disorder. Lancet 2016; 387: 1561–72.

第四章　思覺失調症：誤解精神疾病

1. https://www.museumdrguislain.be/en (Accessed 6 May 2021).
2. Stockman R. *200 Years of Breaking the Chains*. Ghent: Dr Guislain Museum, 2015.
3. Allegaert P, Brokken A, Cailliau A, Couckhuyt A, Lamot YH, Marius B, Vanoverschelde V, Vertriest N (eds). *Neither Rhyme nor Reason: History of Psychiatry*. Tielt and Ghent: Lannoo Publishers and Dr Guislain Museum, 2012.
4. Kraepelin E. *Psychiatrie. Ein Lehrbuch für Studirende und Aerzte (Sixth Edition)*. Leipzig: Verlag von Johann Ambrosius Barth, 1899.
5. Kraepelin E. *Lectures on Clinical Psychiatry*. New York: William Wood and Company, 1904.
6. Harrington A. *Mind Fixers: Psychiatry's Troubled Search for the Biology of Mental Illness*. New York and London: W.W. Norton and Company, 2019.
7. Stone MH. *Healing the Mind: A History of Psychiatry from Antiquity to the Present*. London: Pimlico, 1998.
8. American Psychiatric Association. *Diagnostic and Statistical Manual of Mental Disorders (Fifth Edition)*. Washington, DC, and London: American Psychiatric Publishing, 2013.
9. Foulkes L. *Losing Our Minds: What Mental Illness Really Is and What It Isn't*. London: The Bodley Head, 2021.
10. Duncan JF. *Popular Errors on the Subject of Insanity Examined and Exposed*. Dublin: James

McGlashan, 1853.

11. Kelly BD. James Foulis Duncan (1812-95). *British Journal of Psychiatry* 2017; 210: 118.
12. Duncan JF. *Popular Errors on the Subject of Insanity Examined and Exposed*. Dublin: James McGlashan, 1853.
13. Stafford-Clark D. *Psychiatry Today*. Harmondsworth, Middlesex: Penguin, 1952.
14. Miller G. David Stafford-Clark (1916–99): seeing through a celebrity psychiatrist. *Wellcome Open Research* 2017; 2: 30. https://doi.org/10.12688/ wellcomeopenres.11411.1 (Accessed 2 May 2021).
15. Szasz T. *The Myth of Mental Illness: Foundations of a Theory of Personal Conduct*. New York: Harper & Row, 1961.
16. Foucault M. *Folie et Déraison: Histoire de la Folie à l'Âge Classique*. Paris: Plon, 1961; Foucault M. *History of Madness*. London and New York: Routledge, 2006.
17. Goffman E. *Asylums: Essays on the Social Situation of Mental Patients and Other Inmates*. New York: Anchor Books, Doubleday & Co., 1961.
18. Kesey K. *One Flew Over the Cuckoo's Nest*. New York: Viking Press, 1962.
19. Douglas M. How we made...One Flew Over the Cuckoo's Nest. Guardian, 11 April 2017. https://www.theguardian.com/film/2017/apr/11/ michael-douglas-and-louise-fletcher-how-we-made-one-flew-over-the- cuckcos-nest-interview (Accessed 6 May 2021). Courtesy of Guardian News & Media Ltd.
20. Clare AW. Occasional film: One Flew Over the Cuckoo's Nest. *Lancet* 1976; 307: 851.

21. Kelly BD, Houston M. *Psychiatrist in the Chair: The Official Biography of Anthony Clare*. Dublin: Merrion Press, 2020.
22. Clare AW. *Psychiatry in Dissent: Controversial Issues in Thought and Practice*. London: Tavistock Publications Ltd, 1976.
23. Burns T. *Our Necessary Shadow: The Nature and Meaning of Psychiatry*. London: Allen Lane, 2013.
24. National Academies of Sciences, Engineering and Medicine. *The Health Effects of Cannabis and Cannabinoids. The Current State of Evidence and Recommendations for Research*. Washington, DC: The National Academies Press, 2017. https://www.nap.edu/catalog/24625/the-health-effects-of- cannabis-and-cannabinoids-the-current-state (Accessed 11 May 2021).
25. College of Psychiatrists of Ireland. *Cannabis and Your Mental Health*. Dublin: College of Psychiatrists of Ireland, 2021. https://www.irishpsychiatry.ie/wp-content/uploads/2021/04/Cannabis-and-Your-Mental-Health-FAQs-and-info-about-Cannabis-and- how-it-might-affect-your-mental-health-CPsychI-14.04.21.pdf (Accessed 8 May 2021).
26. Burns T. *Our Necessary Shadow: The Nature and Meaning of Psychiatry*. London: Allen Lane, 2013.
27. Cobb M. *The Idea of the Brain: A History*. London: Profile Books Ltd, 2020.
28. Carlat DJ. *Unhinged: The Trouble with Psychiatry – A Doctor's Revelations About a Profession in Crisis*. New York: Free Press, 2010.

29. www.nice.org.uk (Accessed 9 May 2021).
30. www.nice.org.uk/guidance/cg178 (Accessed 7 May 2021).
31. 本章部分內容取自：Kelly BD. *Mental Health in Ireland: The Complete Guide for Patients, Families, Health Care Professionals and Everyone Who Wants to Be Well.* Dublin: Liffey Press, 2017. 經出版社授權，改編並重新使用。
32. Slater L. Killing my body to save my mind. *Elle*, 15 August 2011. https:// www.elle.com/beauty/health-fitness/advice/a11743/gaining-weight-to- cure-depression/ (Accessed 9 May 2021).
33. Leucht S, Hierl S, Kissling W, Dold M, Davis JM. Putting the efficacy of psychiatric and general medicine medication into perspective: review of meta-analyses. *British Journal of Psychiatry* 2012; 200: 97–106. https://doi. org/10.1192/bjp.bp.111.096594 (Accessed 22 April 2021).
34. Crump C, Winkleby MA, Sundquist K, Sundquist J. Comorbidities and mortality in persons with schizophrenia: a Swedish national cohort study. *American Journal of Psychiatry* 2013; 170: 324–33.
35. Taipale H, Tanskanen A, Mehtälä J, Vattulainen P, Correll CU, Tiihonen J. 20-year follow-up study of physical morbidity and mortality in relationship to antipsychotic treatment in a nationwide cohort of 62,250 patients with schizophrenia (FIN20). *World Psychiatry* 2020; 19: 61–8. https://doi.org/10.1002/wps.20699 (Accessed 25 April 2021).
36. Torrey EF. *American Psychosis: How the Federal Government Destroyed the Mental Illness Treatment System*. Oxford: Oxford University Press, 2014.

37. Plaskitt A. It's rare to be able to tell the truth – here's what's wrong with Australia's mental health system. *Guardian*, 25 April 2021. https://www.theguardian.com/australia-news/2021/apr/26/its-rare-to-be- able-to-tell-the-truth-heres-whats-wrong-with-the-mental-health-system (Accessed 30 April 2021). Courtesy of Guardian News & Media Ltd.

第五章　治療：過去處理精神疾病的方法

1. Kelly BD. *Hearing Voices: The History of Psychiatry in Ireland*. Dublin: Irish Academic Press, 2016.
2. Bucknill JC, Tuke DH. *A Manual of Psychological Medicine: Containing the History, Nosology, Description, Statistics, Diagnosis, Pathology and Treatment of Insanity, with an Appendix of Cases*. Philadelphia: Blanchard and Lea, 1858.
3. 西元前十一世紀末的以色列王。
4. Blandford GF. *Insanity and Its Treatment: Lectures on the Treatment, Medical and Legal, of Insane Patients*. Edinburgh: Oliver and Boyd, 1871.
5. Scull A. *Madhouse: A Tragic Tale of Megalomania and Modern Medicine*. New Haven and London: Yale University Press, 2005. (Accessed 3 June 2021).
6. Wessely S. Surgery for the treatment of psychiatric illness: the need to test untested theories. *Journal of the Royal Society of Medicine* 2009; 102: 445–51.

7. Kelly BD. *Hearing Voices: The History of Psychiatry in Ireland*. Dublin: Irish Academic Press, 2016.
8. Dunne J. The malarial treatment of general paralysis. *Journal of Mental Science* 1926; 72: 343–6.
9. Reynolds J. *Grangegorman: Psychiatric Care in Dublin since 1815*. Dublin: Institute of Public Administration in association with Eastern Health Board, 1992.
10. Stafford-Clark D. *Psychiatry To-day*. Harmondsworth: Penguin, 1952.
11. Sargant W, Slater E. *An Introduction to Physical Methods of Treatment in Psychiatry.* Edinburgh: E. & S. Livingstone Ltd, 1946.
12. www.ria.ie/research-projects/grangegorman-histories (Accessed 3 June 2021).
13. https://psychiatry.weill.cornell.edu/research-institutes/dewitt-wallace- institute-psychiatry (Accessed 4 December 2021).
14. Makari GJ, Michels R. The Payne Whitney Clinic. *American Journal of Psychiatry* 1997; 154: 1751.
15. 作者不詳。Hospital on the river. *Time*, 14 September 1953.
16. Kelly BD. *Hearing Voices: The History of Psychiatry in Ireland*. Dublin: Irish Academic Press, 2016.
17. Sargant W, Slater E. *An Introduction to Physical Methods of Treatment in Psychiatry.* Edinburgh: E. & S. Livingstone Ltd, 1946.
18. Shorter E, Healy D. *Shock Therapy: A History of Electroconvulsive Treatment in Mental Illness*.

New Brunswick, NJ, and London: Rutgers University Press, 2007.

19. Pimm J. Profile: Dr Bourne's identity – credit where credit's due. *Psychiatric Bulletin* 2014; 38: 83-5; Gibson A. Insulin coma therapy. *Psychiatric Bulletin* 2014; 38: 198.
20. O'Keane V. *The Rag and Bone Shop: How We Make Memories and Memories Make Us*. London: Penguin, 2021.
21. Larson KC. *Rosemary: The Hidden Kennedy Daughter*. Boston and New York: Houghton Mifflin Harcourt Publishing Company, 2015.
22. Kelly BD. *Hearing Voices: The History of Psychiatry in Ireland*. Dublin: Irish Academic Press, 2016.
23. El-Hai J. *The Lobotomist: A Maverick Medical Genius and His Tragic Quest to Rid the World of Mental Illness*. Hoboken, NJ: John Wiley and Sons, Inc., 2005.
24. https://collections.nlm.nih.gov/catalog/nlm:nlmuid-8800490A-vid (Accessed 3 June 2021).
25. https://collections.nlm.nih.gov/catalog/nlm:nlmuid-8601165A-vid (Accessed 3 June 2021).
26. Sargant W, Slater E. *An Introduction to Physical Methods of Treatment in Psychiatry*. Edinburgh: E. & S. Livingstone Ltd, 1946.
27. Kelly BD. *Hearing Voices: The History of Psychiatry in Ireland*. Dublin: Irish Academic Press, 2016.
28. Reynolds J. *Grangegorman: Psychiatric Care in Dublin since 1815*. Dublin: Institute of Public Administration in association with Eastern Health Board, 1992.

29. Dunne J. Survey of modern physical methods of treatment for mental illness carried out in Grangegorman Mental Hospital. *Journal of the Medical Association of Eire* 1950; 27: 4–9.

第六章　精神健康照護：從精神機構到忽視

1. 作者不詳。Emil Kraepelin (1856–1926): psychiatric nosographer. JAMA 1968; 203: 176–7; Brüne M. On human self-domestication, psychiatry, and eugenics. *Philosophy, Ethics, and Humanities in Medicine* 2007; 2: 21. https://doi.org/10.1186/1747-5341-2-21 (Accessed 13 March 2021).
2. Shorter E. *A History of Psychiatry: From the Era of the Asylum to the Age of Prozac*. New York: John Wiley and Sons, Inc., 1997.
3. 本段內容最初發表在：Kelly BD. Psychiatry, Berlin and Aktion T4. *Medical Independent*, 7 November 2017. 經 GreenCross 授權，改編並重新使用。
4. http://www.gedenkstaette-hadamar.de/webcom/show_article.php/_c- 1159/_lkm-1317/i.html (Accessed 9 March 2021).
5. Macey D. *Frantz Fanon: A Biography (Second Edition)*. London and New York: Verso, 2012.
6. Fanon F. *Peau Noire, Masques Blancs* (*Black Skin, White Masks*). Paris: Éditions du Seuil, 1952.
7. Fanon F. *Les Damnés de la Terre* (*The Wretched of the Earth*). Paris: Editions François Maspero, 1961.
8. Sikuade A. Fifty years after Frantz Fanon: beyond diversity. *Advances in Psychiatric Treatment*

2012; 18: 25–31. https://doi.org/10.1192/apt. bp.110.008847 (Accessed 12 March 2021).

9. Duncan JF. *Popular Errors on the Subject of Insanity Examined and Exposed*. Dublin: James McGlashan, 1853.

10. https://www.theodoreroosevelt.org/content.aspx?page_id=22&club_ id=991271&module_ id=339333 (Accessed 15 May 2021).

11. Salmon P. Top 10 books about great thinkers. *Guardian*, 18 November 2020. https://www. theguardian.com/books/2020/nov/18/ top-10-books-about-great-thinkers (Accessed 12 March 2021). Courtesy of Guardian News & Media Ltd.

12. Gibson NC, Beneduce R. *Frantz Fanon, Psychiatry and Politics*. London and New York: Rowman and Littlefield International, 2017.

13. Lennon P. Call to arms. *Guardian*, 13 January 2001. https://www. theguardian.com/books/2001/ jan/13/biography.peterlennon (Accessed 12 March 2021). Courtesy of Guardian News & Media Ltd.

14. Gilbert S. Doctor fights to close asylum. *Washington Post*, 4 July 1977.

15. 想深入瞭解里雅斯特市，可參見：Morris J. *Trieste and the Meaning of Nowhere*. London: Faber and Faber, 2001.

16. 本段內容初次發表在：Kelly BD. A forgotten revolutionary psychiatrist. *Medical Independent*, 3 October 2019. 經 GreenCross 授權，改編後重新使用。

17. Szasz T. *The Myth of Mental Illness: Foundations of a Theory of Personal Conduct*. New York:

Harper and Row, 1961.

18. Foot J. *The Man Who Closed the Asylums: Franco Basaglia and the Revolution in Mental Health Care*. London and New York: Verso, 2015; Burns T. Franco Basaglia: a revolutionary reformer ignored in Anglophone psychiatry. *Lancet Psychiatry* 2019; 6: 19–21. https://doi. org/10.1016/ S2215-0366(18)30426-7 (Accessed 11 March 2021).
19. Basaglia F (ed.). *L'Istituzione Negata: Rapporto da un Ospedale Psichiatrico*. Turin: Einaudi, 1968.
20. Kelly BD. Franco Basaglia: another conspicuous non-event in the history of psychiatry in Ireland? In: Burns T, Foot J (eds). *Basaglia's International Legacy: From Asylum to Community*, pp. 191–203. Oxford: Oxford University Press, 2020.
21. United Nations. *Principles for the Protection of Persons with Mental Illness and the Improvement of Mental Health Care*. New York: United Nations, Office of the High Commissioner for Human Rights, 1991. https://www. who.int/mental_health/policy/en/UN_Resolution_on_protection_of_persons_with_mental_illness.pdf (Accessed 10 March 2021). 也可參考：Kelly BD. Is there a human right to mental health? *Psychiatry Professional* 2013; 1: 10–14.
22. Division of Mental Health and Prevention of Substance Abuse. *Mental Health Care Law: Ten Basic Principles*. Geneva: World Health Organization, 1996. https://www.who.int/mental_health/media/en/75.pdf (Accessed 10 March 2021).
23. World Health Organization. *Mental Health: New Understanding, New Hope*. Geneva: World Health Organization, 2001. https://www.who.int/ whr/2001/en/ (Accessed 10 March 2021).

24. EU Consultative Platform on Mental Health. *Report and Recommendations of the EU Consultative Platform on Mental Health*. Brussels: European Union, 2006. https://ec.europa.eu/health/ph_determinants/life_style/mental/green_paper/report_%20recom.pdf (Accessed 10 March 2021).
25. United Nations. *Convention on the Rights of Persons with Disabilities*. New York: United Nations, 2006. https://www.un.org/development/desa/ disabilities/convention-on-the-rights-of-persons-with-disabilities.html (Accessed 10 March 2021).
26. Fatland E. *The Border: A Journey Around Russia Through North Korea, China, Mongolia, Kazakhstan, Azerbaijan, Georgia, Ukraine, Belarus, Lithuania, Poland, Latvia, Estonia, Finland, Norway and the Northeast Passage*. London: Maclehose Press, 2020.
27. https://serbsky.ru/ (Accessed 17 March 2021).
28. Luhn A. Russian artist cuts off earlobe in protest at use of forced psychiatry on dissidents. *Guardian*, 20 October 2014. https://www. theguardian.com/world/2014/oct/20/russian-artist-cuts-off-earlobe- protest-forced-psychiatric-treatment-dissidents (Accessed 2 March 2021). Courtesy of Guardian News & Media Ltd.
29. Bloch S, Reddaway P. *Russia's Political Hospitals: The Abuse of Psychiatry in the Soviet Union*. London: Victor Gollancz, 1977.
30. Bloch S, Reddaway P. *Soviet Psychiatric Abuse: The Shadow Over World Psychiatry*. Boulder, CO: Westview Press, 1985. See also: Koryagin A. The involvement of Soviet psychiatry in the persecution of dissenters. *British Journal of Psychiatry* 1989; 154: 336–40.

31. Medvedev ZA, Medvedev RA. *A Question of Madness: Repression by Psychiatry in the Soviet Union*. London: Macmillan, 1971.
32. Nekipelov V. *Institute of Fools: A Dissident's Memoir of His Detention in the Most Notorious Soviet Psychiatric Institution*. London: Victor Gollancz Ltd, 1980.
33. Vetokhin Y. *Inclined to Escape*. United States of America: Yuri Vetokhin, 1986.
34. 參見 Fireside H. *Soviet Psychoprisons*. New York and London: W.W. Norton and Company, 1979; Bukovsky V. *Judgement in Moscow: Soviet Crimes and Western Complicity*. Westlake Village, CA: Ninth of November Press, 2019.
35. Tobin J. *A Terrible Aberration: When Doctors and Health Professionals Compromise Their Medical Ethics at the Bidding of the State*. Thame: Michael Terence Publishing, 2020. 或參見 Van Voren R. Mental health and human rights in Russia – a flawed relationship. *Lancet* 2017; 390: 1613–15. https://doi.org/10.1016/S0140-6736(17)32402-9 (Accessed 19 March 2021).
36. Munro R. *China's Psychiatric Inquisition: Dissent, Psychiatry and the Law in Post-1949 China*. London: Wildy, Simmonds and Hill Publishing Ltd, 2006.
37. Kelly BD. *Hearing Voices: The History of Psychiatry in Ireland*. Dublin: Irish Academic Press, 2016.
38. Select Committee of the House of Lords. *Report from the Select Committee of the House of Lords Appointed to Consider the State of the Lunatic Poor in Ireland and to Report Thereon to the House with the Minutes of Evidence, Appendix, and Index*. London: House of Commons, 1843. 或

參見：Robins J. *Fools and Mad: A History of the Insane in Ireland*. Dublin: Institute of Public Administration, 1986.

39. European Committee for the Prevention of Torture and Inhuman or Degrading Treatment or Punishment. *Report to the Government of Ireland on the Visit to Ireland Carried Out by the European Committee for the Prevention of Torture and Inhuman or Degrading Treatment or Punishment (CPT) from 23 September to 4 October 2019*. Strasbourg: Council of Europe, 2020. https://www.coe.int/en/web/cpt/-/ council-of-europe-anti-torture-committee-publishes-7th-periodic-visit- report-on-ireland (Accessed 2 March 2021).

40. Gallagher C. Mentally ill prisoner found naked on floor of cell. *Irish Times*, 24 November 2020. https://www.irishtimes.com/news/ crime-and-law/mentally-ill-prisoner-found-naked-on-floor-of-solitary- confinement-cell-1.4417315 (Accessed 2 March 2021); Carey S. Platitudes about mental health do nothing for those sufferers who need help the most. *Irish Independen*t, 12 December 2020. https://www.independent. ie/opinion/comment/the-mental-health-conversation-is-a-lot-more-nuanced-than-we-allow-it-to-be-39854464.html (Accessed 2 March 2021); Kelly BD. Restrictive practices in clinical practice in mental health care. *Update: Psychiatry and Neurology* 2021; 7: 18–19.

41. Fazel S, Seewald K. Severe mental illness in 33,588 prisoners worldwide: systematic review and meta-regression analysis. *British Journal of Psychiatry* 2012; 200: 364–73. https://doi.org/10.1192/ bjp.bp.111.096370 (Accessed 19 March 2021); Zhong S, Senior M, Yu R, Perry A, Hawton K,

Shaw J, Fazel S. Risk factors for suicide in prisons: a systematic review and meta-analysis. *Lancet Public Health* 2021; 6: e164–74. https://doi. org/10.1016/S2468-2667(20)30233-4 (Accessed 19 March 2021).

42. Kelly BD. Structural violence and schizophrenia. *Social Science and Medicine* 2005; 61: 721–30.
43. Penrose LS. Mental disease and crime: outlines of a comparative study of European statistics. *British Journal of Medical Psychology* 1939; 18: 1–15; Kelly BD. Penrose's Law in Ireland: an ecological analysis of psychiatric inpatients and prisoners. *Irish Medical Journal* 2007; 100: 373–4. http:// archive.imj.ie/ViewArticleDetails.aspx?ContentID=3626 (Accessed 10 March 2021).
44. Torrey EF. *American Psychosis: How the Federal Government Destroyed the Mental Illness Treatment System*. Oxford: Oxford University Press, 2014.
45. Powers R. *No One Cares About Crazy People: The Chaos and Heartbreak of Mental Health in America*. New York and Boston: Hachette Books, 2017.
46. Rosenberg KP. *Bedlam: An Intimate Journey into America's Mental Health Crisis*. New York: Avery, 2019.
47. Jaffe DJ. *Insane Consequences: How the Mental Health Industry Fails the Mentally Ill*. Amherst, NY: Prometheus Books, 2017.
48. Baranyi G, Scholl C, Fazel S, Patel V, Priebe S, Mundt AP. Severe mental illness and substance use disorders in prisoners in low-income and middle-income countries: a systematic review and meta-analysis of prevalence studies. *Lancet Global Health* 2019; 7: e461–71. https://doi. org/10.1016/

S2214-109X(18)30539-4 (Accessed 19 March 2021).
49. *Economist*. Shackling body and mind. *Economist*, 21 November 2020.

第七章　精神醫學：從唬人的心理分析到唬人的神經醫學

1. 本章部分內容取自：Kelly BD. *Mental Health in Ireland: The Complete Guide for Patients, Families, Health Care Professionals and Everyone Who Wants to Be Well*. Dublin: Liffey Press, 2017. 經出版社授權，改編後重新使用。
2. *Standard Edition of the Complete Psychological Works of Sigmund Freud* 由主編 James Strachey 與 Anna Freud 合作，在 Alix Strachey 與 Alan Tyson 協助之下，從德文翻譯而成。(Vintage: Hogarth Press and Institute of Psycho-Analysis).
3. Kelly BD. The Freud Project, year one: the early works. *Irish Medical Times*, 9 December 2011.
4. Kelly BD. The Freud Project: Lectures on Psychoanalysis. *Irish Medical Times*, January 2021.
5. Kelly BD. In search of Freud. *Irish Times*, 30 May 2009.
6. www.freud.org.uk (Accessed 2 April 2021).
7. Shorter E. *A History of Psychiatry: From the Era of the Asylum to the Age of Prozac*. New York: John Wiley and Sons, Inc., 1997; Kelly BD. Ego, id and Ireland. *Lancet Psychiatry* 2017; 4: 281–2.
8. Webster R. *Why Freud Was Wrong: Sin, Science and Psychoanalysis (Revised)*. London: HarperCollins, 1996.

9. Clare AW. *Psychiatry in Dissent: Controversial Issues in Thought and Practice*. London: Tavistock Publications Ltd, 1976. See also: Kelly BD, Houston M. *Psychiatrist in the Chair: The Official Biography of Anthony Clare*. Dublin: Merrion Press, 2020.

10. Clare AW. Is analysis a Freudian slip? *The Times*, 8 July 1985; Clare AW. Myth or medicine? The Times, 9 July 1985.

11. American Psychiatric Association. *Diagnostic and Statistical Manual of Mental Disorders (First Edition)*. Washington, DC: American Psychiatric Association, 1952.

12. American Psychiatric Association. *Diagnostic and Statistical Manual of Mental Disorders (Fifth Edition)*. Washington, DC, and London: American Psychiatric Publishing, 2013.

13. https://www.who.int/standards/classifications/classification-of-diseases (Accessed 3 December 2021).

14. 本段部分內容取自我為 *Psychology Today* 部落格寫的文章。Kelly B. Why does the DSM exist? (Blogpost). *Psychology Today*, 17 November 2019. https://www.psychologytoday.com/ie/blog/psychiatry- and-society/201911/why-does-the-dsm-exist (Copyright Brendan Kelly) (Accessed 2 April 2021). 經授權後，改編並重新使用。也可參考：Kelly BD. *Mental Health in Ireland: The Complete Guide for Patients, Families, Health Care Professionals and Everyone Who Wants to Be Well*. Dublin: Liffey Press, 2017.

15. Horowitz AV. *Creating Mental Illness*. Chicago and London: University of Chicago Press, 2002.

16. Watters E. *Crazy Like Us: The Globalization of the American Psyche*. New York: Free Press, 2010.

17. Shorter E. *How Everyone Became Depressed: The Rise and Fall of the Nervous Breakdown*. Oxford and New York: Oxford University Press, 2013.
18. Foulkes L. What we're getting wrong in the conversation about mental health. *Guardian*, 29 March 2021. https://www.theguardian.com/ commentisfree/2021/mar/29/conversation-mental-health-psychiatric- language-seriously-ill (Accessed 1 April 2021).
19. Craddock N, Mynors-Wallis L. Psychiatric diagnosis: impersonal, imperfect and important. *British Journal of Psychiatry* 2014; 204: 93–5. https://doi.org/10.1192/bjp.bp.113.133090 (Accessed 28 March 2021); Callard F. Psychiatric diagnosis: the indispensability of ambivalence. *Journal of Medical Ethics* 2014; 40: 526–30. http://dx.doi.org/10.1136/ medethics-2013-101763 (Accessed 28 March 2021).
20. Leo J. Psychiatry's depression. *Time*, 2 April 1979. 本段內容部分取自：Kelly BD. Psychiatry's future: biology, psychology, legislation, and 'the fierce urgency of now'. *Indian Journal of Psychological Medicine* 2020; 42 (2): pp. 189–92. Copyright © 2020 Indian Psychiatric Society – South Zonal Branch, Wolters Kluwer India Pvt Ltd., SAGE Publishing. DOI: 10.4103/IJPSYM.IJPSYM_492_19. Link: https://journals. sagepub.com/doi/abs/10.4103/IJPSYM.IJPSYM_492_19 (Accessed 22 March 2021).SAGE Publications 授權使用。
21. Clare AW. Psychiatry: beyond analysis. *Nature* 1985; 314: 696–7.
22. Clare AW. *250th Anniversary Commemorative Medical Meeting*. Dublin: St Patrick's Hospital, 1995.

23. Clare AW. Psychiatry's future: psychological medicine or biological psychiatry? *Journal of Mental Health* 1999; 8: 109–11.

24. Kelly BD. *The Science of Happiness: The Six Principles of a Happy Life and the Seven Strategies for Achieving It*. Dublin: Gill Books, 2021.

25. Kelly BD. *Hearing Voices: The History of Psychiatry in Ireland*. Dublin: Irish Academic Press, 2016.

26. Gottesman II, Hanson DR. Preface. In: Gottesman II, Shields J. *Schizophrenia: The Epigenetic Puzzle*, pp. xi–xiii. Cambridge: Cambridge University Press, 1982.

27. 關於目前神經醫學可能的貢獻，請參閱 2020 年 11 月 *BJPsych Advances* 特刊。https://www.cambridge.org/core/journals/bjpsych-advances/ issue/0A7A3AD70790A960FAF4FCD9C0B19F97 (Accessed 5 April 2020). 引人注目的是，近年來神經科學對許多精神疾病（如思覺失調症、雙相情感障礙）的治療所產生的實際影響微乎其微，對於大多數疾病而言，其影響幾乎等同於零或根本不存在。

28. 本段內容部分取自：Kelly B.D. Psychiatry is essential for now but might eventually disappear (although this is unlikely to happen any time soon). *Australasian Psychiatry*, pre-published November 27, 2021. DOI: 10.1177/10398562211048141. 經授權後，改編並重新使用。Copyright © 2021 The Royal Australian and New Zealand College of Psychiatrists. Original Publisher: SAGE Publishing. Licence: https://creativecommons.org/licenses/by/4.0/.

29. Brainstorm Consortium. Analysis of shared heritability in common disorders of the brain. *Science*

2018; 360: eaap8757. http://doi.org/10.1126/ science.aap8757 (Accessed 22 March 2021). See also: Jones D. Rethinking mental health. *New Scientist* 2020; 245: 34–7.

30. Conolly J. *An Inquiry Concerning the Indications of Insanity with Suggestions for the Better Protection and Care of the Insane*. London: John Taylor, 1830.

31. Nettis MA, Lombardo G, Hastings C, Zajkowska Z, Mariani N, Nikkheslat N, Worrell C, Enache D, McLaughlin A, Kose M, Sforzini L, Bogdanova A, Cleare A, Young AH, Pariante CM, Mondelli V. Augmentation therapy with minocycline in treatment-resistant depression patients with low-grade peripheral inflammation: results from a double-blind randomised clinical trial. *Neuropsychopharmacology* 2021; 46: 939–48. https://doi.org/10.1038/s41386-020-00948-6 (Accessed 3 April 2021).

32. Mayberg HS. Neuroimaging and psychiatry: the long road from bench to bedside. *Hastings Center Report* 2014; 44: S31–6.

33. Button KS, Ioannidis JPA, Mokrysz C, Nosek BA, Flint J, Robinson ESJ, Munafò MR. Power failure: why small sample size undermines the reliability of neuroscience. *Nature Reviews: Neuroscience* 2013; 14: 365–76.

34. Ioannidis JPA. Excess significance bias in the literature on brain volume abnormalities. *Archives of General Psychiatry* 2011; 68: 773–80; Fusar-Poli P, Radua J, Frascarelli M, Mechelli A, Borgwardt S, Di Fabio F, Biondi M, Ioannidis JPA, David SP. Evidence of reporting biases in voxel-based morphometry (VBM) studies of psychiatric and neurological disorders. *Human Brain Mapping*

2014; 35: 3052–65. https://doi.org/10.1002/ hbm.22384 (Accessed 3 April 2021).

35. Legrenzi P, Umiltà C. *Neuromania: On the Limits of Brain Science*. Oxford: Oxford University Press, 2011; Satel S, Lilienfeld SO. *Brainwashed: The Seductive Appeal of Mindless Neuroscience*. New York: Basic Books, 2013.

36. Kingdon D. Why hasn't neuroscience delivered for psychiatry? *BJPsych Bulletin* 2020; 44: 107–9. https://doi.org/10.1192/bjb.2019.87 (Accessed 3 April 2021).

37. Tallis R. Think brain scans can reveal our innermost thoughts? Think again. Observer, 2 June 2013. https://www.theguardian.com/ commentisfree/2013/jun/02/brain-scans-innermost-thoughts (Accessed 3 April 2021). Courtesy of Guardian News & Media Ltd. See also: Tallis R. *Aping Mankind: Neuromania, Darwinitis and the Misrepresentation of Humanity*. Durham: Acumen Publishing, 2011; Gottlieb A. Neurons v free will. *Economist Intelligent Life*, March/April 2012.

38. See, for example: Murray R, Hill P, McGuffin P (eds). *The Essentials of Postgraduate Psychiatry (Third Edition)*. Cambridge: Cambridge University Press, 1997.

39. Blazer DG. *The Age of Melancholy: 'Major Depression' and Its Social Origins*. New York and Hove: Routledge, 2005.

40. Murray RM. Mistakes I have made in my research career. *Schizophrenia Bulletin* 2017; 43: 253–6.

41. Cipriani A, Furukawa TA, Salanti G, Chaimani A, Atkinson LZ, Ogawa Y, Leucht S, Ruhe HG, Turner EH, Higgins JPT, Egger M, Takeshima N, Hayasaka Y, Imai H, Shinohara K, Tajika A, Ioannidis JPA, Geddes JR. Comparative efficacy and acceptability of 21 antidepressant drugs for

the acute treatment of adults with major depressive disorder: a systematic review and network meta-analysis. *Lancet* 2018; 391: 1357–66. https://doi. org/10.1016/S0140-6736(17)32802-7 (Accessed 25 April 2021); 另可參見 the National Institute for Health and Care Excellence 的循症指引：https://www.nice.org.uk/guidance/conditions-and-diseases/ mental-health-and-behavioural-conditions/depression (Accessed 22 April 2021).

42. Leucht S, Hierl S, Kissling W, Dold M, Davis JM. Putting the efficacy of psychiatric and general medicine medication into perspective: review of meta-analyses. *British Journal of Psychiatry* 2012; 200: 97–106. https://doi. org/10.1192/bjp.bp.111.096594 (Accessed 22 April 2021).

43. Dobson D, Dobson KS. *Evidence-Based Practice of Cognitive-Behavioral Therapy (Second Edition)*. New York: Guilford Press, 2017.

44. Crump C, Winkleby MA, Sundquist K, Sundquist J. Comorbidities and mortality in persons with schizophrenia: a Swedish national cohort study. *American Journal of Psychiatry* 2013; 170: 324–33; Taipale H, Tanskanen A, Mehtälä J, Vattulainen P, Correll CU, Tiihonen J. 20-year follow-up study of physical morbidity and mortality in relationship to antipsychotic treatment in a nationwide cohort of 62,250 patients with schizophrenia (FIN20). *World Psychiatry* 2020; 19: 61–8. https://doi. org/10.1002/ wps.20699 (Accessed 25 April 2021).

45. Conolly J. *An Inquiry Concerning the Indications of Insanity with Suggestions for the Better Protection and Care of the Insane*. London: John Taylor, 1830.

46. Gardner C, Kleinman A. Medicine and the mind – the consequences of psychiatry's identity crisis.

New England Journal of Medicine 2019; 381: 1697–9.

47. 本段內容最初發表在：Kelly BD. Psychiatry: forever in dissent. *Medical Independent*, 25 March 2019. 經 GreenCross Publishing 授權，改編後重新使用。
48. Burns T. *Our Necessary Shadow: The Nature and Meaning of Psychiatry*. London: Allen Lane, 2013.
49. Gardner C, Kleinman A. Medicine and the mind – the consequences of psychiatry's identity crisis. *New England Journal of Medicine* 2019; 381: 1697–9.
50. Kingdon D. Why hasn't neuroscience delivered for psychiatry? *BJPsych Bulletin* 2020; 44: 107–9. https://doi.org/10.1192/bjb.2019.87 (Accessed 3 April 2021).
51. Conolly J. *An Inquiry Concerning the Indications of Insanity with Suggestions for the Better Protection and Care of the Insane*. London: John Taylor, 1830.
52. Crump C, Winkleby MA, Sundquist K, Sundquist J. Comorbidities and mortality in persons with schizophrenia: a Swedish national cohort study. *American Journal of Psychiatry* 2013; 170: 324–33; Kelly BD. *Hearing Voices: The History of Psychiatry in Ireland*. Dublin: Irish Academic Press, 2016.
53. World Health Organization. *WHO Mental Health Gap Action Programme (mhGAP)*. Geneva: World Health Organization, 2018. https://www.who. int/teams/mental-health-and-substance-use/mental-health-gap-action- programme (Accessed 14 April 2021).
54. Insel TR, Collins PY, Hyman SE. Darkness invisible: the hidden global costs of mental illness.

Foreign Affairs 2015; 94: 127–35.
55. Duffy RM, Kelly BD. India's Mental Healthcare Act, 2017: content, context, controversy. *International Journal of Law and Psychiatry* 2019; 62: 169–78; Duffy RM, Kelly BD. The right to mental healthcare: India moves forward. *British Journal of Psychiatry* 2019; 214: 59–60.
56. World Health Organization. *Advancing the Right to Health: The Vital Role of Law*. Geneva: World Health Organization, 2017. https://www.who. int/healthsystems/topics/health-law/health_law-report/en/ (Accessed 14 April 2021).
57. Duffy RM, Gulati G, Paralikar V, Kasar N, Goyal N, Desousa A, Kelly BD. A focus group study of Indian psychiatrists' views on electroconvulsive therapy under India's Mental Healthcare Act 2017: 'the ground reality is different'. *Indian Journal of Psychological Medicine* 2019; 41: 507–15; Duffy RM, Kelly BD. *India's Mental Healthcare Act, 2017: Building Laws, Protecting Rights*. Singapore: Springer, 2020.
58. King ML. 'I have a dream'. In: MacArthur B (ed.). *The Penguin Book of Twentieth-Century Speeches (Second Revised Edition)*, pp. 327–32. London: Penguin Books, 1999.

第八章　精神健康與精神疾病：宣言

1. Naghavi M on behalf of the Global Burden of Disease Self-Harm Collaborators. Global, regional, and national burden of suicide mortality 1990 to 2016: systematic analysis for the Global Burden

of Disease Study 2016. *BMJ* 2019; 364: 194. https://doi.org/10.1136/bmj.l94 (Accessed 22 April 2021).

2. Ahmad FB, Anderson RN. The leading causes of death in the US for 2020. *JAMA* 2021; 325: 1829–30. https://doi.org/10.1001/jama.2021.5469 (Accessed 13 June 2021).
3. See, for example: Gup T. Diagnosis: too human. *International Herald Tribune*, 4 April 2013; Rabin RC. Medication blues: the antidepressant glut. *International Herald Tribune*, 14 August 2013. See also: Whitaker R. *Mad in America: Bad Science, Bad Medicine, and the Enduring Mistreatment of the Mentally Ill*. New York: Perseus Publishing, 2002. For discussion of Whitaker's work, see: O'Brien C. A cure worse than the illness? Irish Times, 22 February 2011; Jeffers A. Impact of psychiatric drugs. *Irish Times*, 25 February 2011. 也可參見：Davies J. Cracked: *Why Psychiatry Is Doing More Harm Than Good*. London: Icon Books Ltd, 2013.
4. Carlat DJ. *Unhinged: The Trouble with Psychiatry – A Doctor's Revelations About a Profession in Crisis*. New York: Free Press, 2010. For interesting discussions of this book, see: Feeney L. Book review: *Unhinged: The Trouble with Psychiatry – A Doctor's Revelations About a Profession in Crisis. Irish Journal of Psychological Medicine* 2011; 28: 233; Angell M. The illusions of psychiatry. *New York Review of Books*, 14 July 2011.
5. Bracken P, Thomas P, Timimi S, Asen E, Behr G, Beuster C, Bhunnoo S, Browne I, Chhina N, Double D, Downer S, Evans C, Fernando S, Garland MR, Hopkins W, Huws R, Johnson B, Martindale B, Middleton H, Moldavsky D, Moncrieff J, Mullins S, Nelki J, Pizzo M, Rodger J,

Smyth M, Summerfield D, Wallace J, Yeomans D. Psychiatry beyond the current paradigm. *British Journal of Psychiatry* 2012; 201: 430–4. https://doi. org/10.1192/bjp.bp.112.109447 (Accessed 22 April 2021).

6. Burns T. *Our Necessary Shadow: The Nature and Meaning of Psychiatry*. London: Allen Lane, 2013.
7. Self W. The drug pushers. *Guardian*, 3 August 2013. https://www. theguardian.com/society/2013/aug/03/will-self-psychiatrist-drug- medication (Accessed 22 April 2021).
8. Burns T. Self harm. *Guardian*, 7 September 2013. Courtesy of Guardian News & Media Ltd.
9. https://www.nice.org.uk/guidance/conditions-and-diseases/mental-health-and-behavioural-conditions/depression (Accessed 22 April 2021).
10. Cipriani A, et al. Comparative efficacy and acceptability of 21 antidepressant drugs for the acute treatment of adults with major depressive disorder: a systematic review and network meta-analysis. *Lancet* 2018; 391: 1357–66. https://doi.org/10.1016/S0140-6736(17)32802-7 (Accessed 25 April 2021).
11. Leucht S, Hierl S, Kissling W, Dold M, Davis JM. Putting the efficacy of psychiatric and general medicine medication into perspective: review of meta-analyses. *British Journal of Psychiatry* 2012; 200: 97–106. https://doi. org/10.1192/bjp.bp.111.096594 (Accessed 22 April 2021).
12. Dobson D, Dobson KS. *Evidence-Based Practice of Cognitive-Behavioral Therapy (Second Edition)*. New York: Guilford Press, 2017.

13. Crump C, Winkleby MA, Sundquist K, Sundquist J. Comorbidities and mortality in persons with schizophrenia: a Swedish national cohort study. *American Journal of Psychiatry* 2013; 170: 324–33; Taipale H, Tanskanen A, Mehtälä J, Vattulainen P, Correll CU, Tiihonen J. 20-year follow-up study of physical morbidity and mortality in relationship to antipsychotic treatment in a nationwide cohort of 62,250 patients with schizophrenia (FIN20). *World Psychiatry* 2020; 19: 61–8. https://doi.org/10.1002/ wps.20699 (Accessed 25 April 2021).
14. Clare AW. *Psychiatry in Dissent: Controversial Issues in Thought and Practice*. London: Tavistock Publications Limited, 1976.
15. Foulkes L. *Losing Our Minds: What Mental Illness Really Is – and What It Isn't*. London: The Bodley Head, 2021.
16. Foulkes L. What we're getting wrong in the conversation about mental health. *Guardian*, 29 March 2021. https://www.theguardian.com/ commentisfree/2021/mar/29/conversation-mental-health-psychiatric-language-seriously-ill (Accessed 1 April 2021). Courtesy of Guardian News & Media Ltd.
17. Torrey EF. *American Psychosis: How the Federal Government Destroyed the Mental Illness Treatment System*. Oxford: Oxford University Press, 2014.
18. Rose H, Rose S. *Genes, Cells and Brains: The Promethean Promises of the New Biology*. London and New York: Verso, 2013.
19. Poole S. Stone-age mind? Speak for yourself. *Guardian*, 22 December 2012. https://www.

theguardian.com/books/2012/dec/19/genes-cells-and-brains- hilary-steven-rose-review (Accessed 22 April 2021). Courtesy of Guardian News & Media Ltd.

20. Steele JD, Paulus MP. Pragmatic neuroscience for clinical psychiatry. *British Journal of Psychiatry* 2019; 215: 404–8. https://doi.org/10.1192/ bjp.2019.88 (Accessed 22 April 2021).
21. Harrington A. *Mind Fixers: Psychiatry's Troubled Search for the Biology of Mental Illness*. New York and London: W.W. Norton and Company, 2019; Cobb M. *The Idea of the Brain: A History*. London: Profile Books Ltd, 2020.
22. Satel S, Lilienfeld SO. *Brainwashed: The Seductive Appeal of Mindless Neuroscience*. New York: Basic Books, 2013.
23. Kleinman A. Rebalancing academic psychiatry: why it needs to happen – and soon. *British Journal of Psychiatry* 2012; 201: 421–2. https://doi. org/10.1192/bjp.bp.112.118695 (Accessed 22 April 2021).
24. Gardner C, Kleinman A. Medicine and the mind – the consequences of psychiatry's identity crisis. *New England Journal of Medicine* 2019; 381: 1697–9.
25. Foulkes L. *Losing Our Minds: What Mental Illness Really Is and What It Isn't*. London: The Bodley Head, 2021.
26. Cipriani A, et al. Comparative efficacy and acceptability of 21 antidepressant drugs for the acute treatment of adults with major depressive disorder: a systematic review and network meta-analysis. *Lancet* 2018; 391: 1357–66. https://doi.org/10.1016/S0140-6736(17)32802-7 (Accessed 25 April

2021); https://www.nice.org.uk/guidance/conditions- and-diseases/mental-health-and-behavioural-conditions/depression (Accessed 22 April 2021).

27. Clare H. *Heavy Light: A Journey Through Madness, Mania and Healing*. London: Chatto and Windus, 2021. See also: Clare H. 'There is no cure for being you or me'. *Financial Times*, 6/7 March 2021.

28. Barron D. Psychiatry's inevitable hubris. *Scientific American Mind* 2019; 30: 33–5. https://blogs.scientificamerican.com/observations/psychiatrys- inevitable-hubris/ (Accessed 22 April, 2021).

29. Abi-Rached JM. Psychiatry in the Middle East: the rebirth of lunatic asylums? *BJPsych International* 2021; 18: 5–8. https://doi.org/10.1192/ bji.2020.22 (Accessed 22 April, 2021).

30. Sisti DA, Segal AG, Emanuel EJ. Improving long-term psychiatric care: bring back the asylum. *JAMA* 2015; 313: 243–4.

31. Gilhooley J, Kelly BD. Return of the asylum. *British Journal of Psychiatry* 2018; 212: 69–70. https://doi.org/10.1192/bjp.2017.19 (Accessed 22 April, 2021).

32. https://ec.europa.eu/eurostat/web/products-eurostat-news/-/edn- 20201009-1#:~:text=In%20 2018%2C%20there%20were%2073,the%20 European%20Union%20(EU) (Accessed 23 April 2012).

33. Burns T. *Our Necessary Shadow: The Nature and Meaning of Psychiatry*. London: Allen Lane, 2013.

34. Torrey EF. *American Psychosis: How the Federal Government Destroyed the Mental Illness*

Treatment System. Oxford: Oxford University Press, 2014.

35. Gabbard GO, Kay J. The fate of integrated treatment: whatever happened to the biopsychosocial psychiatrist? *American Journal of Psychiatry* 2001; 158: 1956–63. https://doi.org/10.1176/appi.ajp.158.12.1956 (Accessed 22 April, 2021).
36. Mberi R. Harare's park bench grandmas: 'I speak to them and feel a load is lifted off my heart'. Guardian, 14 April 2017. https://www. theguardian.com/global-development/2017/apr/14/harare-friendship- bench-grandmothers-mental-health-zimbabwe (Accessed 22 April 2021). Courtesy of Guardian News & Media Ltd. 也可參見：https://www. friendshipbenchzimbabwe.org/ (Accessed 30 April 2021).
37. Chibanda D, Weiss HA, Verhey R, Simms V, Munjoma R, Rusakaniko S, Chingono A, Munetsi E, Bere T, Manda E, Abas M, Araya R. Effect of a primary care-based psychological intervention on symptoms of common mental disorders in Zimbabwe: a randomized clinical trial. *JAMA* 2016; 316: 2618–26. https://doi.org/10.1001/jama.2016.19102 (Accessed 30 April 2021).
38. https://www.nice.org.uk/about/what-we-do/our-programmes/nice-advice/iapt (Accessed 27 April 2021).
39. https://digital.nhs.uk/data-and-information/publications/statistical/ psychological-therapies-annual-reports-on-the-use-of-iapt-services/ annual-report-2019-20 (Accessed 27 April 2021).
40. https://www.hse.ie/eng/services/list/4/mental-health-services/ counsellingpc/ (Accessed 27 April 2021).

41. Cohen CI, Timimi S (eds). *Liberatory Psychiatry: Philosophy, Politics, and Mental Health*. Cambridge: Cambridge University Press, 2008; Savulescu J, Roache R, Davies W, Loebel JP (eds). *Psychiatry Reborn: Biopsychosocial Psychiatry in Modern Medicine*. Oxford: Oxford University Press, 2020.
42. Kelly BD. Political action is central to addressing mental health crisis. *The Observer*, 9 October 2016. https://www.theguardian.com/theobserver/2016/oct/08/political-action-central-address-mental-health-crisis (Accessed 26 April 2021). Courtesy of Guardian News & Media Ltd.

國家圖書館出版品預行編目(CIP)資料

探尋瘋狂：從天譴、瘋人院到現代精神醫學 / 布蘭登 . 凱利 (Brendan Kelly) 著 ; 顏涵銳譯 . -- 初版 . -- 新北市 : 日出出版 : 大雁出版基地發行 , 2025.01

432 面 ; 14.8*20.9 公分

譯自 : In search of madness : a psychiatrist's travels through the history of mental illness.

ISBN 978-626-7568-53-8(平裝)

1.CST: 精神醫學 2.CST: 醫學史

415.9509 113020225

探尋瘋狂

從天譴、瘋人院到現代精神醫學

IN SEARCH OF MADNESS: A PSYCHIATRIST'S TRAVELS THROUGH THE HISTORY OF MENTAL ILLNESS
by BRENDAN KELLY
© Brendan Kelly 2022
All rights reserved.
No part of this publication may be copied, reproduced or transmitted in any form or by any means, without written permission of the publishers.
This edition arranged with GILL BOOKS
through BIG APPLE AGENCY, INC., LABUAN, MALAYSIA.
Traditional Chinese edition copyright:
2025 Sunrise Press, a division of AND Publishing Ltd..
All rights reserved.

作　　者 布蘭登・凱利（Brendan Kelly）
譯　　者 顏涵銳
責任編輯 李明瑾
封面設計 張　巖
內頁排版 陳佩君
發 行 人 蘇拾平
總 編 輯 蘇拾平
副總編輯 王辰元
資深主編 夏于翔
主　　編 李明瑾
行　　銷 廖倚萱
業　　務 王綬晨、邱紹溢、劉文雅
出　　版 日出出版
發　　行 大雁文化事業股份有限公司
地址：新北市新店區北新路三段 207-3 號 5 樓
電話：（02）8913-1005　傳真：（02）8913-1056
劃撥帳號：19983379 戶名：大雁文化事業股份有限公司
初版一刷 2025 年 1 月
定　　價 750 元
版權所有・翻印必究
ISBN 978-626-7568-53-8

Printed in Taiwan・All Rights Reserved
本書如遇缺頁、購買時即破損等瑕疵，請寄回本社更換